U0803899

药证与经方

——常用中药与经典配方的应用经验解说

黄 煌 著

人民卫生出版社

图书在版编目(CIP)数据

药证与经方——常用中药与经典配方的应用经验解说/黄煌著.—北京:人民卫生出版社,2008.6

ISBN 978-7-117-10036-6

Ⅰ.①药… Ⅱ.①黄… Ⅲ.中草药-临床应用-经验 Ⅳ.①R28

中国版本图书馆CIP数据核字(2008)第037675号

人卫社官网	www.pmph.com	出版物查询，在线购书
人卫医学网	www.ipmph.com	医学考试辅导，医学数据库服务，医学教育资源，大众健康资讯

药证与经方

——常用中药与经典配方的应用经验解说

著　　者：黄　煌
出版发行：人民卫生出版社（中继线 010-59780011）
地　　址：北京市朝阳区潘家园南里19号
邮　　编：100021
E - mail：pmph @ pmph.com
购书热线：010-59787592　010-59787584　010-65264830
印　　刷：三河市潮河印业有限公司
经　　销：新华书店
开　　本：850×1168　1/32　　印张：10.25
字　　数：257千字
版　　次：2008年6月第1版　2025年3月第1版第16次印刷
标准书号：ISBN 978-7-117-10036-6/R·10037
定　　价：20.00元
打击盗版举报电话：010-59787491　E-mail：WQ @ pmph.com
（凡属印装质量问题请与本社市场营销中心联系退换）

前言

这本小册子是我在医学院校开设的选修课《张仲景药证》的讲稿。

1998年，我研究张仲景药证的心得——《张仲景50味药证》由人民卫生出版社出版。随后，我在南京中医药大学及南京医科大学分别开设选修课《张仲景药证》。讲座都安排在晚上，学生进出完全自由，但出乎我的意料，听课人数有增无减。特别是在南京医科大学，2003年听课的人数竟然达到500多人。课堂上学生们专注的神情，课后踊跃的提问，让我感到十分高兴和满足。

为什么要开《张仲景药证》这门课？我的目的有三。

第一，给学生们一个规范。学中医难，难就难在没有规范，尤其是用药规范。教科书尽管已经试图给同学们一种用药规范，但教科书更多的是偏重于解释，在应用上讲得比较粗略。而我开的这门课，偏重于中药的应用，只讲"是什么"，不讲"为什么"；重点讲张仲景用每味药的规范是什么。这个古代的用药规范，叫药证。药证是什么？这里要申明几点：①药证是几千年临床应用天然药物的经验结晶；②药证是中医安全有效用药的指征和证据；③药证不是病机，并非疾病的全部，也非疾病的内在变化，而是为临床使用药物提供的安全有效的用药指征，具有很强的实用性。药证是古代医学的重要内容之一，但多年来已被忽略。我想通过讲座对张仲景药证的特征分析及常用配方的介绍，展示经方医学朴素而实用的面貌和基本框架。

第二，给学生们一种方法。这个方法就是整理总结临床经验的方法。中医经验的关键就是这个方药治疗何种人的何种疾病？也就是说，所谓的药证，就是药一人一病的关系特征。药，包含处方，是治疗疾病的主体。人，指患者的整体状态和个体特征。病，指古代医学及现代医学所认定的病种。药一人关系的确定有数千年临床用药经验的支撑，药一病关系的确定则更需要现代临床观察和研究。人一病关系的确定则需要中西医理论及经验的交融贯穿，尚处在探索之中。由此形成的药证三角是我研究的重点。《张仲景药证》也是按照这个三角的左右两条边进行延伸相连的。中医临床经验的总结，离不开文献研究与临床研究。关于药证的文献研究，经常涉及以下内容：①历代名医医案与现代个案报道；②历代方书；③方论与药论；④《伤寒论》、《金匮要略》、《外台秘要》、《备急千金要方》等汉唐医学文献；⑤现代名医应用方药的经验；⑥方药应用的现代临床报道。关于药证的临床研究，则应将目光盯在药证、药物的配伍及其经典方剂、用量、煎服法、不良反应等技术规范上。

第三，给学生们一些经验。王清任在《医林改错》说过："古人立方之本，效与不效，原有两途。其方效者，必是亲治其症，屡验之方；其不效者，多半病由议论，方由揣度。"经验的积累，对于中医来说是立命之本。我这个讲座一般首先指出张仲景使用某药的经典药证，继而揭示古代名医们的用药用方经验，介绍现代临床应用常用药物和经方的经验和报道，辅以本人的体会和值得同学们参考的内容。后面这些间接性的经验对于初学者来说，也是步入临床之前的必要阶梯。

多年来，我这个讲座不印发讲义，学生均自愿笔记，所以，课后学生们希望我出版该讲义的呼声很强烈。前两年，本书中的部分内容，曾在《中国社区医生》杂志上以及我的个人网页"黄煌经方沙龙（http://hhjf. ctzy. net，现在更改为 http://www. hhjfsl. com）"上刊登过，以后不断收到基层读者和网友来信，给以好评并希望我继续发表。人民卫生出版社的编辑也多次热心地询问我的整理进度。这些，都成为我整理此书的动力。去年暑假编辑成册以后，研究生张薛光又补充了一些资料，使全书内容更为丰满。需要向广大读者说明的是，由于中药的应用是个大题目，经验性强，涉及面极广，所以，本书一些内容可能还是不完整或不准确的，还需要不断补充和修改。况且，本书的药物仅仅 23 味，远不是一本完整的中药学教科书和临床用药的全书。本书作为部分中药的古今应用经验简介，作为个人研读中医经典和应用经方的心得体会及讲座资料，仅供读者治学和临床参考而已。

黄　煌

2007 年 11 月于南京中医药大学

编写说明

一、本书介绍的 23 味中药，均为经典药、常用药。每味药均从药证、配方、参考三方面展开解说。

二、书中关于药证的表述，先用张仲景原书中的用语提要，继用现代语言阐述发挥，其内容主要是对《伤寒论》、《金匮要略》原文的考证和归纳，以及结合后世应用经验阐发作者的认识。

三、本书介绍的配方，主要是《伤寒论》和《金匮要略》中的经典方，也有少量的后世常用经验方。书中推介的这些配方，多经过历代医家临床反复验证，疗效确切，价格低廉，非常适合推广应用。对配方的方源、组成、原书中的应用指征及主治、推荐剂量等，采用脚注注明，其中的推荐剂量是汤剂成人一日量。

四、每味药下面的参考部分，有的是对该药药证的强调，有的是对用量、用法、不良反应等的提示，也有的是本人临床经验体会的介绍。大多是值得重视和探讨的内容。

五、文中所引用的《伤寒论》、《金匮要略》原文，分别用阿拉伯数字及中文数字注明。如：括号内注明的阿拉伯数字，为明代赵开美复刻的宋本《伤寒论》原文编号(上海科学技术出版社，1983)；括号内注明的中文数字，为《金匮要略》(人民卫生出版社，1963)的篇号。

六、文中的脚注区，或对文中的经方组成、煎服法、主治、原书用方指征、推荐剂量等予以介绍，或者著录了相应的参考文献。

目录

§1 甘草

甘草是豆科多年生植物甘草的根茎，分布在我国东北、西北及华北地区。主产于内蒙古、甘肃，以内蒙古鄂尔多斯市杭锦旗所产者品质最优。

甘草是最古老的药物之一。公元前2100年的世界上最早的法典——汉穆拉比法典中，已有关于甘草的记载。公元前400年的《希波格拉底全集》中，则有应用甘草的记载。我国现存最早的药物学著作——《神农本草经》中，将甘草列为上品，并详细记载了它的性味、功效、产地。

甘草也是最常用的药物。南朝医学家陶弘景说："此草最为众药之王，经方少有不用者"，故有"十方九草"之说，尊称"国老"。有人曾对医院中的1 200张中医处方进行统计，发现甘草的使用率高达85%。所以学习中医，必须了解甘草。

甘草有效成分有甘草酸（甘草甜素，为甘草的甜味成分）、甘草次酸及多种黄酮成分（如甘草素、异甘草素、甘草苷、新甘草苷、新异甘草苷、甘草查尔酮A、甘草查尔酮B）等。其中，甘草甜素具有肾上腺皮质激素样作用，还可以显著地降低SARS病毒的再生能力，有效地对抗引起严重急性呼吸道综合征（SARS）的冠状病毒；甘草查尔酮A被认为是一个有效的抗利氏曼原虫的新药（用于治疗黑热病），其他黄酮类成分对艾滋病病毒有抑制作用，等等。

最先由日本于1948年开发的甘草甜素制剂，现已广泛用于急慢性肝炎、肝硬化、肝癌的治疗，疗效显著。这是因为甘草甜素可增强肝脏的解毒能力，抑制肝细胞的炎症反应，防止或减轻各种致病因子对肝细胞的损害，能使各种原因所致的肝细胞变性、坏死的进程明显减慢，程度明显减轻；血清谷丙转氨酶明显下降，肝细胞内蓄积的肝糖原及核糖核酸含量很快恢复正常或接近正常；促进胆红素代谢以及有一定的抗病毒、抗肝纤维化作用。

据报道，近年来甘草及其提取物在食品等工业上也得到广泛应用。如生啤酒加入甘草发酵，成品泡沫多而芳香持久；巧克力中加入甘草甜素能强化可可豆粉的特有香味；从甘草中提取的天然抗氧化物质可用作油脂和含油脂食品的抗氧剂；利用甘草的抗炎和助溶特性，已创制出多种爽感、透明、黏着性及生理效应极佳的化妆品，等等。此外，甘草制品还可以作为酱油、饼干、甜点、口香糖、牙膏、药茶、香烟、卷烟的调味剂，化工、印染工业中的稳定剂。

野生甘草数量有限，现人工种植已经获得成功。

药证

甘草主治羸瘦，兼治咽痛、咳唾、躁、急、痛、逆、悸诸症。

我们先看看张仲景是如何使用甘草的。

甘草是张仲景方中使用最为广泛的药物。《伤寒杂病论》中记载的256首处方，其中含有甘草的处方就154首，占总处方数的60%以上。其主治的病症较多，归纳起来，主要有以下几方面：

第一，咽痛咳唾。单味甘草，名甘草汤，治“咽痛“(311)甘草泻心汤治疗蚀于咽喉的狐惑病。桔梗汤治“咽痛”(311)，并治“咳而胸满，振寒脉数，咽干不渴，时出浊唾腥臭，久久吐脓如米粥者"(七)。生姜甘草汤治"肺痿咳唾,涎沫不止,咽燥而渴"(七)。

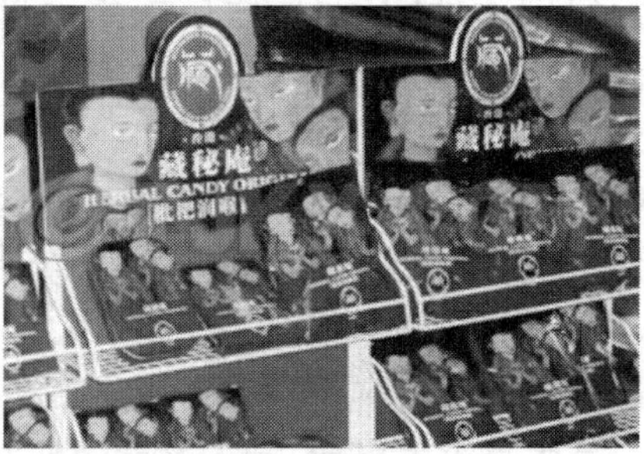

香港藏秘庵枇杷润喉糖的配方由甘草、枇杷、桔梗、藏青果、蔗糖组成。

第二,杂病中躁、急、痛、逆之症。如甘麦大枣汤治"妇人脏躁,喜悲伤,欲哭,象如神灵所作,数欠伸"(二十二)。芍药甘草汤治"伤寒脉浮,自汗出,小便数,心烦,微恶寒,脚挛急"(29)。甘草粉蜜汤治"心痛发作有时"(十九)。茯苓杏仁甘草汤治"胸痹,胸中气塞,短气"(八)。麦门冬汤(甘草、麦冬、半夏、人参)治"大气上逆,咽喉不利";橘皮竹茹汤甘草量达5两,治"哕逆者"(十七)。

第三,伤寒中汗、下、吐后诸症。①悸:桂枝甘草汤治"发汗过多,其人叉手自冒心,心下悸欲得按者"(64)。炙甘草汤治"伤寒脉结代,心动悸"(177)。②虚极:白头翁加甘草阿胶汤治"产后下利虚极"(二十一)。③少气:栀子甘草豉汤治"发汗吐下后,虚烦不得眠……少气者"(76)。④利不止而烦:甘草泻心汤治"其人下利,日数十行,谷不化,腹中雷鸣,心下痞硬而满,干呕,心烦不得安"(158)。

在以上主治病症中,值得注意的是"虚极"一证。这是甘草药证的重要客观指征。白头翁加甘草阿胶汤主治"产后下利虚极”（二十一）。白头翁汤是治疗痢疾的专方，为何要加甘草？是因为“虚极”。古代所谓的虚，多指羸瘦，经常“虚羸”并称，如竹叶石膏汤证的“虚羸少气”，大黄䗪虫丸证的“五劳虚极，羸瘦”，《千金》内补当归建中汤证的“妇人产后虚羸不足”等。产后亡血，复加下利，患者更为消瘦，故为“虚极”。阿胶主治出血，甘草主治羸瘦，此处可以见到仲景用药的经验。

甘草用于瘦人，古时候就有这个经验。《神农本草经》记载甘草能“长肌肉”。《外台秘要》就记载用小便煮甘草数沸服，治疗大人羸瘦。《伤寒论》的甘草制剂大都用于大汗大吐大下以后各种病症，如肌肉拘挛，或气逆上冲，或心下痞硬，或往来寒热，或动悸等。在大量体液丢失以后，其人必然形瘦肤枯。羸瘦，可以看作是使用甘草的重要客观指征，是甘草的主治。凡羸瘦之人的疾病，严格来说，凡是羸瘦之人的咽痛、咳唾、躁、急、痛、逆、悸诸症，大多可以使用甘草及甘草类方。

这里，我们说说何谓主治，何谓兼治。主治，是必见证，是最主要的适应证，在整个适应范围内处在主导的、核心的层次。也可以说，主治就是必见证。不同药物的主治，可能有不同的内涵。有的是一种体质状态，有的是一种疾病过程中机体的反应状态，有的则是某类或某种疾病，或某个症状群或综合征，也有仅仅是某个症状。而兼治，是次要的适应证，是或见证，从属于主治。

下面，我们来阐释甘草药证的构成。

所谓羸瘦，多为皮包骨头、肌肉萎缩、肤色干枯。临床上使用甘草，尤其是长期大剂量使用甘草，一般以消瘦者为宜，凡浮肿者和肥胖者，甘草不宜大量使用。所以说，羸瘦是甘草的主治。

所谓咽痛，指咽喉部疼痛，多伴有干燥感、热灼感，局部多充血、红肿。《伤寒论》有“咽喉干燥者，不可发汗”（83）的记载，可知咽喉干燥疼痛者，必无作汗之资，不可以再使用麻黄等强烈发汗药。推测其人必定体型瘦削，身热易汗，肌肉坚紧，舌质红。后世治疗咽痛的复方中，也大都含有甘草。《圣济总录》以单味甘草治疗热毒肿，舌卒肿起，满口塞喉，气息不通，顷刻杀人。岳美中先生曾治一患者咽喉痛如刀刺，曾用西药无效，局部不红不肿，与服生熟甘草，服二日，其痛即失。其医案载于《岳美中医话集》。现代用甘草制剂治疗急慢性咽炎，能减轻对咽喉部黏膜的刺激作用。

所谓咳唾，指咳嗽吐痰，尤其是黏稠痰。张仲景时代称黏痰为"浊唾"。甘草所治的咳嗽，多为呛咳、暴咳、咽痛而咳、咳吐黏痰和脓痰。甘草多配伍桔梗、半夏。

所谓躁，即不安静。其中有烦躁，也有脏躁。烦躁多见吐、下以后，体液丢失较多，体质虚弱时，或下利不止，日数十行而心烦，或吐逆而烦等。张仲景经常配干姜、人参等。脏躁是古病名，其症状表现为悲伤欲哭，伸欠频作，多见于女性。"妇人脏躁，喜悲伤，欲哭，象如神灵所作，数欠伸"（二十二），《金匮要略》主张使用甘麦大枣汤。不少紧张、不安、惊恐、好动的疾病，均可归属"躁"。一味甘草汤在古代即有别称，为"忘忧汤"。

所谓急，指肌肉痉挛及紧张导致的疼痛或肌肉发硬。如脚挛急，腹中急痛，里急后重。如芍药甘草汤治疗"脚挛急"。

所谓痛，多为急痛，一种痉挛性的疼痛。初产妇女，需在妊娠后期揉搓乳头，并以温水洗涤，做好授乳预备工作，防止乳头破裂。婴儿吮乳，乳头碎裂则痛彻心肺，即可用生甘草煎浓汁，涂抹温洗，有效[1]。

所谓逆，多为呕吐、咳嗽等上逆性的病症。如竹叶石膏汤治疗的"伤寒解后，虚羸少气，气逆欲吐"（397）。麦门冬汤治疗的

---

〔1〕马永华，等. 中医临床家叶橘泉[M]. 北京：中国中医药出版社，2005：143.

"大气上逆，咽喉不利"（七）还有如甘草泻心汤所治疗的下利、干呕等。

所谓悸，多指心下悸、脐下悸等动悸感，羸瘦之人多见，并多伴有心律不齐、短气乏力等。多配伍桂枝、人参、茯苓、龙骨、牡蛎等。

需要指出的是，含有甘草的经方尚很多，但甘草在其中仅仅是配角。邹澍先生《本经疏证》认为："《伤寒论》《金匮要略》两书中，凡为方二百五十，甘草者至百二十方，非甘草主病多，乃诸方必合甘草，始能曲当病情。"如甘草配合麻黄、附子、乌头、人参、大黄、石膏、龙骨等药的处方，甘草在方中主要是起增效减毒的功效，这也就是后世所谓甘草"调和诸药"。

甘草还是中国传统的解毒剂。可用于疔疮痈疽等外科感染性疾病，也可用于食物中毒及药物中毒。

配方

——以羸瘦为主要特征的疾病，如慢性肾上腺皮质功能减退症、慢性肝炎、肝硬化、艾滋病等，可使用大量甘草。

慢性肾上腺皮质功能减退症（艾迪生病）患者常有慢性脱水现象，明显消瘦，体重大都减轻 5～10 千克以上。有报道口服甘草流浸膏治疗艾迪生病，取得疗效。轻者单用甘草制剂见效，重者亦可减少糖皮质激素的用量[1]。

慢性肝炎、肝硬化的患者大多消瘦。有报道使用甘草甜素片治疗慢性乙型肝炎 330 例，有效率 77%，对乙肝 E 抗原的转阴率为 44.8%。实验证明其可减轻组织间质炎症反应，促进肝细胞再生，抑制纤维增生，从而降低肝硬化发生率。本人经验，

〔1〕白求恩医科大学学报，1978，(4)：54.

小建中汤治疗肝硬化有一定疗效，即甘草与芍药、桂枝的合用要比单用甘草为好。

艾滋病常常导致消瘦。1986 年，日本学者发现甘草具有抑制艾滋病病毒的作用，其主要有效成分为甘草甜素。据中国食疗网报道，现在日本正从阿富汗、伊朗等地大量进口甘草原料，用来提炼甘草甜素。临床实验的效果也得到证实。

进行性肌营养不良症是一组原发于肌肉组织的遗传病，主要临床特点是骨骼肌进行性对称性萎缩和无力，尚无有效的防治措施。据一份进行性肌营养不良症患者俱乐部网站提供的研究资料称，日本学者提出甘草的主要成分甘草甜素对肌营养不良的进展具有抑制效果，并且有一定的临床效果，国内还没有这方面准确的临床试验报道，有待进一步证实。日本筑后市国立疗养所筑后医院的安德恭演等从甘草的主要成分甘草甜素与甾体类抗炎药有相同的作用入手，从 1994 年 7 月开始与九州五国立疗养所等共同进行了研究，认为甘草甜素有延缓肌营养不良进展的效果。他们对 30 例肌营养不良患者，经口给予甘草甜素 150～300 毫克/日，共观察 6 个月。“颜面肩胛臂型”症状较轻者，服药前步行 9 米平均需 10.8 秒，服药后缩至 9.2 秒。另外，用剪子剪边长 7.5 厘米的四方纸，所需时间由 25 秒缩至 19.4 秒。进展快、患者多的“假肥大型”中 75％的患者肌力改善或维持原有状态，基本未见副作用。

对于以上疾病，除单用大剂量甘草外，本人经验表明，适当配合柴胡、桂枝、芍药、人参、地黄等，有利于甘草作用的发挥。经方中的小柴胡汤、小建中汤、炙甘草汤等，对于羸瘦之人的慢性消耗性疾病或病毒性疾病，有一定疗效。

等，常配桔梗、半夏等，方如桔梗汤[1]。

甘桔汤

张仲景治肺痈唾脓，用桔梗甘草，取其苦辛清肺，甘温泻火，又能排脓血补内漏也。其治少阴证二三日咽痛，亦用桔梗甘草，取其苦辛散寒，甘平除热，合而用之，能调寒热也。后人易名甘桔汤，通治咽喉口舌诸病。宋仁宗加荆芥、防风、连翘，遂名如圣汤，极言其验也……（李时珍《本草纲目》）

单味甘草治疗咽痛，这在《伤寒论》中是十分明确的。张仲景用单味甘草治疗咽痛，如果还没有效果，则加上桔梗，便是桔梗汤。《小儿药证直诀》用甘草蜜炙，桔梗在米泔水中浸泡一夜，水煎服，又加阿胶，治疗喉痛。日本吉益东洞的经验是：桔梗汤“治甘草汤证而有肿脓，或吐黏痰者”（《类聚方》）。本人治疗急慢性咽炎，见咽喉干燥、疼痛，咳嗽少痰，声音嘶哑者，可用甘草配桔梗、半夏、栀子、连翘、厚朴等。此方应用甚多，很多患者呛咳不已，服用抗生素及各种止咳药多日无效，此方水煎，一日服用三次，取效在一二日间。如咽喉充血明显，咽干如灼，大便干结者，可用甘草配桔梗、麦冬、玄参等，方如玄麦甘桔汤（甘草5克、桔梗6克、麦冬15克、玄参10克，水煎，日三服）。

——口腔黏膜破溃的疾病，如口腔黏膜溃疡、白塞病等，甘

[1]桔梗汤（《伤寒论》）：桔梗一两，甘草二两。上二味，以水三升，煮取一升，去滓。分温再服。原书指征：少阴病二三日，咽痛者，可与甘草汤；不差者，与桔梗汤。推荐剂量：桔梗3～10克，甘草3～10克。

草常配黄连、黄芩等，方如甘草泻心汤[1]。

《金匮要略》有“蚀于喉为惑，蚀于阴为狐”的狐惑病，使用甘草泻心汤。本人用甘草泻心汤治疗多例复发性口腔溃疡，效果相当好，并且治疗数例白塞病，也有效果。可以说，甘草泻心汤是治疗口腔溃疡的专方。方中甘草的用量宜大些，一般在10克左右，但也有达30克者。赵锡武先生也用甘草泻心汤（生甘草30克、党参18克、生姜6克、干姜3克、半夏12克、黄连6克、黄芩9克、大枣7枚）加生地30克治疗口腔与外阴溃疡（《赵锡武医疗经验》）。本人还将甘草泻心汤用于治疗溃疡性结肠炎和直肠炎。

古代常用甘草配合黄连治疗口疮，如宋代方书《圣济总录》用甘草一寸（炙赤色），杏仁二十枚（汤浸去皮、尖、双仁），黄连末一分，为末，和匀。每服如杏仁大。绵裹含化咽津。名甘草丸，主治口糜生疮，痛不得食。又用甘草（炙，为末）半两，猪膏四两，白蜜二两，黄连（去须，为末）一两，上药先煎脂令沸，去滓，下蜜并药等，慢火熬成煎。每服一匙头，含咽津。以愈为度。名甘草煎，主治口疮。

---

[1]甘草泻心汤（《伤寒论》）：甘草四两，黄芩三两，干姜三两，半夏半升，大枣十二枚，黄连一两。上六味，以水一斗，煮取六升，去滓，再煎取三升。温服一升，日三服。笔者按：本方中应有人参三两。原书指征：伤寒中风，医反下之，其人下利，日数十行，谷不化，腹中雷鸣，心下痞硬而满，干呕，心烦不得安。医见心下痞，谓病不尽，复下之，其痞益甚。此非结热，但以胃中虚，客气上逆，故使硬也，甘草泻心汤主之。推荐剂量：甘草5～10克、半夏6～12克、黄连2～5克、黄芩6～12克、干姜6～12克、人参5～10克或党参10～15克、大枣15～30克。

——尿道刺激症状明显的尿路感染、膀胱炎等，甘草常与滑石配伍，方如六一散。

不仅是口腔黏膜病，即其他黏膜溃疡，也可使用甘草。对于尿道刺激症，如尿痛、尿急等，用甘草配合滑石等药物可缓解症状，方如六一散(滑石 30 克、甘草 5 克)，加连翘 30 克、栀子 10 克更好，提示甘草具有缓解黏膜刺激、保护黏膜、修复黏膜溃疡的作用。

江阴妇科名医周慕丹先生擅长使用碧玉散(六一散加青黛)15～30 克，配黄芩、地骨皮、苍术、茯苓等治疗湿热闭经湿重于热，症见经闭而带下绵绵不休、白带多、黄色少、舌苔黄白根腻、舌质微红者。

——以咳嗽为主诉的疾病，如急慢性支气管炎、支气管哮喘、咽喉炎等，多入复方使用。

唐代《备急千金要方》中，有用单味甘草治疗肺痿多痰的记载。宋代的方书《圣济总录》中记载：用甘草 2 两，猪胆汁浸 5 宿，漉出炙香，研末为丸，内服治疗咳嗽。近代名中医张锡纯治肺结核初期，咳嗽吐痰微带腥臭，生甘草细末，每服钱半，银花汤送。有报道治疗肺结核，用生甘草水煎口服，与抗痨药同用，疗效满意。甘草粉或甘草流浸膏口服治疗支气管哮喘，也有报道。民间用蜜枣 10 枚，甘草 6 克，水煎服，可治疗慢性支气管炎咳嗽，肺结核咳嗽。现代制剂甘草浸膏以及小儿止咳冲剂，包括川贝枇杷膏等市售止咳成药，都含有甘草。本人使用甘草治疗咳嗽，配方很多，咳嗽痰黏稠，桔梗汤是基本方。咽喉不适，或痒或痛，或黏痰在咽，加上半夏厚朴汤。如感冒后咳嗽经久不愈，甘草配合柴胡、党参、黄芩等，如小柴胡汤。如汗出而咳喘者，配石膏、麻黄等，方如麻杏石甘汤。如瘦人老人久咳，舌少苔口干者，配合麦冬、沙参等，如麦门冬汤。

——以心悸为主诉的疾病，如早搏、心房纤颤、心动过缓、病态窦房结综合征、病毒性心肌炎、心脏瓣膜病等，常配桂枝、人参、地黄、麦冬等，方如炙甘草汤[1]。

单味甘草治疗心悸，《本草纲目》引《伤寒类要》用甘草二两，水三升，煮一半，服七合，日一服。根据古代甘草治悸的经验，现代临床用甘草治疗循环系统疾病，如心律不齐。

《伤寒论》："伤寒，脉结代，心动悸，炙甘草汤主之。"孙思邈在《千金翼方》中说："炙甘草汤治虚劳不足，汗出而闷，脉结悸，行动如常，不出百日，危急者十一日死。"炙甘草汤可以说是治疗心律失常的专方。其中甘草的用量有达 90 克者[2]。上海中医药大学柯雪帆教授曾按照张仲景的用药量使用炙甘草汤：生地 250 克，麦冬、桂枝、生姜各 45 克，火麻仁、炙甘草各 60 克，党参、阿胶各 30 克，大枣 30 枚，水 1 600 毫升，清酒 1 400 毫升，煎

[1] 炙甘草汤（《伤寒论》）：甘草四两，生姜三两，人参二两，生地黄一斤，桂枝三两，阿胶二两，麦门冬半斤，麻仁半升，大枣三十枚。上九味，以清酒七升，水八升，先煮八味，取三升，去滓，纳胶烊消尽。温服一升，日三服。一名复脉汤。原书指征：脉结代，心动悸，炙甘草汤主之。推荐剂量：炙甘草 6～12 克、人参 6～12 克或党参 10～20 克、麦冬 15～30 克、地黄20～40 克、阿胶 6～15 克、桂枝 10～20 克或肉桂5～10 克、生姜10～20 克、麻仁 10～20 克、大枣 30～60 克。

[2] 侯凤喜. 炙甘草汤治疗奎尼丁中毒 2 例[J]. 天津中医，1996，13(1)：42.

至600毫升，治愈一例顽固性早搏[1]。有人用本方加黄连，治疗病毒性心肌炎后心律失常；加酸枣仁、龙齿，治疗自主神经功能紊乱性心律失常；加丹参、郁金，治疗冠心病心律失常。本方具有良好的滋补作用，笔者常常用于肿瘤的恶病质患者、骨瘦如柴的心脏病患者。此方可制成膏滋常服。甘草适宜治疗的心脏病患者，多为体质瘦弱、舌质淡红者，肥胖者并不适用。

——以神情恍惚、抽动为特征的疾病，如神经症、更年期综合征、精神分裂症、癫痫、夜游症、小儿多动症等，甘草多配大枣、小麦、百合、酸枣仁等，方如甘麦大枣汤[2]、酸枣仁汤[3]。

蒲辅周先生谓甘麦大枣汤“用之灵活适当，能治不少病，不可轻视之”。此方可水煎服，也可做成药枣常服。后即将大枣250克，配甘草10克，煮至大枣透烂，然后去甘草，每天食用

---

〔1〕明坚. 医林掇英[M]. 长沙：湖南科学技术出版社，1983.

〔2〕甘麦大枣汤（《金匮要略》）：甘草三两，小麦一升，大枣十枚。上三味，以水六升，温分三服。原书指征：妇人藏躁，喜悲伤欲哭，象如神灵所作，数欠伸，甘麦大枣汤主之。推荐剂量：甘草10～20克、小麦30～100克、大枣30～50克。

〔3〕酸枣仁汤（《金匮要略》）：酸枣仁二升，甘草一两，知母二两，茯苓二两，川芎二两。上五味，以水八升，煮酸枣仁，得六升，内诸药，煮取三升，分温三服。原书指征：虚劳虚烦不得眠，酸枣汤主之。推荐剂量：酸枣仁20～30克、川芎6～10克、茯苓10～20克、知母6～12克、甘草3～6克。

大枣 20 枚，可以作为体质虚弱、营养不良伴有精神神经症状患者的辅助治疗。此方对于营养不良的中老年妇女，可以起到保健的功效。有人治一未婚女子，因被继母虐待，常有厌世之念，初则胸闷嗳气，头痛健忘，心悸肉瞤，性躁易怒，数日之后渐见日夜不寐，苦笑非常，默默不欲食，言语错乱，予以西药鲁米那、六硫二苯胺、三溴剂等效果不显，予以生甘草 15 克、小麦 120 克、大枣 250 克，浓煎，去甘草啖食。2 剂后，即感精神清爽，5 剂后恢复正常，10 剂后能正常工作。随访两个月，因工作紧张，睡眠减少，略感头痛、健忘、心悸肉瞤，仍处原方轻剂量服用，诸症消失〔1〕。

甘麦大枣汤治验

大塚敬节治疗一小学三年级女孩，不慎跌下，头被重击，不省人事三日，醒后右半身不遂，一昼夜发作数十次，角弓反张（全身痉挛），诸治无效。检查全身轻度浮肿，脉紧略数，右腹直肌痉挛如棒状。服本方（甘麦大枣汤）一个月，发作减少，十个月痊愈。从此以后，大塚先生便坚定地走上了汉方医学的道路。（大塚敬节《皇汉医学要诀》）

酸枣仁汤多用于失眠、烦躁、头痛等。此方并非是西药的安眠药，更不是失眠症的专方。本人经验，本方适用者，多为中老年妇女，常常以头昏、心悸、多梦、肌肉跳动等主诉来就诊，往往经多种检查无明显异常发现，其舌苔多光或薄，肤色白而较枯。与本方同用者，或为柴胡加龙骨牡蛎汤，或为温胆汤，或为半夏厚朴汤等。服用以后，往往感觉舒适。如要汤液的口感好些，方

---

〔1〕刘景辉. 运用甘麦大枣汤治疗癔病的经验简介[J]. 浙江中医杂志，1960，(4)：174.

中可加入大枣20克。

——外科感染性疾病，甘草多配伍连翘、赤芍、金银花等，方如四妙勇安汤[1]。

《冷庐医话》记载："同邑郑拙言学博凤锵，性喜单方，言其经验最灵者有四。道光壬寅年，馆乐平汪军门道成家，粪门前肾囊后起一坚块，渐觉疼痛，虚寒虚热时作，案头有《同寿录》，检一方云：跨马痈初起，用甘草五钱，酒水各一碗煎服。如方服之，块渐软，次日略出清水，不数日全愈。"甘草能清热解毒，如治疗毛囊炎、疮毒等，多配赤芍、连翘、金银花等。清代名医王孟英治疗一例腹股沟疮毒，患者发热、呕吐、胯间痛不可当，用生甘草一两、金银花六两、皂角刺五钱，水煎和酒服之，一剂减其势，再剂病若失（《王孟英医案》）。

外科常用的治疗脱疽的四妙勇安汤，即为甘草30克、当归30克、玄参90克、金银花90克。此方为后世方，出自《验方新编》，临床可用于治疗血栓闭塞性脉管炎、栓塞性大静脉炎、急性深静脉栓塞、大动脉炎、糖尿病坏疽、下肢溃疡、红斑性肢痛症等。还有用本方治疗冠心病、急性心肌梗死、亚急性心内膜炎、病毒性心肌炎等。河南崔公让经验，应用本方须注意以下几点：主病主症具有湿热客观指标；患者体质较好；原方不变；甘草大量使用时，最多连服7剂；有心血管系统疾病者，甘草应减量；肾功能不全者慎用。（《方药传真》）

---

[1]四妙勇安汤（《验方新编》）：金银花、玄参各三两，当归二两，甘草一两，水煎服，一连十剂……药味不可少，减则不效，并忌抓擦为要。主治：热毒炽盛，症见患肢黯红微肿灼热，溃烂腐臭，疼痛剧烈，或见发热口渴，舌红脉数。

蒲辅周先生有验方甘草油：用大甘草去皮切细晒干，不要用火焙，研极细末，浸入纯芝麻油或菜油中，三昼夜可用。此方治一切火毒疮疖以及溃久不愈的溃疡俱效。现代，有人用酒精甘草外敷治疗因静脉给药和输血漏出血管外引起的局部组织无菌性炎症取得满意效果，认为这与生甘草具有肾上腺糖皮质激素样作用，稳定生物膜，减少炎性物质释放，提高组织耐受性和非特异抗炎作用有关〔1〕。韩军等用甘草、夏枯草治疗甲状腺囊肿和腱鞘囊肿 117 例，100％的治愈，就是利用甘草中的甘草酸胺、甘草次酸钠有效地影响皮下肉芽囊肿炎症的渗透期及增生期，而达到治疗的目的〔2〕。

——食物中毒或药物中毒，可使用甘草以辅助解毒。

孙思邈说："大豆解百药毒，尝试之不效，乃加甘草，为甘豆汤，其验更速"。宋代《图经本草》撰写者太常博士苏颂说："方称大豆汁解百药毒，予每试之不效，加入甘草为甘豆汤，其验乃奇也。"宋代董汲《旅舍备要方》记载一方解中药毒并虫毒闷乱吐血烦躁：甘草一两用生，白矾五钱生，延胡索一两，共为细末，每服半钱，水一盏，煎至六分，去滓，放冷细细呷之。

传统认为甘草能解乌头、附子、南星、半夏、马钱子及一支蒿的毒。实验证明，甘草对组胺、水合氯醛、升汞、河豚毒、蛇毒、白喉毒素、破伤风毒等均有解毒作用。从药证推测，食物中毒或药

〔1〕汪言诚. 酒精甘草外敷治疗无菌性炎症 20 例[J]. 中国中西医结合杂志，1995，(4)：249.

〔2〕韩军. 甘草、夏枯草治疗甲状腺囊肿和腱鞘囊肿 117 例[J]. 人民军医，1998，41(2)：107.

物中毒，许多都表现为恶心呕吐，而且呈突发性，所以可以用甘草治疗。张仲景用甘草量最大的处方是橘皮竹茹汤，量至五两，主治“哕逆者”（十七）。“哕逆”，即呃逆、恶心呕吐之类，其中很可能有误服有毒食物或药物导致的剧烈呕吐。传统使用甘草解毒，多配合绿豆同煎，名甘草绿豆汤。

许多临床经验也证明，使用附子、乌头等有毒中药，配伍甘草可以缓解其毒性，配附子，可防烦闷，方如四逆汤。由于麻黄常导致心悸，所以甘草常配伍麻黄。《伤寒论》中用到麻黄的有 14 方次，麻黄甘草同用者达 13 方次；《金匮要略》中用麻黄的有 23 方次，麻黄甘草同用者达 18 方次，比例很高。

参考

——甘草及其复方所主治的疾病，大多具有如下的特性：①干枯性的（羸瘦）；②痉挛性的（肌肉痉挛、绞痛）；③刺激性的（咽痛、黏膜溃疡）；④躁动性的（心悸、脏躁）；⑤突发性的（中毒、外科感染）。

——在日本，单味甘草汤被广泛运用于各种病症的治疗。日本汉方医师根据甘草汤具有缓急止痛，能直接作用于平滑肌及皮肤黏膜，对炎症、发赤肿痛不明显的急迫性疼痛和痉挛性疼痛有卓效的临床药理特点，认识到凡咽喉、食管、胃肠、肛门、皮肤黏膜等出现急迫性疼痛均宜本方治疗，并认为本方内服外用皆可，内服以炎症和肿胀不明显者为宜，外用宜于皮肤或黏膜的疼痛，具体运用如口腔内疼痛，如口腔炎症、牙痛、咽喉痛、食管烧灼痛；用于声哑；用于胃痛、腹痛，以腹直肌紧张为用方指征；胃溃疡、十二指肠溃疡，服镇痛剂无效者；用于排尿痛、尿闭；用于痔核、脱肛等肛门部痛甚、阴部瘙痒肿痛及跌打损伤、刺伤、虫蜇引起的疼痛，宜外用，主要采用浓缩液湿布热敷。此外，还用于反射性或痉挛性咳嗽；用于食物中毒；用于减轻抗结核药、磺胺类药等药物的副作用；用于变态反应性疾病如过敏性湿疹、荨麻疹、皮肤瘙痒等〔1〕。

——甘草的用量有很大的变化空间，完全根据病情及配伍而定。一般来说，对羸瘦之人、急症、重症者可以重用，量至 30 克或者更多。

——对甘草的副作用应注意。甘草及其制剂大量服用或小量长期给予，约有 20%的病人可能出现水肿、四肢无力、头晕头痛、血压升高、低血钾等，对老年人及患有心血管病和肾脏病者，易导致高血压和充血性心脏病。还可出现肥胖症、便秘、胃酸过多、诱发癫痫等副作用。笔者体会，需要较长期间使用甘草时，配用茯苓、泽泻、白术等，对消除浮肿的有一定效果。

2000 年 3 月美国宾夕法尼亚州一家医院首次报道了服用大量甘草导致霎时性失明的 5 个病例。患者都曾服用大量的甘草，分量每天由 100～900 毫克不等，这可能与甘草所含的甘草次酸和甘珀酸有关，因为这些药物成分能够引起视网膜或视神经血管收缩，引起缺血，影响视觉（http://health. zaobao. com/chinese _ index. html）。据英国 BBC 报道说，伊朗夏海德・白海斯提医科大学的马木德・默萨台博士在英国药理学会的学术会议上发表论文指出，过量服用甘草，还会使男性荷尔蒙的分泌减少，从而导致性欲减退等性功能障碍。欧盟已经对含有甘草的食品标签标示做出新规定：饮料中甘草酸含量超过标准，食品标签的成分列表后应加上“含有甘草”字样；糖果中甘草酸或铵

〔1〕吕志杰，等. 仲景方药古今应用[M]. 北京：中医古籍出版社，2000：758.

盐含量高于4克/千克的，在成分列表后还应加上提示信息“含有甘草——高血压患者应避免过量摄入”。可见，警惕甘草引起的高血压，已经引起了广泛的重视(http://www.39.net/)。

进一步研究表明，甘草主要有效成分甘草酸的副作用中最明显的是醛固酮样作用。另外，还有显著增强和延长血中氢化可的松作用的功效。两者作用相加，使水钠潴留进一步加重，血容量进一步增加，血压进一步上升。如果使用甘草酸时间过长或剂量过大，势必引起药源性高血压。因其作用机制为直接作用于肾远曲小管和集合管，促进钠的重吸收和钾的排出，并非通过作用于肾素-血管紧张素-醛固酮系统而起作用，故又称为“假性醛固酮样作用”。

鉴于甘草酸制剂广泛应用于治疗慢性肝炎，有专家指出，使用甘草酸时，时间最好不超过3个月，如超过3个月应换用其他护肝药。使用期间也最好定期测量血压和检查血清电解质，必要时加服醛固酮拮抗剂(如安体舒通)以拮抗甘草酸的副作用。另外，40岁以上和患有轻度高血压者慎用；中度以上高血压患者禁用。

甘草与强心苷合用可诱发强心苷中毒，与噻嗪类利尿药合用可致严重低血钾和瘫痪；与水杨酸衍生物配伍，使消化道溃疡发生率增加；与口服避孕药合用，可增强甘草致高血压、水肿及低血钾的效应[1]。

——《伤寒论》中甘草常与石膏(100%——括号内的百分数为石膏方中甘草的出现率，下同类推)、龙骨(100%)、桂枝(95%)、大枣(90%)、生姜(87.1%)、柴胡(85.7%)、芍药(81.8%)、半夏(77.7%)、人参(77.2%)、干姜(70.8%)、茯苓

[1] 欧明，王宁生主编. 中药及其制剂不良反应大典[M]. 沈阳：辽宁科学技术出版社，2002：54.

(66.6%)、附子(65.2%)等同用，而与大黄(14%)、枳实(14.2%)、栀子(25%)、芒硝(33.3%)等则较少配伍使用。后者是中医所说的攻下通便、清热泻火药。这就提示甘草不是所有方剂中均可应用的。如果需要使用大黄、芒硝或甘遂、大戟急攻时，或用黄连、栀子清利湿热时，甘草可以不用或少用；患者有腹胀时，甘草也应少用或不用，或者配伍理气的药物，如枳实、厚朴等。

§2 柴胡

柴胡为伞形科植物北柴胡和狭叶柴胡的根或全草，饮片有北柴胡、南柴胡之分。北柴胡主产于辽宁、甘肃、河北、河南等北方地区，以根入药，常于秋季采集，又有秋柴胡之名；又其药材根头膨大，少弯曲而质较韧，不易折断，故称硬柴胡。《本草汇言》说："如《伤寒》方有大、小柴胡汤，仲景氏用北柴胡也"。以根条粗长、皮细、支根少者为佳。南柴胡主产于我国南方的四川、湖北、江苏等地，其根与北柴胡相比较细，多弯曲不直，质地娇软，故称软柴胡、细柴胡。以根条粗长、无须根者佳。

马王堆汉墓出土的帛书《五十二病方》中就有用单味柴胡治疗头痛的记载。《神农本草经》谓柴胡"主心腹，去肠胃中结气，饮食积聚，寒热邪气，推陈出新"。柴胡是张仲景方中的重要药物，《伤寒论》入 7 方次，《金匮要略》入 7 方次。我们曾对全国 330 位国家级名中医进行临床经验的调查，结果提示，在全国名中医擅长使用的药物序列中，柴胡位居第 3。可见柴胡是一味常用的药物。本人临床上使用柴胡类方很多，如小柴胡汤、大柴胡汤、柴胡加龙骨牡蛎汤等，每天柴胡方的处方量估计在五成左右。

清代苏州名医叶天士曾说过"柴胡劫肝阴"的话，之后，此说流传甚广，许多医生害怕使用柴胡，导致用柴胡不仅量极小，仅一二钱，而且还要用醋制以防止柴胡所谓"耗散肝阴之弊"。但是，也有不少医家反对此说。如清代名医徐灵胎就很反感叶天士的说法，他批评说："此说何来？此老终身与柴胡为仇为何？"(《临证指南医案》)。现代名医章次公曾尖锐地批评了这种现象，曰："近代谓柴胡激动肝肠，非阴虚之人所宜服，柴胡性升窜散，非江南之人所宜服，种种邪说真不啻痴人说梦……近人用柴胡多不过二钱，日二服，每服得钱许，以今例古，已属太轻，乃有见用柴胡四五分而骇异者，是则极天下之至愚，不足责矣。"[1]

章次公

章次公(1903—1959)，著名中医学家。先生治学崇尚实证以及严谨的逻辑思维，反对玄谈空论。他曾说："吾国医学发明之早，此堪世界医史实居先进。汉唐两代，注重实验，已向科学之途迈进。金元以还，医家好以哲理谈医，以邀文人学士之青睐，于是空言空论，怪诞不经，满纸皆是，亘千年而其流未息，其为害非浅矣"。(黄煌《经方的魅力》)

药证

柴胡主治往来寒热和胸胁苦满。

张仲景没有单独使用柴胡的记载，柴胡证的识别，主要通过仲景使用柴胡的最大用量的方剂——小柴胡汤来考证。小柴胡汤中柴胡用量为半斤。原书指征："伤寒五六日中风，往来寒热，胸胁苦满，默默不欲饮食，心烦喜呕，或胸中烦而不呕，或渴，或腹中痛，或胁下痞硬，或心下悸、小便不利，或不渴、身有微热，或

[1] 朱良春. 章次公医术经验集[M]. 长沙：湖南科学技术出版社，2000：108.

咳者，小柴胡汤主之。”“往来寒热，休作有时，默默不欲饮食……小柴胡汤主之。”《伤寒论》原文提示，小柴胡汤在使用中需根据症状进行加减变化。根据小柴胡汤中黄芩、人参、半夏、生姜、大枣均可以减去，惟柴胡、甘草不可去的经验，可以认为小柴胡汤所主治的“往来寒热，胸胁苦满”与柴胡的主治相关性极高。另外，《伤寒论》中证名“往来寒热”者有6处，1处无方，5处有方者分别为小柴胡汤3处，柴胡桂枝干姜汤1处，大柴胡汤1处，可见，往来寒热与柴胡的主治相关。

所谓往来寒热，包括三种情况。第一，指患者发冷发热持续较长的时间。这种发冷发热，多指体温不正常。往来寒热，即比较长时间的体温不正常。许多发热性疾病，尤其是不明原因的发热持续多日者，多可以看作是往来寒热。第二，指一种寒热交替感。这纯粹是患者的自我感觉，即或忽而恶风怕冷，肌肤粟起，忽而身热而烦；或心胸热而四肢寒，或上部热而下体寒，或半身寒，半身热。这种寒热交替感还包括对温度变化的自我感觉过敏，如特别畏风、怕吹空调等。第三，是一种过敏状态。这是在第二种情况上的推延，即对湿度、气压、光照、气候、居住环境、音响、气味的过敏，乃至心理的过敏。由此带来患者肉体和心理的种种不适。以上表述提示，往来寒热与体温高低不完全一样，其中有体温高者，如感冒发热、疟疾，但也有体温正常者，所以，不能简单地将寒热理解为发烧。往来寒热，作为一个症状群，可以出现在许多系统的疾病中，如病毒感染性疾病、精神神经系统疾病、免疫系统疾病、女性月经病等。

往来寒热中，“往来”也有特殊意义。第一，指疾病呈迁延性，病程呈慢性化。所以，古代治病首选汗法、吐法、下法，如果经汗、吐、下以后疾病依然不能痊愈，则必定进入和法，柴胡就是和法的代表性药物。第二，指有节律性，或日节律，或周节律，或月节律。第三，指没有明显的节律，时发时止，不可捉摸。对具有“往来”、“休作有时”特征的疾病，中医常使用柴胡类方。如清代名医费伯雄曾用含有柴胡的处方治疗1例隔日彻夜不眠的奇症(《医醇賸义》);岳美中先生用小柴胡汤治愈每日正午全身无力的小儿(《岳美中医案集》);日本有报道用柴胡桂枝汤治疗癫痫,都是以"往来"与"休作有时"为辨证依据的。所以,临床上具有发病呈周期性或时发时止特征的疾病,经常使用柴胡类方。

所谓胸胁苦满,有两种情况。一指患者有自觉的胸膈间的满闷感和胁肋下的气胀感,患者常常以"胸闷胸痛"、"无法呼吸"、"要想深呼吸"、"腹胀"、"心里不舒服"等为表述。患者常常伴有上腹部不适感、腹胀、嗳气等躯体症状。二指他觉的胸胁部的硬满、肿块等。如沿肋弓的下端向胸腔内按压,医生指端有抵抗感,患者也诉说该部有胀痛不适感。日本学者细野史郎先生有一"捏诊法",即医生以大拇指与食指、中指轻轻提捏胁肋的皮肤,有组织肿胀变厚的感觉,病人感到明显疼痛,医生用手指捻动时,指下有沙沙的摩擦感者,为胸胁苦满阳性。也有人称为"季肋部浮肿带"。此外,胸胁部的肿块也属于胸胁苦满的范畴,如乳房的胀痛与结块、分泌异常,腋下的肿块等,均有使用柴胡剂的机会。

对胸胁苦满,还有两点要强调。第一,根据临床经验,胸胁的部位来可作适当延伸,如头面肩颈身体两侧部位的疼痛、肿块等,也可归属于胸胁苦满的范畴。如偏头痛、耳疾患、肩颈部的酸痛、甲状腺的肿胀、耳疾以及腰胯部的疼痛、腹股沟的肿块疼痛等,临床可以考虑使用柴胡类方。所以,本人将胸胁部、身体的侧面、腹股沟等部位称之为"柴胡带"。第二,胸胁苦满的"苦"字,除表示患者胸胁部的不适感比较明显或持久化以外,还指患者的心理处在一种抑郁痛苦的状态。患者表现为情绪低落、神情漠然,可以出现食欲不振,《伤寒论》所谓的"默默不欲饮食";也可以出现烦躁、恶心、口干口苦、咽喉异物感等,所谓的"口苦,咽干,目眩"、"心烦喜呕"等。有的患者还有睡眠障碍、疑病心理等。

配方

——**具有往来寒热、胸胁苦满特性的疾病，如各种发热性疾病、风湿性疾病、慢性肝炎、支气管炎、变态反应疾病、艾滋病、甲状腺病等，柴胡经常配伍甘草、黄芩、半夏、党参等，方如小柴胡汤**〔1〕。

近代章太炎〔2〕在《仲氏世医记》述及："民国九年春，余以中酒病胆，传为黄疸，自治得愈。逾二月，又病宿食，自调局方平胃散啜之，晡时即发热，中夜汗出止，自是往来寒热如疟，日二三度，自知阳明少阳病也。服小柴胡汤四五剂，不应，热作即愦愦，不可奈何，间以芒硝串之，微得下，表证不为衰，乃遗力延右长（章太炎按：杭县仲右长，承仲氏世医家学，尤精《伤寒论》，口占指数，条条可覆，治病无犹豫）至。右长视方曰：'不误'。余曰：'苟不误，何故服四五剂不效？其小柴胡加减七方，汤剂最神者也。余颇为人治疾，诸病在经府表里者，服此不过二三日而愈。'右长视方良久，曰：'此病夹热，诊脉得阳微结，何乃去黄芩加芍药？此小误也。'余曰：'病自宿食起，常欲得溲便解之，以黄芩止利，故去之耳。'右长曰：'在小柴胡汤中勿虑也。'乃去芍药，还黄芩，少减生姜分剂，服汤二刻即热作，汗随

〔1〕小柴胡汤（《伤寒论》）：柴胡半斤，黄芩、人参、甘草、生姜各三两，大枣十二枚，半夏半升。上七味，以水一斗二升，煮取六升，去滓，再煎煮三升。温服一升，日三服。原书指征：伤寒五六日，中风，往来寒热，胸胁苦满，默默不欲饮食，心烦喜呕，或胸中烦而不呕，或渴，或腹中痛，或胁下痞硬，或心下悸、小便不利，或不渴、身有微热，或咳者，小柴胡汤主之。推荐剂量：柴胡6～30克、黄芩6～20克、半夏6～12克、甘草3～12克、人参5～10克或党参10～15克、生姜10～20克、大枣20～30克。

〔2〕章太炎．章太炎全集（医论集）[M]．上海：上海人民出版社，1994:148.

之出，神气甚清，诘旦如疟者止。”

章太炎

章太炎(1869—1936)，民主革命家、思想家、学者，近代著名医论家。晚年先后担任上海国医学院院长、苏州国医学校名誉校长和苏州国医研究院名誉院长。他崇尚仲景之学，尝曰：“它书或有废兴，《伤寒论》者，无时焉可废者也。”他认为：“自仲景以来，论其脉证独备，而治法亦详，中医能按法治之者，率视西医为胜。”对中医的发展，他认为：“余以为今之中医，务求自立，不在斤斤持论与西医抗辩也。何谓自立？凡病有西医不能治，而此能治之者。”章氏对近代著名中医学家如章次公、陆渊雷、祝味菊、徐衡之、叶橘泉等均有不同程度的影响。

小柴胡汤能够退热，对于那些病毒性感冒发热、结核性低热、胆囊炎、肾盂肾炎、产后感染、支气管炎、肺炎引起的发热以及不明原因的低热，如果对症下药，常常能收效迅速。但方中的柴胡应重用。《伤寒论》原方柴胡用 8 两，如果按照目前教科书的换算方法，相当于现在的 24 克。柴胡如果小于 10 克，退热的效果就受到影响。对于病毒性感冒高烧，患者面色通红，出汗而体温持续，微微恶风，或咳嗽，或咽痛者，本人常用小柴胡汤加减：柴胡 20 克，甘草 10 克，连翘 40 克，黄芩 12 克。水煎，日分 4 次服用，第一次服药后有的患者可出现通身大汗，体温随之下降或至正常。常熟周本善先生经验，生柴胡 20 克，黄芩 10 克，青蒿 20 克，寒甚加桂枝 10 克，热甚加生石膏 30 克，不论肺部感染、胆系感染、尿路感染出现邪入少阳寒热往来者均可用。重庆李寿彭先生经验方青柴石知二黄汤，即青蒿、柴胡、石膏、知母、黄芩、生大黄，主治小儿呼吸系统炎症如肺炎、支气管炎、扁桃体炎、上呼吸道感染等，使用指征为发热38℃以上者。

类风湿关节炎、强直性脊柱炎、干燥综合征患者，大多对气压、温度的变化敏感，遇寒冷则关节肿痛，晨僵明显，这也可以看作是“往来寒热”的一种类型，可用小柴胡汤加减：柴胡20克，甘草10克，黄芩12克，党参12克，生地黄20克，连翘20克，生姜10克，红枣12枚。关节肿痛明显，方中连翘、黄芩应加量，另加黄柏6克。消瘦、大便干燥，生地加量，并加白芍20克。

有些慢性肝炎患者，常常表现为右上腹不适、肝区隐痛、胸闷、食欲不振、精神抑郁等症状，这与“胸胁苦满”相似。可以考虑使用柴胡剂。现代报道以甘柴合剂（甘草、柴胡各等量）每次10毫升，每日3次（相当每天甘草、柴胡各15克），小儿减半，治疗11例病毒性肝炎，疗效满意，特别对降谷丙转氨酶较为突出[1]。试验也提示柴胡配伍甘草以后，对动物实验性肝损伤的作用更为明显。小柴胡汤也是首选方剂，本人体会小柴胡汤似乎有干扰素样作用，有些患者服用以后，不仅肝功能有好转，有些患者的大三阳也能转为小三阳。但应注意其使用的要点是：小剂量、长期服。方中柴胡应取小剂量，在5～10克为宜。其余的黄芩、半夏、党参等，也应取小剂量，并应较长时间服用，通常为服用2个月以后复查一次。如果肝功能不见好转反而恶化，则应停用，以重新诊断是否正确。小柴胡汤的成方因柴胡含量较大，所以，并不十分适于慢性肝病患者的长期服用。小柴胡汤颗粒曾一度是日本医生治疗慢性肝炎的专方。有资料报告，20世纪90年代初，日本每年有大约100万人服用小柴胡汤，1989年日本汉方制剂的产值为1 434.5亿日元，其中小柴胡汤的产值即有360亿日元，占25％。但也就在这时，日本新闻界报道

---

[1] 山西医学院肝病研究组，太原市传染病院肝炎病区．甘柴合剂、连翘糖浆对急性传染性肝炎降酶作用的临床观察[J]．新医药学杂志，1974，(2)：18.

医学界发现小柴胡汤可导致肺功能损害，及间质性肺炎，由此引起了全国的恐慌，小柴胡汤的使用量随之下滑。其实问题的关键，并不是小柴胡汤，而在于使用方法不当。慢性肝病并不局限于小柴胡汤一方，就是使用小柴胡汤也要加减，否则，难免副作用的发生。本人使用小柴胡汤治疗慢性肝炎，大多用于那些青年人，肤色黄黯，偏瘦，舌脉无明显异常，但平时容易食欲不振，容易睡眠障碍，常用柴胡6克，甘草3克，黄芩6克，制半夏5克，党参10克，茯苓12克，连翘12克，生姜3片，红枣10枚，每天1剂，也可每两天服1剂。病人服用以后感觉精神好、食欲好，虽然表面抗原等不转阴，但生活质量提高，也不会导致病情的加重。

小柴胡汤颗粒在日本

20世纪70年代初期，日本的津村顺天堂制成了小柴胡汤颗粒制剂，同时有地滋教授发表了"津村小柴胡汤颗粒对慢性肝炎有治疗效果"的报告。很快，小柴胡汤在日本成了畅销药。短短的几年里，津村顺天堂便成了日本乃至世界注目的制药企业。但自20世纪90年代初起不断爆出小柴胡汤有副作用的新闻，1991年4月日本厚生省向医师、药剂师下达了通告，要求注意小柴胡汤导致的间质性肺炎等药物不良反应。据报道，1994年1月—1999年12月，因小柴胡汤颗粒的副作用发生了188例间质性肺炎，其中22人死亡。结果，1997年津村顺天堂破产，2000年津村顺天堂社长被判刑3年。

过去十余年里，有关小柴胡汤的研究清楚地证明它具有抗炎、抗纤维化和化学预防作用。在美国替代医学领域中，小柴胡汤的知名度正日益高涨，一项治疗丙型肝炎新药的二期临床观察正在纽约市纪念斯隆·凯特林癌症中心开展，研究对象是对于干扰素治疗无应答，又无禁忌证的患者。权威的《科学》杂志也发表文章赞扬包括小柴胡汤在内的几种中草药制剂，称赞它们对于常规的西医疗法无效或提供的缓解作用微不足道的疾病，仍可奏效。临床研究显示小柴胡汤对于慢性肝病，如乙型和丙型肝炎，有多种功效。用小柴胡汤防止肝炎向肝细胞癌发展非常引人关注，因为到了乙型和丙型肝炎的晚期，治疗的选择性和获益程度是很有限的[1]。

过敏性皮炎、荨麻疹、异位性皮炎、过敏性鼻炎、支气管哮喘等变态反应疾病，其发病具有“休作有时”的特点，此外，患者大多对花粉、尘螨以及风冷过敏，也具有“往来寒热”的特性，也可考虑使用小柴胡汤。本人常在小柴胡汤的基础上加荆芥10克、防风10克。局部皮肤肥厚脱屑者，可加桃仁12克、红花6克。支气管哮喘多加石膏、连翘，或合半夏厚朴汤。过敏性鼻炎则多配五味子、细辛、石膏。鼻窦炎则用石膏、连翘、栀子、黄柏等。

《伤寒论》小柴胡汤条下有“若咳者……加五味子半升、干姜二两”的记载。《苏沈良方》：“元祐二年(1087)，时行无少长皆咳，本方(即小柴胡汤)去人参、大枣、生姜，加五味、干姜各半两，服此皆愈”。这类患者大多是感冒以后咳嗽迁延不愈，稍遇风寒或刺激气味则症状加剧，咳嗽痰少，甚或两胁疼痛，服用抗生素往往没有明显效果，用小柴胡汤加五味子，咽痛者加桔梗、连翘，确有疗效。本人同事史欣德老师也擅长使用本方治疗迁延型咳嗽，每年秋冬季，找其就诊者很多。

甲状腺功能亢进或甲状腺瘤，出现有胸胁苦满者，可用小柴胡汤加牡蛎、知母、白芍等。但牡蛎需用至30克以上，知母15克以上。本人曾治疗一位甲亢患者，因服用他巴唑等，导致药源性肝损害，并全身消瘦，两眼外突，手抖心慌。服用小柴胡汤加白芍两个月，不仅自觉症状明显改善，而且突眼症也明显好转。

---

[1]闻集普．日本对小柴胡汤治疗慢性肝病的研究：疗效、机制与禁忌[J]．中西医结合肝病杂志，2004，14(6)：373.

艾滋病虽是现代病，但根据其出现的低热、极度消瘦、淋巴结肿大、腹泻等症状，可以考虑与小柴胡汤证有许多相似之处，根据方证相应的原理，小柴胡汤不失为治疗艾滋病的入选药物之一。日本人发现艾滋病人服用小柴胡汤3个月以后，T淋巴细胞开始增加，说明小柴胡汤预防艾滋病有效。试验证明小柴胡汤有提高机体免疫功能的作用。美国的miyomoto koji也报道，用小柴胡汤治疗40例HIV感染同性恋患者，其中无临床症状者30例，艾滋病相关症状者4例，艾滋病6例，65%的患者有效。以上信息已经提示小柴胡汤有可能成为东方的传统的鸡尾酒疗法，值得研究。

有人研究发现，"伤寒五六日，中风，往来寒热，胸胁苦满，嘿嘿不语饮食，心烦喜呕，或胸中烦而不呕，或渴，或腹中痛，或胁下痞块，或心下悸，小便不利，或不渴，身有微热，或咳者，小柴胡汤主之"(《伤寒论》第96条)所述的典型小柴胡汤证与柯萨奇B组病毒感染引起的多脏器损伤症候群如感染未得到控制而出现往来寒热的病毒血症，以及病毒性心肌炎、糖尿病、肝炎、肾损害、病毒性肺炎等相符。而试用小柴胡汤治疗柯萨奇B组病毒感染引起的疾病，都有不同程度的好转[1]。

中医认为耳为少阳经循行之地，根据传统经验，许多耳疾如突发性耳聋、中耳炎、鼓膜炎等，用小柴胡汤加连翘、栀子、黄柏等，或龙胆泻肝汤。日本汉方医师也有使用小柴胡汤加桔梗、石膏治疗念珠菌性中耳炎的经验。

胡希恕经验[2]，小柴胡汤加生石膏可用于感冒、肺炎、肝炎、脑炎等各种感染性疾病出现小柴胡加生石膏汤证时，皆效。曾治疗一例噤口痢患者，中年男性，平素体甚健，入夏染疫，高烧，腹痛，下

---

[1]周丽. 论小柴胡汤或有证与柯萨奇B组病毒感染关系[J]. 中医药学刊，2004，22(12)：2220.

[2]冯世纶. 中医临床家胡希恕[M]. 北京：中国中医药出版社，2001：144.

利后重，便意频频，恶心，呕吐乃至水浆不入，以致大便日行 30 余次，所下血水，色黑灰黯，其味恶臭，最后所下仅为点滴血水，坐厕不起，曾去市大医院治疗无效，中医诸医束手，延胡老诊治。赴其家诊时，面色苍白而晦黯，舌苔白根腻少津，脉细数，病情如上，危重已极，此时病已无表证，汗、下均非所宜，惟有和解一法，与小柴胡汤加生石膏：柴胡八钱，黄芩三钱，党参三钱，半夏四钱，生姜三钱，大枣四枚，炙甘草二钱，生石膏三两。另西瓜一个，嘱其频频吃。结果，开始吃西瓜与喝水一样，一吃即吐，嘱其继续吃，翌日即见效，二日后吐止，气力增，渐可坐起。至第七日腹泻明显好转，一日 2～3 次，第八日即能吃，细心调养半月痊愈。

胡希恕

胡希恕(1899—1984)，沈阳市人。1958 年受聘于北京中医学院任教，教授《伤寒论》、《金匮要略》。刘渡舟先生称其为“经方学派的大师”，并介绍说：“每当在病房会诊，群贤齐集，高手如云，惟先生能独排众议，不但辨证准确无误，而且立方遣药，虽寥寥几味，看之无奇，但效果非凡，常出人意外，此皆得力于仲景之学也。”(《经方传真·刘序》)日本中医界称其为“中国有独特理论体系的、著名的《伤寒论》研究者、经方家”。(黄煌《经方的魅力》)

陈慎吾先生运用小柴胡汤的经验表明，外感热病如流感、肺炎、腮腺炎等见小柴胡汤证者用之疗效显著；小儿病多见小柴胡汤证，如小儿肺炎、百日咳、消化不良；急慢性肝炎、肝硬化、肝硬化腹水患者用小柴胡汤治之均获良效，如急性黄疸性肝炎可用本方合茵陈蒿汤或五苓散，慢性肝炎可用本方合当归芍药散或桂枝茯苓丸治疗，肝硬化腹水，腹水去后多用小柴胡汤做善后调理；本方加鸦胆子可用于治疗阿米巴肝脓肿；胆系、胰腺疾病基本用小柴胡汤加减；五官科疾病如口腔糜烂、咽喉肿痛、鼻渊、目赤肿痛等用本方合桔梗汤或加生石膏、栀子、薄荷等，兼有水气上冲者可与苓桂术甘汤合方；妇科病、外科乳腺病、瘰疬病均有用本方的机会[1]。

使用小柴胡汤要注意适应证的把握，否则不良反应在所难免。日本临床报道本方可导致间质性肺炎、药物性肝损害、药物性膀胱炎、类肾上腺皮质功能亢进综合征等，与干扰素合用易引起间质性肺炎[2]。

——以胸胁苦满、腹痛为特征的疾病，如急慢性胆囊炎、胆石症、急慢性胰腺炎等，常配伍黄芩、大黄、枳实、芍药等，方如大柴胡汤[3]。

大柴胡汤与小柴胡汤虽均名柴胡汤，但组成上有很大不同，两方共有药物为柴胡、黄芩、半夏、生姜、大枣；不同药物是：小柴胡汤有人参、甘草，可主治消瘦、食欲不振；大柴胡汤则有大黄、枳实、芍药可主治腹痛、便秘。在适应证方面，小柴胡汤适用于虚证，表现为体格瘦弱、食欲不振等；而大柴胡汤适用于实证，表

---

[1] 陈大启. 陈慎吾老师对柴胡剂之运用[J]. 北京中医，1987，(1)：3.

[2] 欧明，王宁生. 中药及其制剂不良反应大典[M]. 沈阳：辽宁科学技术出版社，2002：210.

[3] 大柴胡汤(《伤寒论》)：柴胡半斤，黄芩三两，芍药三两，半夏半斤，生姜五两，枳实四枚，大枣十二枚。上七味，以水一斗二升，煮取六升，去滓，再煎。温服一升，日三服。笔者按：此方当有大黄二两。原书指征：《伤寒论》：伤寒，发热，汗出不解，心下痞硬，呕吐而下利者，大柴胡汤主之。《金匮要略》：按之心下满痛者，此为实也，当下之，宜大柴胡汤。推荐剂量：柴胡 10～20 克、大黄 6～20 克、枳实 10～20 克、黄芩 6～20 克、半夏 10～20 克、芍药 10～20 克、生姜 10～20 克、大枣 10～20 克。

现为体格壮实，思食而不能食，而且有明显的胸胁苦满、上腹部压痛或腹痛、便秘等。张仲景用大柴胡汤治疗“呕不止，心下急，郁郁微烦”(103)，“按之心下满痛者”(十)。现代临床常应用大柴胡汤治疗如下疾病：

胆石症、胆囊炎常伴有明显的腹胀腹痛，上腹部疼痛拒按，发作时多为胸胁苦满阳性，所以多使用大柴胡汤。慢性胆囊炎、胆结石静止期，患者虽无剧痛，但按压上腹部有抵抗感者，也可使用大柴胡汤，可以说大柴胡汤是传统的利胆药。

胰腺炎无论急性慢性均可使用本方，药后大便通畅，上腹部的胀满疼痛感可以缓解，食欲增加，可以逐渐进荤食。大柴胡汤是本病的专方、必效方。

近年来有关大柴胡汤治疗胆胰病变的临床报道相当多，从处方来看，大多做了加减，大柴胡汤中的柴胡、大黄、黄芩、芍药、枳实为主要用药，茵陈、木香、黄连、郁金、芒硝、延胡索等为常用加味药。代表方为复方大柴胡汤(柴胡、黄芩、芍药、枳实、木香、大黄、金钱草、延胡索)。

大柴胡汤还用于消化道溃疡急性穿孔。20世纪60年代天津南开医院在这方面的研究是国内领先的。他们对腹痛相对减轻，腹壁肌肉紧张消失或局限在右上腹，压痛局限在上腹或右下腹，肠鸣音恢复或有排气排便的穿孔第二期患者，以口服复方大柴胡汤作为主要治疗方法。

大柴胡汤是天然的胃肠动力剂。胆汁反流性胃炎及食管炎，多表现为胸骨后烧灼感、嗳气、腹胀、便秘者，可用原方加栀子10克。胃切除后倾倒综合征，以进食后腹胀、腹痛、胸闷、呕吐以及剑突下的烧灼感为主要表现，大便干结者，原方用之尤佳。如果瘦弱者，可加党参、甘草、肉桂。单纯性肠梗阻：以腹痛、气胀、呕吐、大便不通为特征，可加厚朴20克，大黄量应加大，可达20克。习惯性便秘见营养状态比较好，伴有失眠、精神抑郁者也可用大柴胡汤。

高脂血症虽无明显的腹痛腹胀，但此类患者大多体型肥胖，腹部充实，按压有力，如果伴有精神症状、便秘者，用大柴胡汤也有效。一般服药2个月左右，血脂可见下降，当然，需要配合控制高脂肪饮食。所以说大柴胡汤是传统的脂类代谢调节剂。

泌尿道结石患者急性发作时，常常表现为剧烈的腹痛腰痛，大柴胡汤有效，但必须加当归20克、川芎15克，枳实的量应大，可达20克。大柴胡汤有解痉镇痛作用。

另外，有些抑郁症患者，常常伴有大便秘结，也可使用大柴胡汤。本人尚用大柴胡汤加黄连治疗支气管哮喘伴有胸闷、大便秘结、吐黄痰者。

适用大柴胡汤的患者，以体格壮实的中老年居多，多有胰胆病史。按压上腹部及肋下，有的仅为抵抗感或不适感，有的则有明显压痛，多伴有上腹部胀痛、嗳气、恶心或呕吐、食欲不振等。舌质多坚老，舌苔厚，并可见抑郁、焦虑、失眠等。

——以胸胁苦满、惊悸、失眠为特征的疾病，如癫痫、抑郁症、焦虑症、癔症等精神神经系统疾病，常配伍半夏、茯苓、龙骨、牡蛎、桂枝、大黄、黄芩等，方如柴胡加龙骨牡蛎汤[1]。

---

[1] 柴胡加龙骨牡蛎汤(《伤寒论》)：柴胡四两，龙骨、黄芩、生姜、铅丹、人参、桂枝、茯苓各一两半，半夏二合半，大黄二两，牡蛎一两半，大枣六枚。上十二味，以水八升，煮取四升，纳大黄，切如棋子，更煮一两沸，去滓。温服一升。原书指征：伤寒八九日，下之，胸满，烦、惊，小便不利，谵语，一身尽重，不可转侧者，柴胡加龙骨牡蛎汤主之。推荐剂量：柴胡6～20克、黄芩6～12克、半夏6～30克、人参5～10克或党参10～15克、大黄5～12克、龙骨10～20克、牡蛎10～20克、桂枝10～20克或肉桂3～10克、茯苓10～20克、大枣20～30克、生姜10～20克、铅丹(药房无售可不用)。

柴胡加龙骨牡蛎汤是治疗精神神经系统疾病的有效方剂。张仲景原治疗胸满烦惊、一身尽重的病症。原文："伤寒八九日，下之，胸满，烦、惊，小便不利，谵语，一身尽重，不可转侧者，柴胡加龙骨牡蛎汤主之"(107 条)。胸满，非真的胸廓胀满变形，而是患者有胸闷的感觉，表现为呼吸困难。烦，指睡眠障碍，情绪不稳定，工作效率下降。惊，为惊恐不安，为多噩梦，也表现为心悸动，所谓的惊悸。谵语，多为精神障碍。一身尽重，也是一种自我感觉，或为木僵状，或为行动迟缓，或为意欲低下，或为反应迟钝。

柴胡加龙骨牡蛎汤虽见于《伤寒论》，但临床多用于杂病。目前用得比较多的疾病有：

抑郁症、焦虑症：尤其是秋冬季的这些疾病，患者常常诉说疲倦乏力、头晕头痛、失眠等，但各种检查无明显异常，本方有很好的改善症状的效果，如睡眠改善、情绪好转等。一忧郁症患者，为下岗女工，表情呆滞，全身肌肉抖动，走路如木僵状。主诉无法呼吸，大便秘结，晚上无法入睡，白天不敢出门，常常莫名其状地害怕，后用本方加甘草，重加厚朴，症状显著减轻。临床发现许多慢性疾病患者，特别是慢性前列腺炎患者，常常伴有抑郁或焦虑，也可使用本方。

南京中医药大学瞿融教授曾对柴胡加龙骨牡蛎汤的抗抑郁作用进行了动物研究。实验采用小鼠强迫游泳、悬尾、高剂量阿朴吗啡拮抗、利血平拮抗、5-HTP 诱导甩头等抑郁动物模型，观察柴胡加龙骨牡蛎汤的抗抑郁作用。结果：柴胡加龙骨牡蛎汤 50、200、500mg/kg 能缩短小鼠强迫游泳、悬尾不动时间，能拮抗高剂量阿朴吗啡、利血平降低小鼠体温作用，增加 5-HTP 诱导的甩头次数。结论：柴胡加龙骨牡蛎汤具有显著的抗抑郁作用。

性功能障碍：多由于精神因素所致，患者常常无明显器质性病变，本方有效，日本的报道比较多。

癫痫：清代医学家徐灵胎说："此方能下肝胆之惊痰，以之治癫痫必效"。认为是治疗癫痫的效方。本人用于治疗一例爱沙尼亚留学生，癫痫一个月内发一二次，后服用本方两个月，服药期间一直未发，后回国，在当地服用他方，癫痫又作，回南京后来诊，服用原方加甘草，发作遂止。后学校放假，改带数月量的饮片回国。本人经验，以皮肤较细腻，毛发细软或发黄，眼睛大而有光亮者有效。

慢性疲劳综合征：慢性疲劳综合征的临床表现主要为长期极度的疲劳，同时伴有微热、咽痛、淋巴结肿大、肌肉酸疼、关节疼痛、神经精神症状、免疫学异常等，体检和常规实验室检查无重大发现，免疫实验室检查常伴有 EB 病毒抗体滴度的增高。柴胡加龙骨牡蛎汤主要适用于以神经疲劳为主的患者。

肝豆状核变性、帕金森病：所表现的神经损害如运动减少、肌张力异常，精神症状如抑郁、狂躁等较明显时，符合"烦、惊，谵语，一身尽重，不可转侧者"的描述，也可以使用本方。秦皇岛赵立波曾治一患儿王某，男，15 岁，经北京儿童医院及其他几家医院专家联合会诊，怀疑肝豆状核变性或帕金森病，未能最后确诊，并告知存活期至多 3～6 个月。半年来辗转于中西治疗无效，近一个月来明显加重，经人介绍从外地来诊。就诊时，见患儿呈慌张步态，全身震颤，双手尤为明显，两腿僵直而不灵活，全身关节疼痛尤以膝关节为甚，吞咽食物困难（西医诊为吞咽肌麻痹无力），脾气急躁甚至暴戾，口渴喜饮，易汗出，未发病前常头晕，二便无异常，舌苔白而干，脉弦数有力。给予柴胡加龙骨牡蛎汤，9 剂，白虎加桂枝人参汤，3 剂。第 1 天煎服白虎加桂枝人参汤，第 2、3、4 天煎服柴胡加龙骨牡蛎汤，如此交替，嘱其药尽有效来诊。复诊：吞咽食物已正常，关节已不痛，走路虽仍有前趋，但已明显改善。二诊原方剂量、煎服法同一诊。复诊：患儿已能骑自行车，肢体动作已接近正常儿童。此后每月应诊一次，在二诊处方基础上只作个别药味增减，每月服药共计 12 剂，连续 3 个月。现已停药 5 月余，病情无反复。（http：//ctzy. hhjf. net）

此外，对精神分裂症、双相情感障碍、夜游症患者，本人治疗多例，发现其效果为缓解症状，如睡眠改善，情绪好转。笔者曾治一 70 岁陕西老汉，就诊时肤色黝黑，消瘦，表情呆滞。由家属代诉，1998 年始患抑郁症，自杀未遂，之后抑郁与狂躁症状交替出现，先后服用抗抑郁药、镇静药效果不明显。现仍烦躁不安，彻夜难眠，二便、饮食尚调。舌黯淡，白苔。侍诊的一神经内科医生考虑为"双相情感障碍"。查体发现右胁压痛（＋＋）。予以柴胡加龙骨牡蛎汤合桃核承气汤去芒硝。一周后复诊，家属诉仍精神亢奋，烦躁不安，总是回忆、诉说过去的事情。但与上一诊相比，有笑容，就诊时能安心坐下回答问题。饮食调，大便不畅。原方稍作调整继续服用，并嘱其看报、看电视、读书、写日记。又一周后复诊，与上周相比恍若两人，表情自然，喜形于色，双目有神，精神状态佳，与医生能自然沟通，且无烦躁不安。自诉大便二天一次，成形，不如前干结。

柴胡加龙骨牡蛎汤中没有甘草，但本人应用经验，如果体格瘦弱者，加甘草更好。从处方结构来看，加入甘草以后，柴胡加龙骨牡蛎汤就成为小柴胡汤与桂甘龙牡汤、茯苓桂枝甘草大枣汤的合方。桂甘龙牡汤原治疗"烦躁"，与此组成基本相同的桂枝去芍药加蜀漆龙骨牡蛎救逆汤则治疗"惊狂、卧起不安"，茯苓桂枝甘草大枣汤则主治"其人脐下悸者，欲作奔豚"，所以，加入甘草后，本方的"安神潜阳"功效必然要显著。

——以往来寒热、胸胁苦满、四肢冷、腹痛为特征的疾病，如低血压症、抑郁症、神经症、更年期综合征以及消化道疾病、泌尿系结石等，常配伍枳实、芍药、甘草等，方如四逆散[1]。

四逆散为《伤寒论》方，原主治比较简略，所谓“少阴病，四逆，其人或咳，或悸，或小便不利，或腹中痛，或泄利下重者，四逆散主之”。而现代临床应用范围相当广。应用本方的关键是抓住本方四肢冷、腹痛以及往来寒热、胸胁苦满这一方证。

低血压患者常见四肢冷、精神抑郁、头昏头晕，尤其是那些年轻的女性，脸色发黄，食欲不振，腹胀、大便干结等，有些患者自认为体质虚弱，常常服用补品，往往无效。其实，用四逆散最有效。现代研究，枳实、甘草、柴胡均有升压作用。

抑郁症、围绝经期综合征、神经症也多见胸闷、恶风、忧郁、食欲不振等，可用四逆散合半夏厚朴汤。本人有经验方八味解郁汤，屡试屡效。患者服用以后普遍感到心情舒畅，饮食和睡眠均有改善。

肋间神经痛、肋软骨炎多以胸胁痛为主诉，可用四逆散加川芎。山西田隽先生经验，本方加三七、白芥子、红花、鸡血藤治疗胸腹壁血栓性静脉炎（Moders 症）可在 5～8 剂后减轻疼痛或不适感，其肿硬成条索状静脉渐渐变软。可做进一步观察。

---

[1] 四逆散（《伤寒论》）：甘草、枳实、柴胡、芍药。上四味，各十分，捣筛。白饮和服方寸匕，日三服。咳者，加五味子、干姜各五分，并主下痢；悸者，加桂枝五分；小便不利者，加茯苓五分；腹中痛者，加附子一枚，炮令坼；泄利下重者，先以水五升，煮薤白三升，煮取三升，去滓，以散三方寸匕，内汤中，煮取一升半，分温再服。原书指征：少阴病，四逆，其人或咳，或悸，或小便不利，或腹中痛，或泄利下重者，四逆散主之。推荐剂量：柴胡 10～20 克、甘草 5～15 克、芍药 10～20 克、枳实 10～20 克。

产妇乳汁不多，也可用四逆散加当归、川芎。这类产妇大多乳房偏小，平日多郁郁寡欢。

胃炎、胃溃疡多见腹痛腹胀，可用四逆散加半夏厚朴汤。此类患者大多舌苔薄白，胃痛发作与精神因素相关，并多伴有便秘或腹泻。

四逆散本是治疗下利的处方。《伤寒论》于本方加薤白治疗“泄利下重者”。治疗慢性肠炎，见腹痛阵作，腹胀多气者，可加黄芩、半夏、厚朴、茯苓等，有效。老中医魏龙骧治一慢性溃疡性结肠炎五年患者，口服西药、灌肠等治疗均不减轻，仍腹痛、腹泻，痛则泻，大便带血，时有黏液，身倦怠，四肢不温，用柴胡 10 克，白芍 30 克，枳壳 10 克，甘草 5 克，薤白 12 克，症状明显改善。

四逆散

《类聚方广义》：四逆散主治痢疾累日，下利不止，胸胁苦满，心下痞塞，腹中结实而痛，里急后重者。

泌尿系结石急性发作时，以剧烈腹痛腰痛为特征，此时可用四逆散，重用白芍、枳实，另加当归、川芎、牛膝、青皮等，有解痉止痛的效果。对慢性化的患者，也可使用四逆散合猪苓汤等，有利于结石的下移。

慢性泌尿道感染也可使用四逆散。20 世纪 80 年代末读范中林先生医案，其中有一例慢性膀胱炎，范老用四逆散加桔梗治愈，对笔者启发很大。我想，尿频、尿急、尿痛与泄利下重无异，遂将四逆散用于那些用抗生素治疗无效的慢性泌尿道感染患者，尤其是有明显小腹部窘迫并有上腹部拘急等症的患者，用四逆散合猪苓汤有明显的缓解症状的效果。

导致阳痿的原因较多，但其中比较常见的是心因性阳痿。其表现为性事困难，同时伴有精神压力大、紧张、焦虑等，往往四肢发冷，甚至胸闷、心慌，对此类阳痿，不必服用所谓的“壮阳药”，用四逆散或加川芎、半夏、茯苓等，并通过心理疏导释放心理压力，就能得到改善。

范中林

范中林(1895—1989)，四川郫县太和镇人，四川现代老中医，多年来潜心于《伤寒论》的研究，在掌握六经辨证规律以治疗外感病和内伤杂病方面，有独到的经验。其部分医案经人整理出版，名《范中林六经辨证医案选》。(黄煌《经方的魅力》)

经前期紧张综合征也可使用本方，常加青皮、陈皮、川芎等。南京谢昌仁先生自幼随父坐堂行医，悬壶南京已经60多年，他常用此方治疗妇女经前乳房胀痛等病症，他常说：“学会四逆散，下药就不难。”

四逆散证大多有比较明显的腹证，即上腹部及两胁下腹肌比较紧张，按之比较硬。

——疾病呈慢性化、症状呈顽固性，如顽固性失眠、顽固性疼痛、顽固性呃逆等，四逆散的基础上配伍当归、川芎、桃仁、红花等，方如血府逐瘀汤[1]。

---

[1] 血府逐瘀汤(《医林改错》)：桃仁四钱，红花三钱，当归三钱，生地黄三钱，川芎一钱半，赤芍二钱，牛膝三钱，桔梗一钱半，柴胡一钱，枳壳二钱，甘草一钱，水煎服。主治：胸痛、头痛日久不愈，痛如针刺而有定处，或呃逆日久不止，或饮水即呛，干呕，或内热瞀闷，或心悸怔忡，或夜不能睡，或夜寐不安，或急躁善怒，或入暮潮热，或舌质黯红、舌边有瘀斑，或舌面有瘀点，唇黯或两目黯黑，脉涩或弦紧。推荐剂量：柴胡10克、白芍12克、枳壳10克、甘草3克、当归10克、川芎6克、桃仁10克、红花6克、生地12克、牛膝15克、桔梗6克。

血府逐瘀汤是四逆散的加味方，其特点是止痛解痉的效果比四逆散更为明显。凡痉挛性的疾病、紧张性的疾病、病程较长的疾病，均可考虑本方证的存在。

首先，顽固性疼痛，使用常规方法无效，患者具有面色发青、舌质黯紫，并有失眠、情绪不安、胸闷，女性患者常有经前乳房胀痛者，两胁下按压有疼痛感者，可用本方。如以头痛为主诉的血管神经性头痛、高血压、脑动脉硬化性头痛、外伤性头痛、脑震荡后遗症头痛、偏头痛、癫痫等。以胸胁痛为主诉的冠心病心绞痛、肺心病、胸膜炎、肋软骨炎、胸部外伤、肋间神经痛等。以腹痛为主诉的胃神经症、胃溃疡、肠痉挛、粘连性肠梗阻等。

其次，有些并无疼痛，但以肌肉痉挛为特征的疾病，如呃逆、神经性呕吐，也可使用本方。曾治疗数例顽固性呃逆患者，服用本方常常在一二剂间见效。尝治疗数例青年的磨牙，也有缓解症状的效果。

再有，病情呈慢性化，且顽固难愈者，也可使用。近代名医范文虎治疗上海某商人顽固性失眠数月，用血府逐瘀汤立愈(范文虎医案)。本人常用本方治疗那些城市上流时髦女性，由于长期生活缺乏规律，而情感容易波动，出现的失眠常常非常顽固，使用本方加减最有效果。对这些女性的月经不调、黄褐斑等，本方也有效果。

听笔者讲过课的一位南京医科大学学生讲述过她使用本方药的经历。她高中时的一位同学，平时经常胸闷、胸痛，严重时连盖被子都会使她产生窒息感，因此常常失眠，睡眠障碍又使她情绪不稳，对成绩影响较大，求医问药后有些效果，但总易复发，后来高考成绩大受影响，与第一本科无缘，同学老师都很惋惜。后来听了关于血府逐瘀汤的课讲后，觉得与同学方证相应，很激动，下了课就给同学打电话，告诉了她处方及用法：柴胡 10 克，白芍 12 克，枳壳 10 克，甘草 3 克，当归 10 克，川芎 6 克，桃仁 10 克，红花 6 克，生地黄 12 克，牛膝 15 克，桔梗 6 克，用水煎分 3 次服用。同学当晚就服用了。一周之后，同学打电话来说还是失眠，她劝同学继续服用。一个多月后同学打来电话，很兴奋地说不胸闷了，也不失眠了，晚上休息得很好，睡眠质量很高。其实，王清任《医林改错》中就记载了用本方治疗“胸不任物”与“胸任重物”的两位女性。因此，症状表现怪异，而无明显器质性病变者，也常常可使用血府逐瘀汤。

还有，血府逐瘀汤用于治疗具有面色黯、舌质紫等瘀血证的慢性肝炎、肝硬化、脾肿大、脑梗死、皮肤病、动脉炎、静脉炎、眼底出血、视网膜静脉周围炎、视网膜静脉血栓形成等，也多有报道。还有人将本方作为骨伤科疾患专方，治疗腹部损伤后腹满稍压痛及腹壁血肿，大便秘结者，认为本方对血管和微循环系统可能具有加速修复作用及改善局部血运作用。（《方药传真》）

本人使用血府逐瘀汤，常去桔梗、牛膝、生地黄，名八味逐瘀汤，主治胸胁苦满、腹痛、失眠、头痛、情绪不稳以舌质黯或紫为特征的各科慢性病。凡病程比较长，常规治疗效果不明显；症状怪异，主诉复杂；患者精神状态尚佳，不现憔悴委靡之态；患者肌肉坚紧；有瘀血证的多种疾患，均可以使用本方。

——与月经相伴的疾病，如经前乳房胀痛、经前浮肿、经前头痛、经前发热等，常配当归、芍药、茯苓、白术等，方如逍遥散〔1〕。

---

〔1〕逍遥散（《太平惠民和剂局方》）：柴胡、当归、白芍、白术、茯苓各一两，甘草五钱。上为粗末，每服二钱，水一大盏，烧生姜一块切破，薄荷少许，同煎至七分，去滓热服，不拘时候。主治：肝气抑郁，血虚火旺，头痛目眩，颊赤口苦，倦怠烦渴，寒热咳嗽，两胁作痛，脐部胀痛，小腹重坠，妇人经水不调，脉弦大而虚。推荐剂量：柴胡 10 克、白芍 10 克、白术 10 克、茯苓 12 克、当归 10 克、甘草 3 克、薄荷 3 克、生姜 3 片。

逍遥散适用于胸胁苦满、往来寒热而有腹痛、腹泻、浮肿者。此证大多是女性应用较多，尤其是与月经相关的病症。如经前乳房胀痛多为乳腺小叶增生、经前期紧张综合征等，逍遥散加枳壳、青皮、连翘、黄芩等。经前浮肿，逍遥散必重用茯苓、白术，并加泽泻、牛膝等。经前头痛则可加川芎、黄芩等。经前发热，则必重用柴胡。还有经期烦躁不安者，或加栀子、黄芩、连翘，或加大黄、桃仁、桂枝。需视具体情况而定。

逍遥散用于女性较多，但也未必男性就不能用。有些男性的泌尿道结石，也可使用本方，但当归、白芍的量要加大。

本人用本方，除有腹痛等症状外，还要看舌头，舌头要胖，边有齿痕，大便要不成形，患者常有浮肿，尤其是晨起脸肿。

参考

——往来寒热、胸胁苦满不是一种疾病，应该是一种体质状态。这种体质状态，本人称之为“柴胡体质”。患者体型中等或偏瘦，面色微黯黄，或青黄色，或青白色，缺乏光泽。肌肉比较坚紧，舌苔正常或偏干。主诉以自觉症状为多，对气温变化反应敏感，情绪波动较大，食欲易受情绪的影响，四肢冷。女性月经周期不准，经前多见胸闷，乳房胀痛、结块等。

——柴胡是临床常用的药物，但传统极少单味使用，与之相配最多的，是甘草。《伤寒论》中小柴胡汤条下有诸多加减条文，其中不能减去的药物，除柴胡以外，就是甘草。可以说，小柴胡汤的核心是柴胡和甘草。柴胡甘草有协同作用。宋代《普济本事方》以柴胡甘草同用，治疗伤寒之后体瘦肌热，名柴胡散。

——柴胡大量(15 克以上)治疗往来寒热，小量(10 克以下)用于胸胁苦满。小柴胡汤中柴胡用半斤，如以一两折合 3 克计算，则为24克。现代许多报道用于退热，柴胡常使用30克甚至45克。如淮安严冰先生用柴胡30～40克，配黄芩10克、青蒿30克、生石膏30～60克，治疗感冒、上呼吸道感染、急性支气管炎、肺炎、急性扁桃体炎、尿路感染引起的高热39℃以上者。从未发现不良反应。北京中日友好医院印会河教授用柴胡30克，配五味子10克治疗感染性疾病，如泌尿系感染、胆道感染等。本人经验用于治疗病毒性感冒发热以及类风湿关节炎，柴胡在20克以上方有效。南通朱良春先生的经验也可供参考：他认为大量柴胡的应用，一是外感热病（感冒、疟疾、肺炎、肠伤寒等）过程中，既非表证之可汗而发之，又非里证之可清而下之，而见寒热往来，或发热持续不退，胸胁苦满，大便不通，用之清热通便；二是杂病中常见之肝气郁滞，胁肋胀满，便下不爽，或有便意而不能排出者，用之助其疏泄，以上证候，虽有外感、内伤之别，但其舌上必有白苔，且多较垢腻。

——柴胡使用的剂型，以汤剂为好。宋代名医朱肱曾治疗当时太守盛次仲疾，诊断为小柴胡汤证，但仆人给以小柴胡散，不仅病不愈，反而有胸满，后朱肱亲自煎煮，进二服，是夕遂安。

——有人报道过量服用柴胡可以导致血压升高、恶心呕吐、水肿、少尿或无尿。本人在使用柴胡及其类方多年，尚未发现明显毒副反应。偶见有些患者服用柴胡剂后出现轻度腹泻。对此，章次公先生曾回忆说："宗人太炎先生亦尝诏予及此矣。先生之乡人有病经闭者，一老医传一方，令单煎柴胡半斤，分数次服，病人以一服二服，经犹不行，遂并其剩余者顿服之，泻血几殆，幸参汤得免。吾自闻先生之说，欲试诸实验，时红十字会来一病人，患肾囊水肿，日服逐水之剂，如硝黄等，渐次退减。吾乃停止上药，令服柴胡二两，凡二日服之亦泻，但不如硝黄所泻之多而已。"所以，在大量使用柴胡时，要注意这个问题。至于中医界关于"柴胡竭肝阴"的传言，这不符合临床实际，不要轻信。

§3 桂枝

这里首先需要弄清桂皮、桂花与桂枝的区别。大家熟悉的用于烹饪的桂皮，为樟科植物天竺桂、川桂、阴香、细叶香桂等的树皮。桂花为木犀科植物木犀的花，其根皮也入药，但不是桂枝。

桂枝为樟科植物肉桂的嫩枝，其干皮及枝皮的商品名为肉桂。桂枝色棕红，气味清香，嚼之微甜微辛。肉桂皮细肉厚，断面紫红，油性大，香味浓郁，味甜微辛，嚼之少渣。清人笔记《浪迹丛谈》中记载："肉桂之上品，其油饱满，其皮不及分，稍触之，油即溢出，所以称为肉桂。有一客仅以二寸许真肉桂一块，包以油纸，藏于荷包中，满座皆闻其香。适与一人对坐，闻噎膈之声不绝，询其患此已两年余，乃出荷包中所藏，自以小刀削下约四分许，以开水冲半杯令服下，须臾噎声顿止。"肉桂主产于越南，在热带雨林中，树龄数十年或数百年者，称为神桂，视若珍宝，多须报官上贡。据说，当年国家专控肉桂采集，欲上山采桂者，必先纳银五百两，然后给票听入。既入，惟恐不得偿所费，遇桂虽如指大者，亦砍伐不遗，故无复遗种矣(清·赵翼《檐曝杂记》)。我国的广西、广东、云南等地也多出产。尤其是广西，为肉桂树的原产地，桂林即因尽是桂树而得名。

张仲景时代桂枝与肉桂没有严格区分，本文讨论的桂枝，既有现在的桂枝，也包括现在的肉桂。

桂枝是古代的常用药。张仲景的《伤寒论》《金匮要略》中使用桂枝的配方近30%，其桂枝汤成为群方之冠。章次公批评历史上的“苏派医生”不敢用桂枝，其人认为南方无真伤寒，仲景之麻桂，仅可用于北方人，非江南体质柔弱者所能胜，故一遇热病，无论伤寒、温病一律以大豆卷、连翘、桑菊应付之，“于此而欲中医之不式微，难言之矣”。先生认为对于桂枝的功效当以邹澍之说为准。事实上邹澍亦宗仲景之用药规律，他在《本经疏证》中对桂枝功效做如下总结：“凡药须究其体用，桂枝能利关节，温经通脉，此其体也……调和腠理，下气散逆，止痛除烦，此其用也。盖其用之之道有云：曰和营，曰通阳，曰利水，曰下气，曰行瘀，曰补中。”

药证

桂枝主治气上冲。

我们来看看张仲景是如何使用桂枝的。《伤寒杂病论》中桂枝用量最大的配方是桂枝加桂汤，用至5两，其主治“气从少腹上冲心”。配伍最简的方为桂枝甘草汤，药仅两味，主治“发汗过多，其人叉手自冒心，心下悸，欲得按者”(64条)。另外，《伤寒论》理中汤条下有“若脐上筑者，肾气动也，去术加桂四两”(386条)，四逆散条下有“悸者加桂枝五分”(318条)。《金匮要略》防己黄芪汤条下有“气上冲者加桂枝三分”(二)。从原文可以看到，无论“气从少腹上冲心”其“气上冲”，还是“心下悸，欲得按”及“脐上筑”，都是对一种具有搏动性症状的表述，而就其动感来说，“气上冲”的程度要比“心下悸”严重得多，所以，我们将“气上冲”作为张仲景使用桂枝的主要目标来讨论。

所谓气上冲，是一种以胸腹部的明显上冲感、搏动感为特征的自我感觉。其组成有二：

一是上冲感。气从少腹上冲胸，病人的咽喉、胸膺部、腹部有突发性的气窒感、胀痛感，甚至呼吸困难、喘促、心悸、出冷汗、惊恐、烦躁乃至晕厥；《苏沈良方》记载：天台吕使君，自来有腹痛，遇疾发即闷绝，连日不差。有一道士点桂香散（肉桂、高良姜、草豆蔻、甘草、白术、厚朴、砂仁、橘皮、生姜、红枣）饮之，一服遂定，自后每发即饮数服，痛如失去。其腹痛、发则闷绝，便是一种“气上冲症候群”。

二是搏动感。自觉心悸，按压后舒适；或病人全身出现搏动感或感觉到明显的脐腹部的跳动感。此外，颈动脉的搏动感，也可以看作是“气上冲”。许多循环系统疾病的心肌病、心脏瓣膜病、心功能不全、心律不齐、低血压、心律衰竭等，以及消化道疾病等均可以出现这种以搏动为特征的“气上冲症候群”。从《伤寒论》来看，凡含有桂枝甘草的处方，大多可用于治疗动悸为表现的病症，茯苓桂枝甘草大枣汤治“脐下悸者”(65)，茯苓甘草汤治“伤寒，厥而心下悸”(356)，炙甘草汤治“脉结代、心动悸”(177)，小建中汤治“心中悸而烦者”(102)。

从以上分析，可见所谓“气上冲”与后世所说的嗳气是完全不同的。嗳气是一个症状，而气上冲是一组症状，可以说，是“气上冲症候群”。清代以后的医家常常用“冲气上逆”表述。气上冲与循环系统功能不全密切相关，临床上，桂枝及其配方在循环系统疾病中应用最多。

气上冲与出汗相关。一种情况为服用麻黄等发汗药物以后，汗出如洗，并伴有心悸、烦躁不安、乏力等。一为自动出汗，即天气并不热，也未服用发汗药物，但尚微微汗出，而汗出又恶风畏寒，关节疼痛、烦躁不安等。这多与疲劳、受寒、疾病等刺激有关。

气上冲还与腹痛相关。其腹痛呈阵发性，也伴有多汗、心悸等，患者多消瘦、腹壁薄而无力，但按之表皮较硬，所谓“腹中急痛”(100)。仲景常用桂枝加桂汤或桂枝加芍药汤、小建中汤等。

气上冲等证的形成，大致有如下诱因：一种是误用药物。古时候常见的是误用麻黄。张仲景经常使用桂枝配甘草，名桂枝甘草汤。桂枝甘草汤治“发汗过多，其人叉手自冒心，心下悸，欲得按者”。所以如果患者服用麻黄剂以后汗出过多，并心动悸者，可用桂枝甘草汤治疗。一些使用麻黄的经方，其中也大多配有桂枝甘草，以防止汗多亡阳，如大青龙汤、麻黄汤、葛根汤等。另一种诱因是惊恐等剧烈的情志因素。《金匮要略》有记载：“奔豚病从少腹起，上冲咽喉，发作欲死，复还止，皆从惊恐得之”（八）。极度恐惧可以导致心跳加剧，冷汗淋漓。这种惊恐，多伴有冷汗淋漓、心悸、入夜多梦或多噩梦，男子易出现性梦、早泄等，女子多为梦交、带下淋漓等。仲景常用桂枝加龙骨牡蛎汤，或用桂枝甘草龙骨牡蛎汤。

配方

——以心悸为主诉的疾病，如心功能不全、低血压症、神经衰弱等，桂枝常配甘草，方如桂枝甘草汤〔1〕。

桂枝能平冲定悸，甘草也能缓急定悸，所以，桂枝甘草专治悸动。这就是张仲景常用的定悸平冲的经方——桂枝甘草汤。

桂枝甘草汤（桂枝四两、炙甘草二两）可用于发汗过多以后导致的悸动感。现在用于心功能不全、低血压等循环系统疾病。如江西万友生先生治疗一例心阳虚的心悸患者，服用桂枝10克、甘草5克不应，改用桂枝30克、甘草30克即效。中国中医

〔1〕桂枝甘草汤（《伤寒论》）：桂枝四两，甘草二两。上二味，以水三升，煮取一升，去滓，顿服。原书指征：发汗过多，其叉手自冒心，心下悸，欲得按者，桂枝甘草汤主之。推荐剂量：桂枝10～20克、甘草5～10克。

科学院路志正先生治一慢性肾炎尿毒症期患者，夜间突发喘促胸闷，短气不续，呼吸急促，不能平卧，彻夜难寐，先后给予吸氧、氨茶碱、速尿、冠心苏合丸、安定等药未能控制，症状加重，面色晦黯，唇发绀，呼吸30次/分，开始烦躁不宁，反复颠倒，舌淡胖有齿痕，苔秽滑腻，脉沉细数，予以仲景桂枝甘草汤，桂枝、甘草各10克，煎水100毫升，顿服。不到10分钟，其喘若失，酣然入睡，次日晚餐后自搬木椅观看电视，神志自若[1]。低血压患者常出现心悸感，有报道桂枝甘草汤有效。桂枝、肉桂各40克，甘草20克，混合煎煮分3次当茶饮服。治疗117例低血压患者，均获效。一般服药后3天血压即上升，最快2天血压即恢复正常[2]。也有报道用桂枝甘草附子各15克[3]，或桂枝甘草配麦冬，治疗低血压。

以桂枝甘草汤为基础的加味方很多，简介如下：

茯苓桂枝甘草大枣汤：茯苓半斤，桂枝四两，甘草二两，大枣十五枚。主治“发汗后，其人脐下悸者，欲作奔豚”(65)，临床可用于治疗胸腹悸动感明显，呈突发性，伴有恐怖感、失眠多梦，患者多消瘦而舌见齿痕者。这种悸，是胸腹悸。

茯苓甘草汤：桂枝二两，甘草一两，茯苓二两，生姜三两。主治“伤寒厥而心下悸”(356)，临床可用于心下悸伴有吐清水、腹泻者。本方与茯苓桂枝甘草大枣汤的区别是没有大枣而有生姜。生姜能治吐水，大枣可定悸，两者的区别也在此。所以可以理解茯苓甘草汤所治的是有水而悸。

---

〔1〕路志正.路志正医林集腋[M].北京：人民卫生出版社，1990：227.

〔2〕宋梦斋.甘桂升压饮治疗低血压验方[J].中国农村医学，1985，(5)：11.

〔3〕杨万林.38例低血压症的临床报导[J].黑龙江中医药，1988，(2)：19.

桂苓五味甘草汤：茯苓四两，桂枝四两，甘草三两，五味子半升。主治咳逆上气不得卧的患者服用小青龙汤以后出现的“气冲”，仲景具体表述为“气从少腹上冲胸咽，手足痹……时复冒者”(十二)。现在可用于治疗咳逆上气而心悸、头昏眼花者。肺心病、风心病、神经衰弱者多用，尤其是误服麻黄以后出现的心悸。这后一种悸，是咳逆而悸。

桂枝甘草龙骨牡蛎汤：桂枝一两，甘草二两，牡蛎二两，龙骨二两。主治发汗后的烦躁。临床可用于治疗惊悸而汗出、脉空大者。可用于治疗神经衰弱、风心病、心脏瓣膜病、心肌炎等。

桂枝加桂汤：桂枝五两，芍药三两，生姜三两，甘草二两，大枣十二枚。主治“奔豚气”，所谓“气从上腹上冲心者”。临床可治疗气上冲胸而动悸者。其患者多有心功能不全和神经症状，气冲感和搏动感多比较明显，并伴有晕厥、出汗等症状。

苓桂术甘汤：茯苓四两，桂枝三两，白术三两，甘草二两。主治“心下有痰饮，胸胁支满，目眩”(十二)。张仲景对心下痰饮的表述是“心下坚筑，短气，恶水，不欲饮”(十二)，坚筑，也是心下满而悸动的意思。临床本方可治疗眩悸而口渴者，可用于治疗心功能不全、自主神经功能紊乱等。这种悸，属痰饮悸。

炙甘草汤：甘草四两，生姜三两，人参二两，生地黄一斤，桂枝三两，阿胶二两，麦冬半斤，麻仁半斤，大枣三十枚。主治“伤寒脉结代，心动悸”(177)。可治疗虚羸少气、脉结代、心动悸者。用于羸瘦之人的心脏病、肿瘤、贫血等。这种悸，是虚悸。

——腹痛类疾病，特别是痉挛性腹痛，如消化性溃疡、胃痉挛、肠痉挛等，常常使用桂枝及其加味方。

桂枝所治疗的腹痛，以突发性、阵发性的疼痛为多。往往伴有心悸、出冷汗等。经方中一般有以下三种配伍：

第一，配白芍、甘草，方如小建中汤〔1〕、桂枝加桂汤〔2〕。

桂枝、白芍、甘草，能治疗腹痛，尤其是痉挛性腹痛。

小建中汤：桂枝三两，甘草二两，大枣十二枚，芍药六两，生姜三两，胶饴一升。本方芍药量倍于桂枝，主治“腹中急痛”(100)“虚劳里急，悸、衄”等。临床用于治疗体型瘦弱的慢性痉挛性腹痛，如上消化道溃疡、胃痉挛、肠痉挛等的患者。笔者用得比较多的是治疗儿童的不明原因腹痛，还有一些少女的痛经。这些孩子大多体型瘦弱，面色白，大便偏干，喜甜食。也可用于慢性肝病及虚弱体质者的调理。

桂枝加桂汤：腹痛的程度均比较剧烈，有上冲感，或有明显悸动感者，可重用桂枝。桂枝加桂汤桂芍的比例为5∶3。岳美中先生曾以桂枝加桂汤(桂枝用15克)治疗一老年患者“腹痛有发作性，先呕吐，即于小腹虬结成瘕块而作痛，块渐大，痛亦渐

---

〔1〕小建中汤(《伤寒论》)：桂枝三两，甘草二两，大枣十二枚，芍药六两，生姜三两，胶饴一升。上六味，以水七升，煮取三升，去滓，纳饴，更上微火消解。温服一升，日三服。推荐剂量：芍药20～40克、桂枝10～20克或肉桂5～10克、甘草3～10克、生姜10～20克、大枣20～30克、饴糖30～50克。

〔2〕桂枝加桂汤(《伤寒论》)：桂枝五两，芍药三两，生姜三两，甘草二两，大枣十二枚。上五味，以水七升，煮取三升，去滓，温服一升。原书指征：烧针令其汗，针处被寒，核起而赤者，必发奔豚。气从少腹上冲心者，灸其核上各一壮，与桂枝加桂汤，更加桂二两。推荐剂量：桂枝15～30克或肉桂5～15克、芍药10～20克、甘草5～10克、生姜3片，大枣12枚。

剧，同时气从少腹上冲至心下，苦闷欲死”，进14剂而显效。现代报道，桂枝加桂汤治疗胸椎板切除术及食管癌放疗后出现的逆气不降，胸闷气促，腹痛或呃逆不止，亦甚有效[1]。本人用于治疗老年人的不完全性肠梗阻、肠粘连有效，常常配伍大黄。

第二，配赤芍、牡丹皮、桃仁，方如桂枝茯苓丸[2]。

桂枝止痛，赤芍活血止痛，牡丹皮善治少腹痛，桃仁活血化瘀，此组合多用于下腹部的疼痛。

桂枝茯苓丸：桂枝、茯苓、芍药、牡丹皮、桃仁各等分。适用于下腹部的疼痛，其疼痛多呈坠胀，并有包块，或出血紫黑者，但病情较轻较缓，如女性的盆腔炎、附件炎、盆腔肿块、子宫肌瘤等常用，男性的痔疮、肛裂、前列腺炎、前列腺肥大等也可使用。临床使用指征可参考：①皮肤黏膜表现：眼睑、面部色素沉着，肌肤甲错，皮肤黏膜及鼻、牙龈出血，口唇黯红，手掌红斑，痤疮，荨麻疹，湿疹；②腹诊：少腹部有抵抗感并伴有压痛，脐旁有压痛往往左侧较右侧发生率高且疼痛明显；③自觉症状：头痛、头晕、口干、潮红、腹胀、肢冷、妇女月经异常等[3]。本方在日本应用范

---

[1] 刘亚娴．桂枝强心、降逆功非浅[J]．中医杂志，1994，(11)：646．

[2] 桂枝茯苓丸(《金匮要略》)：桂枝、茯苓、牡丹皮、桃仁、芍药各等分。上五味，末之，炼蜜和丸如兔屎大，每日食前服一丸，不知，加至三丸。原书指征：妊娠六月动者，前三月经水利时，胎下血者，后断三月下血也。所以血不止者，其癥不去故也。当下其癥，桂枝茯苓丸主之。推荐剂量：丹皮10～20克、赤芍10～20克、桃仁10～20克、桂枝10～20克、茯苓10～20克。

[3] 曹惠云．桂枝茯苓丸在日本的研究与应用[J]．国外医学・中医中药分册，2003，25(2)：78．

围广泛，内科如风湿性疾病、慢性肾衰竭、高血压病、高脂血症、支气管哮喘、脑梗死，还用于预防经济舱综合征；外科跌打损伤、术前术后、下肢静脉曲张、血栓形成、化脓性疾病、阑尾炎、腹膜炎、大肠腺瘤、乳腺病；妇科如经前期紧张综合征、月经周期异常、痛经、不孕症、围绝经期综合征、子宫肌瘤、子宫内膜异位症；眼科疾病如眶周神经痛、颜面神经麻痹、眼球运动障碍、视网膜静脉血栓形成、糖尿病视网膜病、青光眼、视力疲劳；皮肤病如痤疮、荨麻疹、湿疹。

高血压病伴大腿红疹案

某女，47岁，1980年10月17日初诊，体格、营养中等。主诉有时出现动悸，有时则感眩晕，此外有肩凝、头痛、气短、胸闷等。食欲、大便一般。生育2胎，月经有时拖长。脉紧而有力。腹部平坦，左脐旁有明显抵抗压痛。7年前患高血压，最高达185/95mmHg，父母均患高血压病，曾服降压药，因效果不明显已停用。3年前起，两大腿及背部出现许多红色小疹，几经治疗均未消失，有轻度痒感。刻下血压160/90mmHg。乃根据腹证投给予枝茯苓丸(加薏苡仁)25片，每日2次，一月后背部红疹变薄，颜色变浅；2个月后心情变好，皮肤变白嫩有光泽，腹证减轻。3个月后红疹消退80%，仅余轻微痕迹，血压140/80mmHg。(矢数道明《汉方临床治验精粹》)

英国研究人员发现，桂枝茯苓丸能明显改善肾功能(血清肌酐、尿蛋白排泄量)和病理所见，并可抑制糖尿病肾病进展，无明显副作用。但桂枝茯苓丸抑制糖尿病肾病的机制与卡托普利不同，其作用弱于血管紧张素转化酶抑制剂的卡托普利[1]。

第三，配大黄、桃仁，方如桃核承气汤[2]。

大黄能治疗腹痛便秘烦热，桃仁能活血化瘀，此组合多用于下腹部疼痛硬满并伴有精神症状者。

桃核承气汤：桃仁五十个，大黄四两，桂枝二两，甘草二两，芒硝二两。主治“少腹急结”“其人如狂”者，现将此方用于治疗急性肾衰竭、盆腔炎症、肛周疾病、精神病、腰椎病等，大多以下腹部的疼痛拒按为目标。本人使用本方时，多去芒硝、甘草，而加上怀牛膝、赤芍。

叶橘泉先生经验，妇科疾患如月经不调，闭经、子宫内膜及附件炎症，流产后胎盘残留、产后恶露不下、不孕症、子宫肌瘤等，以及神经精神系统、循环系统、消化系统、泌尿系统、皮肤、眼部等疾患凡见小腹急结，上逆甚，实、热之瘀血证，大便多秘结，小便频数，脉紧有力，下腹部、左下腹部髂窝附近，触之有索状物，有压痛者均可使用本方。曾治一患者，因第四胎妊娠满 3 个月后持重物而流产，流产后约 50 余日自觉小腹攻痛，流血涓涓不止，某产科医生检查，断为胎盘残留，劝其往医院行刮宫术，但限于经济能力求治于叶老。视患者面色苍白，精力委顿，脉沉细，舌苔白腻，小腹时觉攻痛，腹肌挛急；按之有触痛而拒按，大

[1]柳晓玲. 桂枝茯苓丸对糖尿病肾病的作用[J]. 国外医学・中医中药分册，2003，25(6)：353.

[2]桃核承气汤(《伤寒论》)：桃仁五十个，大黄四两，桂枝二两，甘草二两，芒硝二两。上五味，以水七升，煮取二升半，去滓，纳芒硝，更上火微沸，下火。先食温服五合，日三服，当微利。原书指征：太阳病不解，热结膀胱，其人如狂，血自下，下者愈。其外不解者，尚未可攻，当先解外。外解已，但少腹急结者，乃可攻之，宜桃核承气汤。推荐剂量：大黄 6～15 克、桃仁 10～15 克、桂枝 10～15 克、芒硝 5～10 克、甘草 3～6 克。

便干结。处方以桃核承气汤(大黄一钱五分,玄明粉三钱)加当归、川芎、丹皮。一剂见效,两剂流血全止,精神好转,小腹尚感不适,复诊原方去硝黄,加当归、芍药、黄芪,嘱服两剂。第四日忽于小便时排出一物于搪瓷痰盂内,长约 6 厘米,宽 3 厘米余,边缘不整齐,菲薄而似蛋膜状一片,此为残留的胎盘。该患者服用中药桃核承气汤,最终代替手术而使胎盘剥离。原文所说的"血自下,下者愈","少腹急结者,乃可攻之",确如其言。

——**以脉浮弱、自汗为特征的疾病,老人、久病、产后、手术后、大出血后、肿瘤化疗后、营养不良、慢性消耗性疾病等,常配伍芍药、甘草、生姜、大枣等,方如桂枝汤**[1]。

脉浮弱,自汗这一症候群多出现在体质虚弱的患者群中,老人、久病、产后、手术后、大出血后、肿瘤化疗后、营养不良、慢性

[1]桂枝汤(《伤寒论》):桂枝三两,芍药三两,甘草二两,生姜三两,大枣十二枚。上五味,㕮咀三味,以水七升,微火煮取三升,去滓。适寒温,服一升。服已须臾,啜热稀粥一升余,以助药力。温覆令一时许,遍身漐漐微似有汗者益佳,不可令如水流离,病必不除。若一服汗出病差,停后服,不必尽剂;若不汗,更服,依前法;又不汗,后服小促其间,半日许令三服尽;若病重者,一日一夜服,周时观之,服一剂尽,病证犹在者,更作服;若汗不出,乃服至二三剂。禁生冷、黏滑、肉面、五辛、酒酪、臭恶等物。原书指征:太阳中风,阳浮而阴弱。阳浮者,热自发;阴弱者,汗自出,啬啬恶寒,淅淅恶风,翕翕发热,鼻鸣干呕者,桂枝汤主之。太阳病,下之后,其气上冲者,可与桂枝汤。阳明病脉迟,汗出多,微恶寒者,表未解也,可发汗,宜桂枝汤。吐利止而身痛不休者,当消息和解其外,宜桂枝汤小和之。推荐剂量:桂枝10～20 克、芍药10～20克、甘草 3～6 克、生姜10～20 克、大枣20～30 克。

消耗性疾病等，多可以出现脉象浮，轻按即得，但重按即无，患者动则汗出，汗出并恶风，大多精神委靡，并有心悸、腹痛、食欲不振等。这类症状，张仲景多称之为桂枝汤证。

麻辣豆腐与桂枝

2001 年 5 月下旬到 6 月上旬期间，处在北热南寒特殊天气的南京，晴晴雨雨，温度计徘徊于 35~40℃之间，一般人都已夏装上身，而我还是一条棉毛裤，一领羊毛衫，有时甚至两领、腋间紧拥薄棉被，但身上还是凛然难温。在这种环境中，在中药方剂里加上了桂枝，二三剂后凛寒减去其半，一个疗程 7 剂服完后，对寒热感趋于正常，到今天屈指已 3 个月，全部正常。

我也吃辣的佐餐菜来乞求一暖。一次到四川馆里吃麻辣豆腐，没有跨出店门，我已经能脱去了一领羊毛衫。可是药性一过，冷感再度出现。那么这 7 剂桂枝的药力，一直维持其有效浓度是长效永久的吗？我想也不可能。终于悟出了一个道理。我的怕冷从何而来？乃脾阳久困，脾病及肾，终至元阳无火使然。而使用桂枝，就利用其温阳扶火的功能来逐寒驱冷，于是脾气一振，阳和春回。证已去，哪会有病的可能？通过这个事例，则“证”是什么，中医为什么要治“证”不治“病”，谁都一目了然了。最后，再写上一句点睛之言：寒冷是病，麻辣豆腐是治“病”的。元阳无火是证，桂枝是治“证”的，这两个治法，前者是西医思维，后者是中医思维。清代李鸿章有过评中医不科学的一句话，即“以意进逻病机，凭虚构象，非实测而得其真也”。此语见于光绪二十四年(1894 年)美国医生《万国药方李序》。李鸿章的幼稚认识就在于不知中医不治“病”而治“证”。(干祖望《干祖望医书三种》)

桂枝汤：桂枝三两，芍药三两，甘草二两，生姜三两，大枣十二枚。主治自汗、恶风、发热或自觉热感；上冲感，动悸感；或身体疼痛，或大便难，或鼻鸣，或干呕者。舌淡苔白，脉浮缓无力。多用于心脏病、变态反应疾病、虚弱体质的调理。

此方被称为仲景群方之魁。柯韵伯说："凡头痛发热，恶风恶寒，其脉浮而弱，汗自出者，不拘何经，不论中风、伤寒、杂病，咸得用此……愚常以汤治自汗、盗汗、虚疟、虚痢，随手而愈。因知仲景方可通治百病"。其中自汗尤为关键。"发热汗出，便可用桂枝汤，可见不必头痛恶风俱备，此只自汗一证，即不发热者，亦用之，更可见桂枝方于自汗为亲切耳"(《伤寒来苏集》)。凡出汗而皮肤湿冷者，或平时易汗者，见心悸、脉弱者，可以使用桂枝汤。岳美中曾治一 14 岁女孩，恶风发热半年余，体温高时达 40℃，发狂谵语，欲往户外奔跑。但渴不多饮，胃纳减少，二便自调，舌苔淡黄而腻，脉象浮缓。观其舌苔淡黄，渴不多饮，二便自调，知其不是真热；发热恶风、脉浮缓，系"中风"证未罢，营卫失和。拟桂枝汤原方服之，三剂而愈〔1〕。

《古今医案按》记载，明代医家李士材曾治一人，伤寒六日，谵语狂笑，头痛有汗，大便不通，小便自利。众议承气汤下之。士材诊其脉浮而大，因思仲景曰：伤寒不大便六七日，头痛有热，小便清者，知不在里，仍在表也。方今仲冬，宜与桂枝汤。众皆咋舌，以谵狂为阳盛，桂枝入口必毙矣。李曰：汗多神昏，故发谵妄。虽不大便，腹无所苦，和其荣卫，必自愈耳。遂违众用之。及夜而笑语皆止，明日大便自通。

叶橘泉体会，改善虚弱儿童体质，有 3 个方剂，即小柴胡汤、桂枝汤及小建中汤，辨方证选用，小剂量，坚持长期服用，往往能收改善体质的功效。

临床单独使用桂枝汤的机会固然不少，但更多是加味方。

---

〔1〕陈可冀等. 岳美中医学文集[M]. 北京：中国中医药出版社，2001：579.

常用的加味方有：

桂枝加附子汤，适用于桂枝汤证见汗出不止，恶寒关节疼痛、脉沉者。本人常用于治疗骨刺疼痛、腰椎颈椎疼痛，也用于更年期患者的漏汗。

桂枝加芍药汤、桂枝加大黄汤，适用于桂枝汤证见腹痛便秘者。以上两方在外科疾病如阑尾炎术后、乙状结肠术后的粘连、狭窄、梗阻及妇科痛经等疾病中都有应用机会。笔者曾治疗一例不全性肠梗阻患者王某，男，71岁，退休，安徽人。2004年5月13日初诊。主诉便秘5个月，加重14天，伴上腹胀，反酸，排气少，无恶心、呕吐、腹痛。发病以来饮食差，消瘦约14千克。半年前当地医院被诊断为左半结肠不完全性肠梗阻，肠道肿瘤？后于南京某医院检查，排除肿瘤。检查：腹平坦，全腹软，未及明显包块，右下腹有压痛，无反跳痛，肠鸣音弱。舌黯淡，舌体胖大，脉沉滑。予以桂枝加芍药汤，并嘱其多食大蒜、韭菜等。肉桂10克（后下），桂枝12克，白芍40克，炙甘草6克，党参12克，枳壳12克，干姜6克，红枣15枚。服3剂后，大便未通。上方改桂枝15克，芍药60克，干姜10克，并加大黄10克、川朴12克。1帖后便出硬结样粪便4厘米长左右。后自用温盐水灌肠，排出干结大便，但仍腹胀，已不反酸。原方加当归10克、首乌50克。一周后患者称，近8天来每天都可排便，量少，质地软。仍略有腹胀，但较前明显减轻，饮食也较前增加。原方继续服用，一周后复诊，患者诉大便较通畅，无须频发灌肠。面色较初诊时红润有光泽。精神状态改善，不再紧张焦虑。患者已能正常饮食，生活较规律，自称服用本方较舒适。

新加汤，即桂枝加芍药生姜各一两人参三两新加汤，适用于桂枝汤证见消瘦、食欲不振、疲乏无力，脉迟者。现多用于肿瘤放化疗以后，老人的心肺疾病。

桂枝加葛根汤，适用于桂枝汤证见头项腰背强痛不适者。可用于心脑血管疾病。

桂枝加黄芪汤，适用于桂枝汤证见汗出多而浮肿者。多见于骨质疏松、贫血、心脑血管疾病等。

桂枝加龙骨牡蛎汤，适用于桂枝汤证见自汗盗汗，以及女子梦交、男子失精等性功能疾病。

参考

——桂枝证的出现，与体质因素的关系密切。患者肤色白而缺乏红光，皮肤湿润而不干燥，体型偏瘦者多，肌肉比较坚紧，一般无浮肿，腹部平，腹部肌肉较硬而缺乏底力，如同鼓皮，严重者腹部扁平而两腹直肌拘急。这种患者，本人称为"桂枝体质"。

——桂枝证的舌象，张仲景未提及，根据本人临床经验，桂枝证多见舌质淡红或黯淡，舌体较柔软，舌面湿润，舌苔薄白，著者称之为"桂枝舌"。在大剂量使用桂枝或肉桂时，一般宜见如此舌象。如舌红而坚老者，或舌苔厚腻焦黄者，或舌质红绛无苔者，则桂枝一般不宜使用。至于舌苔，白者较多。常熟周本善先生经验，舌苔白而厚、症情重者，桂枝用量宜大，每剂 30 克；舌苔薄、病缓者，用小量即可。江阴夏奕钧先生也有类似经验，凡见舌苔白厚时，常常使用肉桂或桂枝，意在"通阳祛寒开湿"。

——桂枝证的脉象，张仲景没有明确，其类方中因配合的不同，其脉或浮，或沉迟，或浮虚，或结代，或芤动，但不见滑、数、促、疾等脉。所以，推断桂枝证的脉象以虚缓为多见。所谓虚，指脉无力；所谓缓，指但脉不数，有时相反较慢。

——在使用桂枝剂时，动悸感是重要指征。失眠、自汗、盗汗、腹痛均可治疗，但伴有悸动感者，最有效果。

——桂枝证的出现，与大量出汗有关。故使用桂枝及其配方的同时，要嘱咐患者避免剧烈运动及过度疲劳，也不易在空气闷热的澡堂中长时间蒸泡，尤其是不能大汗淋漓，否则效果不佳或引起疾病加重。另外，要避免麻黄等发汗药的使用。

——古代是不分桂枝肉桂的，均统称桂枝，而现在药房桂枝与肉桂是分售的，相传的应用习惯是：轻症小病可用桂枝，重症大病必用肉桂。如桂枝多用于外感风寒、身体疼痛等，而肉桂多用于治疗肢冷脉微、脐腹冷痛者、心悸喘促、戴阳厥脱者。肉桂所主治的大多是循环系统、呼吸系统、消化系统比较严重的病变，这与《伤寒论》《金匮要略》桂枝使用的范围是基本一致的。可以认为，张仲景桂枝的药证基本上是当今肉桂的药证。本人在使用桂枝类经方时，大多使用肉桂，或桂枝与肉桂同用。

§4 麻黄

麻黄是多年生灌木植物，主产于山西、河北、内蒙古、陕西、甘肃、新疆等地。麻黄耐严寒和干旱。干燥高地、山冈、干枯河床、多沙地带、沙漠等均可生长。麻黄的草质茎入药，色淡绿或黄绿，内芯红棕、味苦涩。处方名用生麻黄、炙麻黄、麻黄绒等。麻黄草有显著的固沙作用，可防止水土流失，有效地改善生态环境，因此其生态价值也不可低估。由于沙尘暴的频发，我国2000年就已发布了严格控制麻黄、甘草等护沙植物采集的有关通告。

麻 黄

"……栽此物之地，冬不积雪，为其能伸阳气于至阴中，不为盛寒所凝耳。夫与天之寒，声相应气相求者，于地为水，于人身为精血津液，故天寒则地中之水皆凝为冰而不流。人身亦然，精被寒凝，则阳气沸腾，鼓荡于外，为伤寒温疟。邪热在表而无汗，津液被寒，则其质凝聚为水，而其中之气，奔迸上迫，为咳逆上气，血被寒则脉络不通，为癥坚积聚。麻黄气味轻清，能彻上彻下，彻内彻外，故在里则使精血津液流通，在表则使骨节肌肉毛窍不闭，在上则咳逆头痛皆除，在下则癥坚积聚悉破也。"(《本经疏证》)

麻黄是传统的发汗药、平喘药及利水消肿药。首见于《神农本草经》，谓其："主中风，伤寒头痛，温疟，发表出汗，去邪热气，止咳逆上气，除寒热，破癥坚积聚"。《伤寒论》中有麻黄方14首，《金匮要略》中有13首，其中的麻黄汤、大青龙汤、麻黄附子细辛汤等，成为后世应用麻黄的经典方。

陈克恢

陈克恢，1898年2月26日出生于上海。5岁时舅父周寿南（中医）教他读书写字，学习四书五经，10岁时才进入公立学校。1916年中学毕业后，考入当时美国用庚子赔款成立的留美预备学校清华学堂，两年后赴美国威斯康辛大学插班于药学系三年级，于1920年毕业。因他的舅父是中医，他幼年时常在中药房里读书玩耍，因而对中药感兴趣，去美国时即立志想用科学方法研究中药。他的导师E.克来莫斯(Kremers)为了满足他研究中药的愿望，在四年级时，给了他从中国进口的肉桂500磅，让他进行桂皮油的研究。他以这项研究完成了学士论文。大学毕业后又进入该校医学院，学了两年医学课程，并获得生理学博士学位。1927年获得约翰霍普金斯大学医学院医学博士学位。陈克恢最著名的研究工作是对麻黄碱的研究。更重要的是，陈克恢和他的同事们进一步研究了很多结构与麻黄碱类似化合物的药理作用，从而推动了无数交感胺类化合物的合成。

19世纪后期，麻黄曾作为扩瞳药使用过。1897年，日本的长井氏分离得出纯的麻黄碱结晶，1923年，我国陈克恢发现麻黄碱有拟交感神经作用，麻黄素便成为治疗支气管痉挛的经典药物。麻黄素又是制造冰毒的前体，冰毒即甲基苯丙胺，又称甲基安非他明、去氧麻黄素，为纯白色晶体，晶莹剔透，外观似冰，俗称“冰毒”，该药小剂量时有短暂的兴奋、抗疲劳作用，故其丸剂又有“大力丸”之称。第二次世界大战时，日本军方曾给他们的士兵服用冰毒以提高战斗力。20 世纪 50 年代麻黄素片在我国叫“抗疲劳素片”，1957 年在重庆曾出现过吸食冰毒的成瘾人群。1962 年，在山西、内蒙古等地也发生过滥用的问题。后来国家禁止了去氧麻黄素的生产、销售与使用。

麻黄服用后的反应比较明显，如出汗、心慌等，所以人们对麻黄一直存有恐惧，中医界有“夏日不可用麻黄”、“有汗不得用麻黄”等说法。章次公在其编著的《药物学》中指出，“近世畏黄麻不啻猛虎，而尤以上海为甚，问其理由，莫不以麻黄发汗之力太悍，不慎将汗出不止而死……宗人太炎先生论肺炎之治，咳嗽发热，喘息不甚者，无汗宜小青龙加石膏汤，有汗宜麻杏石甘汤，何尝以有汗而禁绝麻黄不用?”

美国引种麻黄早已成功，并于 1985 年和 1986 年批准麻黄碱、伪麻黄碱为非处方药物。后来由于发现以上麻黄成分具有类似苯丙胺的兴奋剂作用，服用后尿检呈阳性，现已经严格控制其使用。在美国有 14 个州限制麻黄制剂的销售，不容许用于 18 岁以下的未成年人，1994 年美国得州网球锦标赛中一妇女死亡，认为与其服用含麻黄的“处方 1 号”有关，为此有关生产厂家受到美国 FDA 的通报，WHO 拟订的全球通用草药手册范本，亦将其从目录名单中取消。（引自第二届全国道地药材学术研讨会资料《国际草药科研生产与市场的最新报告》）这种因噎废食的做法，显然与美国没有使用麻黄的传统以及经验有关。

药证

麻黄主治黄肿，兼治咳喘、恶寒无汗而身痛者。

张仲景使用麻黄的客观指征，是黄肿。所谓黄肿，是指面色黄黯而浮肿者。临床所见浮肿的程度不一，有一身悉肿者，有晨起眼睑肿，下午下肢肿者，也有无明显水肿，而是面色黄黯，如浮肿貌者。如甘草麻黄汤（甘草、麻黄）主治"一身面目黄肿，小便不利，脉沉"的"里水"（十四），越婢汤（麻黄、石膏、甘草、生姜、大枣）主治"恶风，一身悉肿，脉浮，不渴，续自汗出，无大热"。无论有汗无汗，只要见浮肿，均可用麻黄。临床所见浮肿的程度不一，有一身悉肿者，有仅虚浮身重者，也有面色黄黯，肌肉松浮，有浮肿倾向者。黄肿，是仲景使用麻黄的重要客观指征。

咳喘是麻黄证之一。麻黄汤主治"头痛，发热，身疼，腰痛，骨节疼痛，恶风，无汗而喘者"（35 条）。防己黄芪汤条下有"喘者加麻黄半两"。所谓咳喘，是咳嗽加上呼吸困难，张仲景所谓的"咳逆上气"、"肺胀"。咳喘的临床特征是咳喘相关，或咳而喘，或因咳而喘。因临床多见咳喘而多痰，又称为痰喘。咳喘多伴有喉中痰声，或有哮鸣音，张仲景所谓"喉中水鸡声"（七）。黄肿者的咳喘，用麻黄最为适宜。

恶寒无汗而身疼痛者，是一组症状。恶寒，是不当风而有寒冷感；无汗，指皮肤干燥；身疼痛，是指全身性的疼痛感、困重感、拘紧感。临床有恶寒而体痛气喘者；有恶寒而体倦，息微而脉沉迟无力者；有始虽恶寒，后必肌肤发热者；有无汗而面目黄肿、精神困顿者。由于恶寒与身疼痛均为自觉症状，所以，无汗一症的鉴别很重要。患者多无汗或少汗，并且平素不易出汗，故皮肤多干燥而粗糙，或如粟粒，或如鱼鳞。肤色多黄黯，缺乏光泽。张仲景判定用药的效果，也常常以有无出汗作为标准。

麻黄有发汗作用，尤其是大剂量使用麻黄时，其发汗的作用更为明显。《伤寒论》甘草麻黄汤条下"不汗再服"的解释，可见患者本应有"无汗"，而作为服药效果的标准就是出汗。麻黄甘草汤加附子，为麻黄附子甘草汤，主治"脉微细，但欲寐"的少阴病，谓能"微发汗"(302条)，也有发汗的作用。麻黄汤主治"脉浮，无汗而喘者"(235条)根据原文有"发汗则愈"的说法，则其中无汗尤为关键。大青龙汤中麻黄量最大，6两，主治"脉浮紧，发热，恶寒，身疼痛，不汗出而烦躁者"，由于该方的发汗作用强烈，所以，张仲景特意说明其禁忌证为"脉微弱，汗出恶风者"，认为如果误诊，"服之则厥逆，筋惕肉瞤"。清·许仲元《三异笔谈》记载：有金姓者，工诗善医。其视药尤严，味味拣之。谓某一生谨慎，然几误人性命者已屡。一位某家五岁儿病肺风，初用麻黄三分不应，益以五分，又不应，第三剂益至七分，而额汗如珠，脉亦欲脱矣。急以人参、五味牡蛎、龙骨止之始痊。访之，则前所用皆伪者，七分则真麻黄，不觉已过重矣。可见麻黄有发汗作用。急性传染病初期发热，常常无汗，不可误为麻黄证。清代陆定圃的《冷庐医话》中记载：吴郡某医，得许叔微《伤寒九十论》奉为秘本，见其屡用麻黄汤。适治一女子热病无汗，投以麻黄服之，汗出不止而殒。其道理何在？这是因为，麻黄所治疗的无汗，不仅仅指患者就诊时没有明显的发汗，而是指患者不容易出汗，或恶寒无汗，或精神倦怠而皮肤干燥。换句话说，无汗而肿，不仅仅是即时的一过性的症状，而且还包括了体质因素在内。

配方

——以水肿为特征的疾病，如急性肾炎、荨麻疹、湿疹等，多与石膏、连翘等配伍，方如越婢汤[1]、麻黄连轺赤小

---

[1]越婢汤(《金匮要略》)：麻黄六两，石膏半斤，生姜三两，甘草二两，大枣十五枚。上五味，以水六升，先煮麻黄，去上沫，内诸药，煮取三升，分温三服。原书指征：风水恶风，一身悉肿，脉浮不渴，续自汗出，无大热，越婢汤主之。推荐剂量：麻黄12～24克、石膏15～30克、生姜10～20克、甘草5～10克、大枣15枚。

豆汤[1]等。

越婢汤所治疗的水肿，以急性肾病水肿为多。水肿常首先出现于面部，并迅速发展至全身，亦可一开始即为全身分布的水肿，严重者有伴有胸水、腹水。

除使用越婢汤原方外，常加连翘、金银花，方如麻黄连轺赤小豆汤（麻黄、连轺、赤小豆、杏仁、生梓白皮、生姜、甘草、大枣）。本方所治疗的水肿，以浮肿而伴有咽痛、皮肤瘙痒、小便黄短者为宜。如急性肾炎、荨麻疹、湿疹、牛皮癣等，使用较多。临床常加蝉蜕、荆芥、防风。

水肿服用含有麻黄的汤药后，可能出现出汗，随后小便增多，水肿开始逐渐消退。但营养不良性水肿，肝源性水肿、老年性水肿、心源性水肿忌用或慎用。

洪氏用生麻黄 10～15 克、葶苈子 15～20 克、猪苓 15 克、泽泻 15 克、益母草 15～30 克等组成基本方，治疗晚期肺癌所致的上腔静脉压迫综合征，症见面、颈和胸部水肿，静脉努张，呼吸气急，面色晦黯等。麻黄常用量最少为 10 克，少数病例服麻黄后出现心率加快或轻微兴奋感，遇有这种情况时，可不必停用麻黄，在方中加生甘草 10～15 克可消除这种

---

[1]麻黄连轺赤小豆汤（《伤寒论》）：麻黄二两，连轺二两，杏仁四十个，赤小豆一升，大枣十二枚，生梓白皮一升，生姜二两，甘草二两。上八味，以潦水一斗，先煮麻黄再沸，去上沫，纳诸药，煮取三升，去滓。分温三服，半日服尽。原书指征：伤寒，瘀热在里，身必发黄，麻黄连轺赤小豆汤主之。推荐剂量：麻黄 5～10 克、连轺 15～30 克、杏仁 10～20 克、赤小豆 20～40 克、桑白皮 10～20 克、甘草 3～6 克、生姜 10～20 克、大枣 20～30 克。

副作用[1]。

——以无汗为特征的疾病，如风寒感冒、麻疹肺炎、疮毒初起、皮肤病等，常配伍甘草、桂枝等，方如甘草麻黄汤[2]、麻黄汤[3]、大青龙汤[4]等。

---

[1] 洪广祥. 麻黄用于咳喘、水肿等证[J]. 中医杂志，1992，(4):4.

[2] 甘草麻黄汤(《金匮要略》)：甘草二两，麻黄四两。上二味，以水五升，先煮麻黄，去上沫，内甘草，煮取三升，温服一升，重覆汗出，不汗再服，慎风寒。原书指征：里水，越婢加术汤主之，甘草麻黄汤亦主之。推荐剂量：甘草3～6克、麻黄6～12克。

[3] 麻黄汤(《伤寒论》)：麻黄三两，桂枝二两，甘草一两，杏仁七十个。上四味，以水九升，先煮麻黄，减二升，去上沫，纳诸药，煮取二升半，去滓。温服八合，覆取微似汗，不须啜粥，余如桂枝法将息。原书指征：太阳病，头痛发热，身疼，腰痛，骨节疼痛，恶风，无汗而喘者，麻黄汤主之。推荐剂量：麻黄5～10克、杏仁10～20克、甘草3～6克、桂枝6～12克。

[4] 大青龙汤(《伤寒论》)：麻黄六两，桂枝二两，甘草二两，杏仁四十枚，生姜三两，大枣十枚，石膏如鸡子大。上七味，以水九升，先煮麻黄，减二升，去上沫，纳诸药，煮取三升，去滓。温服一升，取微似汗。汗出多者，温粉粉之。一服汗者，停后服。若复服，汗多亡阳，遂虚，恶风，烦躁，不得眠也。原书指征：太阳中风，脉浮紧，发热恶寒，身疼痛，不汗出而烦躁者，大青龙汤主之。推荐剂量：麻黄10～20克、桂枝6～12克、甘草5～10克、杏仁10～20克、石膏15～30克、生姜10～20克、大枣20～30克。

甘草麻黄汤是古方，药仅麻黄、甘草两味，治疗浮肿无汗者。后世用麻黄甘草，炒至微黄，研为细末，每服三钱，用水盅半，锅内滚一大沸，温服后盖被，不使透风，汗出为度。名走马通圣汤。可治疗诸风寒感冒头痛，疔疮初起，风痹不仁，手足麻木，皮肤癣等。蒲辅周先生很擅长使用本方。据说当年他在成都行医的时候，经常将本方研成粉剂，包成小包，谓之药引子，嘱咐病人冲服。由于效果好，蒲老的医名传遍大街小巷。

麻黄汤发汗平喘。近代著名中医学家恽铁樵，原为商务印书馆编辑，因两个儿子均患伤寒而夭折，遂研究《伤寒论》。后四子也病，发热无汗而喘，遍请诸医家，处方不外当年所用的豆豉、栀子、桑叶、菊花、杏仁、象贝等，药后热势依然，其喘益甚。先生彻夜不寝，绕室踌躇，至天微明，乃大悟："此非《伤寒论》太阳病，头痛、发热、身疼、腰痛、骨节疼痛、恶风、无汗而喘者，麻黄汤主之"所述之证乎？与其坐而待毙，不如含药而亡！毅然书方：麻黄七分、桂枝七分、杏仁三钱、炙草五分。药后汗出喘平竟愈。此后先生更信经方。

大青龙汤具有较强烈的发汗作用，常用于病毒性感冒出现的恶寒发热。1957 年 7 月，毛泽东在青岛开会期间，感冒发热，咳嗽，多方治疗不见好转，经当时山东省委书记舒同推荐，刘惠民老中医前去诊治，仅服用大青龙汤加减 2 剂，即热退病除。毛泽东说，我 30 多年没有吃中药了，这次感冒总是不好，刘大夫的两剂中药解决了问题。中医中药好，刘大夫的医术也好啊[1]。叶橘泉先生治一青年男性，初因感冒咳嗽，后成支气管肺炎，气急咳嗽，胸痛，痰中带血，热盛，夜间谵语，诊得脉弦紧，高热无汗，咳嗽气急，咳痰含有铁锈色，胸胁痛，两颧绯红，烦躁，径予大青龙汤加鲜竹沥半杯。是夜大汗淋漓，诸症悉减，病家惊为神奇。

---

〔1〕中国中医药报，1999-11-19(4).

麻黄也是江苏干祖望先生比较擅长使用的，他说一遇到僵化的久病顽症，就想到了半首阳和汤(即原方去肉桂、炮姜、鹿角胶)。此外，喉源性咳嗽，可用三拗汤(麻黄、杏仁、甘草)；急性口腔炎、唇炎、齿龈炎等可用麻杏石甘汤[1]。

皮肤病、外科疮疡痈疽见无汗或出汗少者，也可配伍使用麻黄，使其毒从表透发。明代《外科正宗》载七星剑汤(麻黄、野菊花、半枝莲、蚤休、地丁草、苍耳子、豨莶草)，要求服药后要出汗，主治外科中阳中之阳的疔疮，甚至"心烦作躁，甚者昏聩"的败血症阶段。清代名医徐灵胎谓："此表里两解之方，实火主用。"以麻黄为君药的阳和汤(麻黄、熟地、肉桂、炮姜、鹿角胶、白芥子、甘草)专治阴疽冷疮，清代名医马培之惊呼"此方治阴症，无出其左"。《金匮要略方论集注》也提到甘草麻黄汤"治时发烦热胀满，身体生疮，年月久远者。兼治诸药乳石之功。"《疡科心得集》有麻黄一剂饮治疗遍体霉疮初期，骨节酸楚，服此一剂透发其毒；又有麻黄膏治牛皮癣、营枯血燥、通体发癞发痒。

民间用麻黄治疗多种皮肤病有效。有报道用麻黄 15 克，清水一小碗，武火煎沸后再煮 5 分钟，温服，每日 1 剂，治疗顽癣 42 例，一般连服 10 剂左右有效[2]。外洗可治疗脂溢性皮炎、斑秃等。据江苏省名中医邹锡听介绍，常州已故名老中医张效良先生有一治疗荨麻疹、湿疹、药疹的经验方，名三净汤：净麻黄 10 克，净黄连 9 克，净蝉蜕 15 克，白鲜皮 20 克，地肤子 20 克，紫背浮萍 20 克，效果很好(《方药心悟》，江苏科学技术出版社)。民间治疗老年性皮肤干燥症，用麻黄 15 克、猪皮 100 克同煎，去

---

[1]干祖望. 我最喜欢的四味药——麻黄[J]. 中医药通报，2002，1(4)：5～6.

[2]蔡抗四. 麻黄用于顽癣痹证等[J]. 中医杂志，1992(4)：5.

渣后调入白糖10克，1日内分3次服[1]。

对于一些体质壮实，大便秘结的荨麻疹患者，麻黄可与大黄、栀子等服用，方如防风通圣散[2]，往往汗出而大便通畅，皮肤的痒疹也随之消散。除痒疹以外，还可用于面部蝴蝶斑、扁平疣、湿疹、汗斑、毛囊炎、青春痘等皮肤病。日本尚用本方减肥。本人则用于肥胖女孩的月经延期或闭经。

——以咳喘为主诉的疾病，如支气管炎、支气管哮喘等，或配伍杏仁、甘草、石膏，或配伍厚朴、半夏、细辛、干姜、五味子等，方如三拗汤[3]、麻

〔1〕萧谷泉．古方新辉——猪肤汤加麻黄治疗老年性皮肤燥痒症［J］．北京中医，1984，(1)：64.

〔2〕防风通圣散（《宣明论方》）：防风、连翘、荆芥、麻黄、薄荷、川芎、当归、白芍、白术、栀子、大黄、芒硝各五钱，黄芩、石膏、桔梗各一两，甘草二两，滑石三两，为末，每服二钱，水一大盏，生姜三片，煎至六分，温服。主治：憎寒壮热，头目昏眩，目赤睛痛，口苦口干，咽喉不利，胸膈痞闷，咳呕喘满，涕唾稠黏，大便秘结，小便赤涩。并治疮疡肿毒，肠风痔漏，丹斑瘾疹等。推荐剂量：麻黄10克、大黄10克、防风10克、连翘20克、薄荷6克、芒硝6克、栀子10克、黄芩12克、石膏30克、川芎10克、当归10克、白芍12克、白术12克、荆芥10克、桔梗6克、滑石15克、甘草3克、生姜5片。

〔3〕三拗汤（《太平惠民和剂局方》）：麻黄、杏仁、甘草各等分，为粗末，每服五钱，水一盏半，姜五片，同煎至一盏，去滓，口服，以衣被覆睡，取微汗。主治：鼻塞身重，语音不出，或伤风伤冷，头痛目眩，四肢拘倦，咳嗽痰多，胸满气短。推荐剂量：麻黄3～10克、杏仁6～12克、甘草3～6克、生姜10～20克。

黄杏仁石膏甘草汤[1]、小青龙汤[2]等。

气喘方

吾友张伯瑜医师，述近日德意志医界，不特赏麻黄之治支气管喘息，并有人能用华方者，其师某当任职上海宝隆医院时，即首订治疗气喘之华方，且将药品储诸西式药瓶，以备不时之用。就中麻黄，并知恪守古法，先煎去沫，亦趣闻也。方如下：麻黄先煎去沫八分，白果三粒去壳打碎，炒苏子钱半，炙款冬钱半，甘草八分。（章次公《药物学》）

麻黄、杏仁、甘草是张仲景处方中的经典配伍，麻黄汤、麻杏石甘汤、麻杏苡甘汤中以此为核心，后世将此名为三拗汤，成为治疗咳喘的基本方。主治咳嗽气喘，如身热有汗，将石膏、连翘、

---

〔1〕麻黄杏仁甘草石膏汤（《伤寒论》）：麻黄四两，杏仁五十个，甘草二两，石膏半斤。上四味，以水七升，煮麻黄，减二升，去上沫，纳诸药，煮取二升，去滓。温服一升。原书指征：发汗后，不可更行桂枝汤。汗出而喘，无大热者，可与麻黄杏仁甘草石膏汤主之。推荐剂量：麻黄 6～12 克、杏仁 10～20 克、甘草3～6 克、石膏 13～30 克。

〔2〕小青龙汤（《伤寒论》）：麻黄、芍药、细辛、干姜、甘草、桂枝各三两，五味子半升，半夏半升。上八味，以水一斗，先煮麻黄，减二升，去上沫，纳诸药，煮取三升，去滓。温服一升。原书指征：伤寒表不解，心下有水气，干呕发热而咳，或渴，或利，或噎，或小便不利，少腹满，或喘者，小青龙汤主之。推荐剂量：细辛 5～10 克、干姜 5～10 克、五味子 5～10 克、麻黄 5～10 克、甘草 5～10 克、桂枝 10～20 克、半夏 5～10 克、芍药 10～20 克。

黄芩;如为痉挛性咳嗽,可加全蝎 5 克、钩藤 15 克。叶橘泉先生常用麻杏石甘汤治疗百日咳痉挛期,甚至咳出鲜血者亦有速效,且即止血。所用者不予加减,即此四味浓煎去滓,嘱再加冰糖或砂糖溶化后服,小儿亦乐于接受。有验方鸬鹚涎丸,过去上海中药店有现成丸药出售,每丸约为弹丸大,4 岁以内小儿每日 1 丸,5～6 岁者两丸,纱布包,煎汤 3 回分服。此方亦麻杏石甘汤组成,略为加减,另用鸬鹚鸟的口涎做成丸子,治百日咳颇有效。

小青龙汤专治支气管哮喘、喘息性气管炎、鼻炎等呼吸系统疾病见咳喘痰多,色白清稀或多泡沫,患者舌苔白滑,无汗怕冷者,中医所谓的"外有风寒,内有伏饮"。为便于记忆,笔者常用"水样的鼻涕水样的痰"来概括小青龙汤方证。

治疗咳喘,单用麻黄也有较好的效果。马培之治寒哮喘方:生萝卜、麻黄同捣,白棉花包塞鼻中,立止。民间有麻黄冰糖梨:麻黄 1～3 克、冰糖 15 克、莱阳梨 1 只,蒸食。江苏张泽生先生治疗咳嗽气喘,常用生梨子 1 只,纳入麻黄 2 克,蒸熟以后切成片,煎汤服。南京中医药大学的许济群教授擅长治疗哮喘,也经常用以上食疗方。如果不用梨子,麻黄煮豆腐也有效果。麻黄 5 克、豆腐 60 克、冰糖 15 克,加水煎煮,食豆腐并喝汤,对咳而喘者有效。江苏名医王少华经验,喘证无论在肺在肾,为寒为热,属虚属实,均在选用之列。自拟麻黄葶苈汤治疗寒热错杂之喘证,寒喘者麻黄用量须大于葶苈,前者 1 日量为 9～12 克,后者为 5 克;热喘者葶苈量大于麻黄,前者为 10～15 克,后者为 3 克。虚喘者在基本方中加入一味蜜炙麻黄,并伍以甘草制麻黄之温燥,有立竿见影的近期效果。在肺用生脉散加麻黄,在肾用贞元饮加麻黄。虚喘用麻黄的剂量约为治实喘的 1/2,1 日量掌握在 3～6 克为宜。他体会虚喘用麻黄,既无不良反应,且常因喘势能及时缓解而病情逐步有所转机。但对额汗津津,心动应衣,息微有脱证预兆者,则麻黄不宜再用[1]。

——以鼻塞为特征的疾病，如急慢性鼻炎、过敏性鼻炎等，常配伍防风、黄芪、甘草、细辛等，方如玉屏风散加味、小青龙汤、葛根汤等。

《金匮要略》记载："湿家病，身疼发热，面黄而喘，头痛鼻塞而烦"，提示喘与鼻塞同现。临床常用麻黄治疗慢性鼻炎。本人常用的一方为玉屏风散加麻黄：麻黄3克，黄芪20克，防风10克，白术10克，甘草3克。一方为小青龙汤。前者用于面黄而浮肿貌者，而后者则用于咳喘而鼻塞，见水样鼻涕以及水样痰，并多泡沫者。

叶橘泉经验，葛根汤治疗急慢性鼻炎、鼻窦炎有显著疗效，对慢性严重者亦能见效，轻症而能坚持治疗，有根治的可能性。曾治一慢性肥厚性鼻炎患者，长年鼻塞，经过种种治疗，无著效，予葛根汤加重麻黄及辛夷，服用1个月，鼻塞大减，3个月之服药，鼻塞殆全忘却。

——以关节疼痛为主诉的疾病，如风湿性关节炎、急性腰扭伤、腰椎间盘脱出等，方如麻黄附子细辛汤等。

麻黄附子细辛汤合芍药甘草汤治疗腰痛有效，但以急性腰扭伤、腰椎间盘脱出为适宜。麻黄量在10克以上，芍药30克以上，服用以后须避风，服第一服时常常会周身出汗，腰痛随之减轻，以后再服就不一定会出汗，有效者常常三五剂内见效。本人经验，对于那些体格比较壮实、皮肤粗黑的患者，更有效果。

---

〔1〕李兰舫．运用麻黄治疗遗尿、硬皮病等[J]．中医杂志，1992，(2)：6.

——某些泌尿生殖系统疾病，如遗尿、子宫脱垂、性功能障碍等，常常可使用麻黄剂。

有报道按年龄取生麻黄(5～7岁3克，8～15岁5克，16岁以上10克)，水煎睡前顿服，连服1个月。曾观察50例，结果42例痊愈，一般有效病例服药1～3次即可见效。本人则用麻黄杏仁石膏甘草治愈一中学生的遗尿，患者并无其他不适，但面色黄、平时不好运动而已。

麻黄汤历来都被认为是发汗峻剂，用于急性发热性疾病，其实未必如此。清代名医舒驰远治疗一例难产，发动六日，儿已出胞，头已向下，而竟不产，医用催生诸方，又用催生灵符俱无效。后视其身壮热无汗，头项腰背强痛，认为是太阳寒伤营，用麻黄汤一大剂投之，令温服，少顷得汗，热退身安，乃索食，食讫豁然而生(舒驰远《女科要诀》)。陈沫金介绍一Ⅲ度子宫脱垂的中年妇女，因感冒服用麻黄汤后，子宫脱垂亦愈。后对所有子宫脱垂以及遗尿患者，单用麻黄汤或加党参、黄芪、当归、熟地黄，均有效。共治疗子宫脱垂80例，显效66例，有效14例，虽劳累后容易复发，但用上方依然有效[1]。麻黄所含有的麻黄碱有兴奋膀胱内括约肌的作用，可能对盆腔内器官及其肌肉均有兴奋作用。

麻黄附子细辛汤治疗性功能低下有效。江苏朱良春先生曾讲过这样一个病例。有次一位中年患者因感冒来诊，因恶寒甚，遂用麻黄附子细辛汤加味方，后患者又来复诊，希望再开原方，问其缘由，支吾不语，后追问之，方知服用此方后性功能增强，难言之隐竟然豁然而除。笔者也有类似经验，可以认为，麻黄附子细辛汤即为中医的“伟哥”。同时，麻黄对女性的性功能低下、阴道松弛、闭经等也有治疗效果。曾用葛根汤配合甘姜苓术汤治

---

〔1〕陈沫金. 麻黄是升提之良药[J]. 中医杂志，1992，(4)：8.

疗一例中年女性疝气手术以后的下腹松坠感及性功能低下。国内有报道用小柴胡汤加麻黄用于治疗功能性不射精症。

麻黄还有催经效果。本人用麻黄附子细辛汤配合当归芍药散、葛根汤等治疗月经过期不来或闭经，其效果有点像黄体酮样作用。近有文献报道，麻黄能明显降低去卵巢肥胖大鼠的体重，降低血脂和胰岛素水平，增加血中雌激素水平〔1〕。

——以嗜睡为主诉的疾病，可使用麻黄剂，如续命汤、麻黄汤、麻黄附子细辛汤等。

脑血管疾病表现为精神不振，身体沉重，反应不敏感者也可考虑使用麻黄。

《古今录验》续命汤：麻黄、桂枝、当归、人参、石膏、干姜、甘草各三两，川芎一两，杏仁四十枚。治疗中风痱，身体不能自收，口不能言，冒昧不知痛处，或拘急不得转侧。原书说，服后可以出小汗，汗出则愈。近代名医赵锡武治疗中风，脑出血急性期用此方配以再造丸，脑梗死急性期则需用小续命汤（麻黄、防己、人参、黄芩、桂心、川芎、甘草、芍药、杏仁、附子、防风、生姜）佐桃红四物汤，温通之，重用生地黄，配合再造丸〔2〕。这个经验，为脑血管病使用麻黄、桂枝剂提供了传统的经验。上海许士骠教授体会，麻黄与麻黄碱之间既有相似的一面，更有不同之一面；重用麻黄治中风，无论是出血性、梗死性或混合性，经临床观察未出现血压升高、心跳加速之副作用，但须配伍得当。曾治疗一中年男子，1 年前因被某一大医院 CT 诊断为“脑血管畸形”而手

〔1〕司金超，等．麻黄对去卵巢肥胖大鼠体质量血脂血糖及激素水平的调整[J]．中国临床康复，2006，10（47）：209，12．

〔2〕赵风煜，安邦煜．赵锡武治疗中风经验[J]．中医杂志，1994，35（4）：206．

术，术后即逐步出现不语、右侧偏瘫，右手指紧握不能屈伸，右足步履不能，经多方诊治均无改善。就诊时患者面色黯红，精神委靡，右侧偏瘫，四肢肌肤寒冷，不语。舌质黯，苔薄，脉带沉涩，予以自拟“通脑方”（生麻黄、桂枝、北细辛、川芎、生甘草等）7 帖试治，复诊时无效，即加重麻黄、桂枝用量，从 10 克改为 20 克，继服 7 帖，三诊时仍无改善。随即加重麻黄、桂枝用量至 30 克，四诊时右手指能自行屈伸，但握力差。原方续服 3 月，症状明显改善，能言能走，无须其母扶搀。经半年治疗，基本恢复正常，已正常上班。1991 年某大学教师突患中风，经 CT 诊断为脑内血肿，给予自制“通脑方”重用麻黄 20 克，经半月治疗中风偏瘫明显改善，治疗 1 个月偏瘫即恢复正常。经 CT 复查，脑内血肿已吸收〔1〕。

某男煤气中毒经医院抢救后苏醒，醒后头晕头痛，胸中闷窒，烦躁不安，恶心欲吐，周身乏力，记忆力减退，精神恍惚。试用麻黄汤：麻黄、生甘草各 15 克，桂枝、苦杏仁各 10 克，服药 1 剂，通体大汗，精神清爽如常人〔2〕。

麻黄附子细辛汤在日本用来治疗感冒以后的疲倦感和思睡，笔者也有类似经验，并发现服用麻黄附子细辛汤以后，患者常常出现早醒的反应。

参考

——麻黄药证中的“黄肿”，不是即时的一过性的症状，而应当理解为一种体质状态。《金匮要略》有“湿家”之说，所谓“湿家病，身疼发热，面黄而喘，头痛鼻塞而烦”“湿家，其人但头汗出，背强，欲得被，复向火，……若下之早则哕，或胸满小便不利，舌上如胎者……渴欲得饮而不能饮”。“湿家之为病，一身尽疼，发

---

〔1〕许士骠. 巧用麻黄治顽疾[J]. 上海中医药杂志，2001，35(7)：8-9.

〔2〕王维澎. 麻黄汤新用[J]. 新中医，2000，32(1)：53.

热身色如熏黄也"，"湿家，身烦疼，可与麻黄加术汤发其汗为宜"。参照"湿家"的特征，笔者提出"麻黄体质"的概念。所谓"麻黄体质"，即容易出现麻黄证的体质类型：患者体格粗壮，面色黄黯，皮肤干燥且较粗糙。恶寒喜热，易于着凉，着凉后多肌肉酸痛，无汗发热；易于鼻塞、气喘；易于浮肿，小便少，口渴而饮水不多。身体沉重，反应不敏感。舌体较胖，苔白较厚，脉浮有力。临床使用麻黄或麻黄剂，应注意麻黄体质是否存在。如果体格羸瘦、唇红咽肿，脉象数促者，虽无汗也不能使用麻黄，否则会导致心悸动、汗出过多，甚至虚脱等副反应。

——张仲景使用大剂量麻黄强调脉象，如大青龙汤证的脉象为浮紧。浮紧即有力，是患者心肺功能较好的一种反映。目前在使用麻黄时，要注意检查患者的心功能，如果体质虚弱，心功能不全者，麻黄要慎用。

——麻黄配石膏能调节发汗的强弱。越婢汤中麻黄石膏的比例为6∶8，石膏量大于麻黄，则不发汗而退肿。大青龙汤中麻黄石膏的比例为6∶4(注：原书石膏无剂量，仅为"鸡子大"，50克左右。据柯雪帆先生考证，《伤寒论》一两等于15.625克，则鸡子大的石膏折合为汉时四两左右)，麻黄量大于石膏，则重在发汗。麻黄配桂枝则可减轻麻黄让人烦乱、心悸等副反应。桂枝甘草汤所治的"发汗过多，其人叉手自冒心，心下悸，欲得按者"，与过服麻黄的反应是一致的，所以，配伍桂枝的麻黄剂应该是较为安全的，尤其是桂枝量大于麻黄的处方，比如《伤寒论》中对麻黄桂枝比例为3∶1的大青龙汤反复叮嘱服药不宜过量，而对比例为3∶2的麻黄汤则未作如此交代。此外，麻黄配黄芪可能有助于退肿和治疗身痛。如浮肿而喘者，黄芪白术甘草配麻黄，方如防己黄芪汤；身痛而肿者，黄芪乌头芍药配麻黄，方如乌头汤。

——仲景使用麻黄有多个剂量段。6两,用于浮肿及无汗,但多配石膏,方如大青龙汤、越婢汤。3～4两,用于咳喘、无汗身痛,方如麻黄杏仁石膏甘草汤、小青龙汤、射干麻黄汤、厚朴麻黄汤、麻黄汤、葛根汤、乌头汤等。2两,或与附子细辛配伍,治疗脉沉的无汗、浮肿等,方如麻黄附子细辛汤、麻黄附子汤等;或与连翘、杏仁等同用,治疗发黄,方如麻黄连轺赤小豆汤等。至于用于湿家的肤痒或身体痛等,则麻黄用量更少,只有半两或1两。据此提示,麻黄大量(18克左右),用于发汗,中等剂量(10克左右),用于平喘,小剂量(6克左右),用于配伍附子。可以说,麻黄的用量很难统一,有人认为麻黄成人不能超过15克,尤其是江苏南部地区的用量,仅在3～10克之间。但有人则用量大大超过15克,如近代名医范文虎先生退黄,用麻黄六钱(18克)。甚至小孩麻疹肺炎,麻黄也用四钱(12克)。蔡抗四治一青年人,于风雪冰冻之际徒步行走二十余千米回家过年,第二天双下肢开始疼痛,3天后加重,不能下床行走,先后服安乃近、独活寄生汤等,疼痛渐减,但双下肢沉重,不能行走,肌肉不仁,遇热稍舒,微肿,脉沉紧,舌质淡、苔白。用麻黄50克,清水一大碗,武火煎沸5分钟,趁热服之,日服2次,温覆取汗。6剂后痊愈[1]。但由于麻黄的用量与配伍、煎服法、体质、季节等均有关系,所以临床使用应细细斟酌,不要盲目大量使用。

——麻黄用量过大或误用,易引起心悸、气促、失眠、烦躁、汗出、震颤及心绞痛发作、血压升高等,严重中毒时可引起视物不清、瞳孔散大、昏迷、呼吸及排尿困难,惊厥等,可死于呼吸衰竭和心室纤颤。麻黄的中毒量为30～45克。但久煎可减轻副反应。仲景用麻黄多先煎并去上沫,值得研究。有人体会,除治

---

〔1〕蔡抗四.麻黄用于顽癣痹证等[J].中医杂志,1992,(4):5.

疗外感风寒病外，麻黄应先煎，先武火煎沸，后文火煎约30分钟。久煎后麻黄挥发油随水汽蒸发，长期服用或大剂量应用并无汗出伤阳耗阴等副作用。

真假麻黄

1948年，一位名医用了三钱麻黄，病人大汗而死，官司打到法院。事情经过是这样的：病重无汗，医用八分，无效。加用一钱半，无效。不能不加到三钱，大汗而死。原来第一、二剂在某药堂抓的，该药堂用旧草席的草剪短冒充麻黄，第三剂在老店余天成堂（现已恢复老招牌，在上海市、松江县城区），用的是真麻黄。（干祖望《干祖望医话》）

——麻黄与一些化学药物合用可能会增加毒性或拮抗药效，如忌与洋地黄类强心苷合用，合用易致室性心律失常；忌与氨茶碱合用，合用可增强毒性，且药效不如单用好；不宜与肾上腺素、去甲肾上腺素合用，合用易致血压过高，产生心律失常；不宜与鞣酸、新斯的明、噻嗪类药物合用，合用会产生药效拮抗作用等[1]。美国学者发现，含麻黄/巴西可可的减肥产品增加代谢综合征和心律失常危险。麻黄生物碱和咖啡因的减肥产品，可导致明显的代谢和心血管改变，而这种改变对高血压、动脉粥样硬化或糖耐量减低病人可造成危害，这3种疾病均与肥胖密切相关。（《中国医学论坛报》）在中药复方合理配伍并严格掌握适应证等情况下使用麻黄，以上毒副作用能否规避值得进一步研究。

---

〔1〕欧明，王宁生．中药及其制剂不良反应大典[M]．沈阳：辽宁科学技术出版社，2002：164．

§5 附子

附子为毛茛科植物乌头的旁生块根。其主根称川乌。附子含有多种生物碱，其中以乌头碱、次乌头碱、中乌头碱等为主。乌头碱具有强烈毒性，其性质不稳定易水解。通过炮制高热处理（熏、煮、烘等）可使其先水解为毒性较小的苯甲酰乌头胺，进一步分解为毒性极低的乌头胺（乌头原碱）。

恽铁樵说："附子最有用，亦最难用。"所谓"最有用"，是说附子能够救人于危急存亡之际，被称为回阳救逆第一品药，明代泸州人韩懋在《韩氏医通》中说："附子回阳，霸功赫奕"；附子又能强壮健体，所谓通行十二经，内温脏腑骨髓，外暖筋肉肌肤。如有人临床观察发现，用生附子研细末和蜂蜜调拌做成灸饼，用艾炷灸关元、气海、神阙、命门等穴位，可以明显提高女运动员雄性激素睾酮的水平，还能使强化训练的运动员体能较快恢复，且作用持久，运动成绩明显提高。许多名医，以擅用附子出名。明代浙江名医严观，常用姜汁制附子，人称"严附子"。清同治年间，邛崃郑钦安在成都开创了"火神派"，观其治病，恒以阴阳为纲，阴证则无论吐血、便血、尿血、喉蛾、失眠、牙痛、口臭、便秘，概投以附子、干姜之类，效如桴鼓。近代祝味菊先生也擅用附子，20 世纪 30 年代在上海行医，经常用附子救治危急重症，超人的胆识，独特的配伍，出奇的疗效，赢得病家和同道的好评，雅号"祝附子"。云南名老中医吴佩衡先生，附子运用十分得手，而且其量很大，有达四百克者，令人咋舌，人称"吴附子"。华阳刘民叔悬壶于上海，高僧惠宗病胃癌，吐血不止，刘力阻西医输血，以大剂干姜附子佐甘草、灶心黄土、花蕊石、云南白药、阿胶，三帖而血全止，等等。

温药定躁

许梦熊，清代仪征人。其先金陵人，祖父在太医院任职。熊时迁居仪征，以方脉著名。道光《重修仪征县志》：一火症患者，诸医投以凉药，狂躁异常，熊以参、附、姜、桂投服，且药用井水冷服，一服躁稍定，再服而病者帖然而卧，未数日而病愈。熊谓：此症阴虚阳浮，寒凉激之，故发狂，以暖剂，使其水生而火方不上炎，水火既济，心神自宁。其用药入神大类如此。（陈道瑾《江苏历代医人志》）

所谓"最难用"，依笔者所见，有两层意思。第一，是指附子的应用范围十分广泛，但附子证难以辨识，不是在危急之际错失良机，就是因为治不对证而不见功效；第二指附子有毒，如果用不对证，不仅无效，甚至出现毒副反应。附子内含乌头碱，人口服乌头碱 0.2 毫克即可发生中毒反应，3～5 毫克即能致死。故口服生附子是非常危险的。据说印第安人常用乌头的药汁涂抹箭头，野兽中箭以后很快倒地。附子中毒的症状为恶心、呕吐、腹痛、腹泻、头昏眼花、四肢及周身发麻、畏寒，继而瞳孔放大，视觉模糊，呼吸困难，手足抽搐，血压及体温下降。乌头碱可直接毒害心肌细胞，中毒可导致心室纤颤。所以，必须讲究附子应用时的指征、配伍以及服用剂量、方法、煎煮时间、药物品种等诸多因素。正因为如此，古代医家畏用附子者不乏其人。正如清代张隐庵在《本草崇原》中所说的那样："甚至终身行医，而终身视附子为蛇蝎，每告人曰：附子不可服，服之必发狂，而九窍流血；服之必发火，而痈毒顿生；服之彼内烂五脏，今年服之，明年毒发。"附子难用，从此可以窥见一斑了。

附子也是民间常种植和常用的保健中药和保健食品。民间的附子，常散种于庭院边角。由于附子有这些优良的药用性能，民间祖祖辈辈，尤其是西南地域的人们都把它作为一种保健中药、一种保健食品，以强身防病，并将其烹调方法世代相传，如狗肉附子汤、猪蹄炖附片、附子鸡等。不过，如果用药不当，极易导致中毒。

药证

附子主治脉微细及痛症。

附子是古代的救脱药。多用于严重的呕吐、腹泻以及大量出汗以后导致的以脉微弱或脉沉伏不出、四肢厥冷为主要特征的危急重症。如《伤寒论》干姜附子汤（附子、干姜）主治“下之后，复发汗，昼日烦躁不得眠，夜而安静，不呕，不渴，无表证，脉沉微，身无大热者”。四逆汤（附子、干姜、甘草）主治“既吐且利，小便复利而大汗出，下利清谷，内寒外热，脉微欲绝者”。通脉四逆汤组成与四逆汤相同，仅干姜倍之。其主治“少阴病，下利清谷，里寒外热，手足厥逆，脉微欲绝，身反不恶寒，其人面色赤，或腹痛，或干呕，或咽痛，或利止脉不出者”（317）。附子与麻黄细辛同用（麻黄附子细辛汤），则主治“少阴病，始得之，反发热，脉沉者”（301）。从《伤寒论》的原文来看，仲景十分重视附子主治的脉象描述，除脉沉微、脉沉伏不出以外，尚有脉微欲绝、脉沉、脉弱、脉迟等。而脉微细，最为典型。

麻黄附子细辛汤证

此正气虚弱之人，因抵抗外感而见少阴证也。抵抗外感而发热，与太阳伤寒同理。但以正气虚弱，故脉不能浮而沉，不言恶寒者，省文也。太阳上篇云，无汗恶寒者发于阴，是纯少阴证不发热。今兼太阳而发热。故曰“反”。太阳发热当汗，麻黄主之；少阴恶寒，脉沉，当温，附子主之；细辛则兼温散之效。麻黄、细辛相伍，又治喘咳痰饮，故本方又治寒咳头顶痛，及咽痛音哑。（陆渊雷《伤寒论今释》）

所谓脉微细，指脉形极细极微，按之如游丝，似有若无；或脉沉伏不出，重按至骨方得，或脉突然变得浮大而空软无力，此即为附子证的特有的脉象。笔者称“附子脉”。这种脉多见于大汗、大下、大出血或者极度疲劳、寒冷刺激之后，体质相当虚弱的患者，也可见于经过长期疾病折磨，或年高体弱的患者。与这种脉象相伴而来的症状，多为：①精神委靡、极度疲劳感，声音低微；②畏寒，四肢冰冷；③大便溏薄或泄泻，泻下物多为不消化物，并伴有腹满腹痛等；④浮肿，尤其是下肢的凹陷性水肿，有时可以出现腹水。如果检测血压，多见血压偏低，心功能与肾功能可能低下。所以，“脉微细”不能仅仅理解为一个症状，而应当理解为是一种体质状态，这就是中医所谓的“阳虚”或“少阴病”。

《普济方》记载：曾有一妇人小便不利，诸医遍用淋闭药者，无非滑逆之剂，并无效验。忽遇一医士为诊视云：“左右手尺脉皆沉而微，其证乃阳虚小便难故也。”遂用附子、泽泻、灯心，煎服，随通而愈。《古今医案按》载，张路玉治包山金孟珍。正月间，忽咳吐清痰，咽痛。五六日后，大便下瘀晦血甚多，延至十余日。张诊其脉，六部皆沉弦而细，此水冷金寒之候也，遂与麻黄附子细辛汤，其血顿止。又与麻黄附子甘草汤，咽痛亦可。而觉心下动悸不宁，询其受病之源，乃醉卧渴引冷饮所致，改用小青龙去麻黄加附子，悸即止，咳亦大减。但时吐清痰一二口，乃以桂、酒制白芍，入真武汤中与之，咳吐俱止。尚觉背微恶寒倦怠。更与附子汤二剂而安。编者俞震叹曰：咽痛下血，不以风火治，而以辛温燥热药始终获效者，由其善于识脉也。

昔年上海儿科名医徐小圃，擅长使用附子、麻黄、桂枝等温热药，尤其是小儿麻疹见面色晦滞，精神淡漠，脉细数无力时，应用尤多。这些情况多数是肺炎并发心力衰竭、呼吸和循环障碍等。据其子徐仲才介绍，徐小圃先生应用附子的指征是神疲、色㿠、肢清、脉软、小溲清长、大便溏泄等。临床上往往抓住一二主症，即放手应用。他指出，阳虚证端倪既露，变幻最速，如疑惧附子之辛热，举棋不定，必待少阴证悉具而后用，往往贻噬脐莫及之悔[1]。江苏省中医院江育仁先生为徐小圃的弟子，也擅长使用附子。他们对61例住院的小儿肺炎、中毒性消化不良、伤寒等危重病儿进行了观察，入院时病情都较严重，且有19例已伴有循环障碍。治疗方面，26例是完全使用了以参、附为主的回阳救逆法，12例是以生脉散加附子、龙骨、牡蛎等；单纯用养阴清热、苦寒解毒方药的为13例，且均为年龄较大的儿童。这些患儿颜面望诊以青灰㿠白为多，占总病例的50%以上。年龄愈小，其出现的机会愈多。精神状态多见委靡淡漠，目光无神，幼婴儿表现更明显。舌苔滑白、舌质淡红、淡白者占总数57%；黄苔、灰苔、白苔、舌质红者占总数43%。其舌质舌苔的表现与患儿的临床体征是一致的。脉象方面，较大儿童的脉象以沉细、细数的偏多。

附子脉也有特殊情况，不见细弱，反见有力者，但同时必须具有其他症状。如《金匮要略》大黄附子汤证的脉象就是“脉紧弦”，桂枝附子汤证的脉象为“脉浮虚而涩”。不过两者所伴有的症状为剧烈的疼痛，所谓“胁下偏痛”“身体烦疼，不能自转侧”。从临床看，附子证出现脉紧或弦的，还包括伴有出汗。如近代名医恽铁樵认为“脉硬有汗”是应用附子的特征之一。脉紧应无汗，是使用麻黄、桂枝的指征，而脉紧甚至脉硬而反汗出，就是亡阳的危症，可以考虑使用附子。恽氏这个经验，与《伤寒论》桂枝加附子汤证是相符的，对于“发汗，遂漏不止”的患者，张仲景是主张在桂枝汤的基础上加上附子的。

附子还主治痛证。如身体烦痛。在《伤寒论》及《金匮要略》中附子治身体烦痛的应用较多，如桂枝附子汤主治“风湿相搏，身体烦疼，不能自转侧”（二）。如胁下偏疼。大黄附子汤主治

---

[1]上海中医学院编．近代中医流派经验选集[M]．上海：上海科学技术出版社，1962：232．

"胁下偏痛，发热，其脉紧弦"（十）。胁下，包括了胁肋部、上腹部和腰胯部。如胸痛。薏苡附子散主治"胸痹缓急者"（九）。胸痹，为古病名，表现为胸背痛。如腹痛。四逆散条下有"腹中痛者，加附子一枚"（318）。《金匮要略》中的附子粳米汤，主治"腹中寒气，雷鸣切痛"，均是剧烈的腹痛。唐代《备急千金要方》温脾汤（大黄、附子、干姜、肉桂、人参）治疗冷积，就是以腹痛、四肢冷、舌苔白腻为特征的疾病。清《对山医话》记载：华亭费秋谷母骤腹痛，濒危者再。闻天马山有道人能医，乃亲往延治。途遇一老翁，同憩于亭间，问何适？费以延医对。翁于囊中出一方曰：此孙思邈所得龙宫方也。服之当有效。费于匆遽间不辨何药，即市归进母，一服而愈。后以方示人，盖即《备急千金要方》温脾汤也。如头痛。《三因方》治偏正头痛，年久不愈，用姜炙附子与高良姜为末，茶调服，方名必效散。《澹寮方》用附子配全蝎、钟乳粉，研末为丸，治疗头痛。《传家秘宝方》则用附子石膏为末内服。均用附子。如痛经。《简易方论》用附子配当归，研粗末煎服，治疗经候不调，血脏冷痛，即是治疗痛经。

附子所主治的痛证，其痛势剧烈，但出现以下几种情况：①患者虽苍白虚弱，反而烦躁不安，全身疼痛而痛无定处，如一些肿瘤引起的疼痛、中枢性疼痛等；②关节疼痛、拘急而冷汗直冒，如某些风湿性关节炎、腰椎间盘脱出、痛风等；③胁腹大痛而腹部按之无硬满拒按、而且舌不红苔不黄腻者；④胸痛彻背，四肢冰冷过肘及膝，如心绞痛等。

配方

——以脉微细、四肢冷为特征的疾病，如心力衰竭、各种休克等。常配伍干姜、甘草、人参等，方如四逆汤、参附汤。浮肿者，多配伍芍药、白术、茯苓等，方如真武汤[1]等。

用于心力衰竭较多的是真武汤（附子、白芍、茯苓、白术、生姜）。对于洋地黄类药物效果不明显的充血性心力衰竭，用该方以后能缓解心悸、气短、胸闷等症状。笔者的经验，宜在真武汤的基础上加上肉桂、甘草更好。本人治疗 1 例再障、心肾功能不全的患者，经常因气促、浮肿而急救住院，后坚持服用中药，用真武汤加黄芪、肉桂等，附子用量在 30～40 克之间，嘱每剂药浓煎后服用 3 天。服药以后，症状明显改善，已经服用附子 4 年余，住院次数明显减少。

阴毒发斑

民国《三续高邮州志》：清代高邮人，熊以恭，邃于医理，多有治验。一穷人子患春温，青斑被体，误重凉剂垂毙，恭识其为阴毒发斑，下真武汤三帖而瘥。（陈道瑾《江苏历代医人志》）

国学大师、民主革命家章太炎先生亦研习国医，尤精于仲景《伤寒杂病论》，曾撰《论肺炎病治法》一文，寥寥千余言，不承旧说，见识精微。他指出，肺炎见脉浮大有力者或浮紧有力者，非难疗之候也；盖咳嗽、发热，未见危候，数日身忽壮热，加以喘息，

[1] 真武汤（《伤寒论》）：茯苓、芍药、生姜各三两，白术二两，附子一枚。上五味，以水八升，煮取三升，去滓。温服七合，日三服。原书指征：太阳病发汗，汗出不解，其人仍发热，心下悸，头眩，身瞤动，振振欲擗地者，真武汤主之。推荐剂量：附子 10～30 克、白术10～20 克、芍药 15～30 克、茯苓 15～30 克、生姜10～20 克。

脉反微弱，直视撮空，丧其神守者，此心脏将绝，此证在《伤寒论》中当以真武汤加干姜、五味、细辛为主〔1〕。其弟子章次公先生曾指出，张仲景是发现热病心力衰竭第一人，而抢救热病心衰首选药物便是附子。章次公也是善用附子者，对热病中、后期，邪势方衰而体力不支，有厥脱之危者，推崇使用《冯氏锦囊》之全真一气汤，此方人参、附子与地黄、麦冬同用，强心救逆，养阴益气，治疗热病别开生面。

现代临床也发现，感染性疾病发展到感染中毒性休克阶段，并发症越多（如多脏衰、DIC）病死率越高。江苏朱良春先生就指出：热病用附子，要见微知著，如果出现四肢厥冷、冷汗大出、脉微欲绝、口鼻气冷而后用之，即置患者于姜附桶中，亦往往不救。他曾提出以下标准：舌淡润嫩胖，口渴不欲饮，或但饮热汤；面色苍白；汗出，四肢欠温；小便色清。虽同时兼见高热、神昏、烦躁、脉数，亦当用附子，以振奋衰颓之阳气，避免亡阳厥脱之变。何绍奇在朱老的指导下积累了热病使用附子的经验，成功挽救了许多重危病症。如曾在北京安贞医院儿科会诊一肺炎患者，高热持续 8 日不退，昏睡，烦躁不安，呼吸迫促，脉搏每分钟 150 次，而面色苍白、有汗、舌淡、溲清，当即用了红人参、附片、龙骨、煅牡蛎、白芍、炙甘草、苏子、葶苈子、枳壳、桔梗等。儿科主任看了处方不解，人参大补、附子大热，而现在患儿体温 39℃以上，邪热方炽，合适否？答之曰，此中医抗心衰药也！结果连续 3 天用了 3 剂药，病情日见好转，体温显著下降到低热，脉搏也降到每分钟 100 次以下〔2〕。

药理实验表明，附子及其复方制剂如参附青注射液、参附注

---

〔1〕章太炎．章太炎全集（医论集）[M]．上海：上海人民出版社，1994：167．

〔2〕朱步先，等．朱良春用药经验集[M]．长沙：湖南科学技术出版社，2001：8．

射液、四逆注射液、参胆四逆注射液，以及去甲乌药碱、尿嘧啶(强心成分)等对动物失血性休克、内毒素性休克、冠脉前降支分段结扎和冠状窦插管阻流法制备的心源性休克等有治疗作用，能回升休克动物的动脉血压，延长其存活时间和提高其存活百分率。

——以剧烈疼痛为主诉的疾病，如骨关节炎、腰椎及颈椎病以及癌性疼痛等。常配伍细辛、桂枝等，方如麻黄附子细辛汤、桂枝加附子汤〔1〕、大黄附子汤〔2〕等。

附子的止痛作用很好。本人用于腰腿痛者，常用麻黄附子细辛汤或桂枝加附子汤。前者常再加芍药甘草汤；如患者关节疼痛并有浮肿者，再加防己黄芪汤。曾治疗1例来自青海的风湿性关节炎患者，四肢关节疼痛，一度无法行走，因其面色黄黯，下肢浮肿，脉沉微，用麻黄附子细辛汤加防己黄芪汤，服用数月

---

〔1〕桂枝加附子汤(《伤寒论》)：桂枝三两，芍药三两，甘草三两，生姜三两，大枣十二枚，附子一枚。上六味，以水七升，煮取三升，去滓，温服一升。原书指征：太阳病，发汗，遂漏不止，其人恶风，小便难，四支微急，难以屈伸者，桂枝加附子汤主之。推荐剂量：炮附子10～20克、桂枝10～20克、芍药10～20克、甘草3～6克、生姜10～20克、大枣20～30克。

〔2〕大黄附子汤(《金匮要略》)：大黄三两，附子三枚，细辛二两。上三味，以水五升，煮取二升，分温三服；若强人煮取二升半，分温三服，服后如人行四五里，进一服。原书指征：胁下偏痛，发热，其脉紧弦，此寒也，以温药下之，宜大黄附子汤。推荐剂量：附子15～20克、大黄6～30克、细辛6～12克。

而愈。麻黄附子细辛汤与桂枝加附子汤均可用于治疗关节疼痛性疾病，如坐骨神经痛、腰椎间盘脱出、腰椎病、急性腰扭伤等。本人经验，两者的区别在于前者的体格比较健壮，多肤色黄黯，皮肤干燥。而后者则多瘦弱，皮肤清白者居多。

附子治脚气

近年来服务于红十字医院，就诊者亦有军队之士兵，除感冒及水泻外，大半周身麻痹与脚气，根据仲景用附子于历节疼痛，不可屈伸，或手足不仁之义，用桂枝附子汤、附子去桂加白术汤、乌头汤多效。至于充心之脚气、心窝苦闷、呕吐等恶象已见，亟投附子以强其心，稍加逐湿下行之药，奏效者固非一二人。其脚气轻者，用附子合通行之鸡鸣散亦验，照吾用附子治脚气之经验，收效者多，失败者少，视西医治脚气无特效药，固不可相提并论矣。(章次公《药物学》)

肿瘤疼痛，可用大量附子，可达30克以上。曾治疗1例肺癌骨脑转移的患者，全身疼痛，用滚烫的热毛巾敷腰部方舒适片刻，伴有大便秘结，后用大黄附子汤加芍药、甘草、厚朴、枳实等，服药后顿感全身舒畅。1例肺癌转移、阴囊溃疡患者，用附子配黄芪建中汤一度能够明显止痛。又治疗1例鼻咽癌患者，左侧面部已经变形，疼痛不休，无法睡觉，患者痛苦不堪，后用麻黄附子细辛汤加调胃承气汤，疼痛基本控制，至今已经治疗达3个月，能安然入睡。但发现附子止痛的远期效果不理想。

头痛剧烈，也可用附子。章次公先生治一人，患头痛三年之久，疼痛发作无常，痛剧则呕吐频作，彻夜不寐，痛苦不可名状，方用炮附子一两，当归一两，川芎六钱，藁本六钱，炙大蜈蚣十条，全蝎八钱，黄芪一两，半夏、白术、天麻、茯苓、酸枣仁、甘枸杞各六钱，共研细末，每饭后服一钱，一日三次，此方仅服两料，已告痊愈，以后因他病来诊，知已三年不发。附子与当归同用，配

合蜈蚣、全蝎镇痛之力很强，故其效若彰。（《章次公医术经验集》）

现代研究表明，乌头类中药中所含多种生物碱及其多种衍生物均具有明显镇痛作用，是非成瘾性镇痛药，与吗啡类镇痛药不同；而且其毒性与镇痛作用与其结构密切相关。大多数乌头类化合物可以与吗啡协同增强镇痛作用，这为临床两者合用减少吗啡用量，减少吗啡等镇痛药的副作用，提高镇痛效果都有帮助[1]。

——以精神委靡、全身浮肿为特征的疾病，如慢性肾炎、肾功能衰竭、肝硬化腹水等，常配伍白术、茯苓、芍药等，方如真武汤。

真武汤是治疗阳虚浮肿的代表方。有报道可用于肾功能不全、尿毒症。本人用的比较多的是肝硬化腹水，常常配伍五苓散、当归芍药散、小建中汤、怀牛膝等，效果比较理想。曾治疗1例肝硬化腹水患者，虽经静脉滴注白蛋白，但其血清蛋白数值依然很低，精神委靡，舌质红而嫩，脉象空大而无力，用真武汤加肉桂、牛膝等，附子30克，服药3剂后，尿量增加，后持续服用2月，病情改善出院，后改用小建中汤等治疗，情况基本稳定，但2年后死于急性上消化道大出血。用真武汤，有时白术要大量使用，可达60克，如果有黄疸，芍药可赤芍、白芍均用，且量要大。

——以面色黯黑，恶寒、咳喘为特征的疾病，如支气管哮喘、慢性支气管炎、肺心病等，常配伍肉桂、龙骨、牡蛎、五味子、山萸肉等。

---

[1]胡学军．乌头类中药及其制剂的镇痛作用[J]．中医药研究，2001，17(4)：56.

凡哮喘见恶寒、无汗、脉沉微细、舌质黯淡而润泽，苔白水滑者，附子配合小青龙汤有效。近代名医祝味菊就有如此经验方[1]，作为平时的保健，可服用金匮肾气丸（附子、肉桂、熟地黄、山药、山萸肉、茯苓、泽泻、牡丹皮），可改善体质，预防复发。本人经验，对于久喘而体质虚弱者，可用桂枝加龙骨牡蛎汤加附子等，有替代激素的作用。本人治疗1位女教师，患者支气管哮喘30余年，服用激素也多年，形容黧黑，下肢浮肿，骨质疏松如佝偻状，后用桂枝加龙骨牡蛎汤加附子、山萸肉、五味子、鹿角胶等，服药后咳喘明显减轻，后能外出活动，激素也大大减量。

——以腹泻、呕吐为特征的疾病，如急慢性肠炎、小儿腹泻等，常配伍干姜、甘草等，方如四逆汤[2]、附子理中丸。

《伤寒论》原文多次提到四逆汤治疗吐利，故消化系统疾

[1]施杞. 上海历代名医方技集成[M]. 上海：学林出版社，1994:297.

[2]四逆汤（《伤寒论》）：甘草二两，干姜一两半，附子一枚。上三味，以水三升，煮取一升二合，去滓，分温再服。强人可大附子一枚，干姜三两。原书指征：伤寒医下之，续得下利，清谷不止，身疼痛者，急当救里；后身疼痛，清便自调者，急当救表。救里宜四逆汤；救表宜桂枝汤。少阴病，脉沉者，急温之，宜四逆汤。大汗出，热不去，内拘急，四肢疼，又下利，厥逆而恶寒者，四逆汤主之。既吐且利，小便复利而大汗出，下利清谷，内寒外热，脉微欲绝者，四逆汤主之。推荐剂量：附子10～30克、干姜5～15克、甘草5～15克。

病用附子的机会较多。江阴名老中医邢鹂江先生年轻时暑天因饮食不慎导致腹泻，服用芳香化湿等药不仅无效，反而便血，大便呈赤豆汁样，精神委靡，所幸其业师朱莘农先生投四逆汤，数剂即止。章次公先生回忆，当年见孟河黄体仁先生于夏日以通脉四逆汤加吴萸、黄连，治疗吐泻交作、肢冷脉伏之霍乱时机未失者，多具奇效，以是称黄师为黄一帖。后侍诊曹颖甫先生于同仁辅元堂，3 个月中见曹先生以四逆汤原方治愈垂毙霍乱证五六人，但药量重于黄先生数倍，生附子常七八钱至两许（1 钱约合 3 克，1 两约合 30 克），炮姜亦五六钱，炙甘草最轻为四钱，药店伙计往往不敢配发，且称曹颖甫先生为野郎中，然而南市居民服“野郎中”之方而庆更生者，至今犹称道不止焉〔1〕。

同事王老师的父亲，是年逾八旬的老干部，于 2005 年 1 月因脑梗死急诊入院，期间多次出现危象，如心衰、肾衰、呼吸衰竭等，均配合中药治疗后稳定，但人长期昏迷。至 10 月全身状况恶化，全血下降，腹泻每日 5～6 次，每次 100～200 毫升，均为水样便。多方治疗无效，遂希望中医配合。本人用制附子 10 克、干姜 10 克、红参 10 克、炙甘草 6 克、龙骨 20 克、牡蛎 20 克、山药 30 克、红枣 20 克，浓煎后用鼻饲，少量多次注入。用完一剂后，腹泻即减轻，后能排出软便。此方持续服用十余天，心率、血压等基本稳定。病人虽在一个月后死亡。但四逆加人参汤的止泻效果是肯定的。

小儿腹泻用四逆汤的机会也较多。汪氏用四逆汤加黄连治疗小儿腹泻 70 例，其中大部分是经过服用西药或中药无效的患者，结果 58 例治愈，8 例近期治愈，4 例无效。汪氏经验，本方适用于大便稀溏，体温升高不明显，四肢冷，脉微弱，舌苔白的

---

〔1〕朱良春. 章次公医术经验集[M]. 长沙：湖南科学技术出版社，2000：122.

患者。

对于一些免疫功能低下的疾病如结核、肿瘤导致的慢性腹泻，使用附子也有改善体质的作用。据海安王益谦先生[1]回忆，1946年秋冬之际，邻人杭振先先生的爱人谭氏，年近四旬，初患咳嗽晡热，延延不愈，继而五更泄泻，面容憔悴，形体消瘦，并见腹胀大等症，中西医医治未效，遂赴沪求医，住入上海红十字会医院一月余，经化验检查，诊为结核性腹膜炎，因针药罔效，自动出院，遍寻海上名中医如陈存仁、余无言、朱鹤皋等，均不惬杭君心意。嗣经某僧人介绍，就诊于章次公先生，并出示红十字会医院的诊断，经先生诊脉问症扪腹，认同红十字会医院，当即疏方遣药，仅开黄厚附片、别直参、油肉桂、於潜白术、黄芪五味药，研末口服，每日3次，并嘱：如药后大便转厚，小便量增多，腹水渐消，便是好转佳兆。服药一料后，果如其言，服药3料，症状痊愈，事隔50余年年，患者谭老太太仍健在，今年他俩已双双进入91岁高寿。笔者曾治疗1例濒临死亡的胰头癌患者，贫血兼有黄疸，精神委靡，食欲不振，大便溏，舌苔白腻，用四逆汤加桂枝、茵陈、茯苓、白术等，一度黄疸消退，食欲增加，后又存活了2个多月。

附子理中丸是温中散寒方，由附子、干姜、白术、人参、甘草组成，多用于阳虚型的腹泻腹胀以及四肢冰冷过膝肘、脉微弱、血压低者。本方对小儿秋季腹泻有效，特别适用于久泻不止，大便清稀或有泡沫，大便中带有不消化物，或呕吐清涎，四肢冰冷，精神疲倦，哭声微弱，舌苔薄白，舌质淡，脉细无力者。近代名医范文虎先生则用本方治疗吐血，可能是胃溃疡出血，有回阳救逆止血的效果。本人曾用本方加黄连治疗1例小儿口腔溃疡满

---

[1]江苏省中医医史文献学术交流会暨章次公学术思想研讨会论文集[M]. 江苏省中医药学会，2001.

口，无法进食，口内流清涎水甚多，虚胖而肤色无光泽，数剂而愈。肿瘤化疗以后的食欲不振、精神萎靡，腹泻便溏，周身皮肤发黑，指甲青黑者，经常使用附子理中丸，能明显改善症状。

——咽喉脓肿、牙周炎等口腔疾病，附子与大黄等配合使用，方如大黄附子汤等。

范文虎先生有治疗乳蛾(扁桃体脓肿)的家方一张，其组成为生大黄三钱、淡附子一钱、细辛三分、玄明粉三钱、姜半夏三钱、生甘草三钱。药后往往泻下多次，则热退肿消。现代有报道采用附子大黄细辛汤(附子 12 克，大黄 10 克，细辛 8 克，甘草 5 克)治疗牙周炎 50 例，效果比用西药(牙痛安每次 1 粒，螺旋霉素每次 2 粒，每日 3 次)满意。

有报道，用熟附子治慢性咽炎效果良好。熟附子 30 克，水蜜各半，用水蜜将熟附子浸泡透软后，文火煮 30 分钟取出附子。用时取附子 1～2 克，于口中徐徐含咽，每天 3～5 次。咽喉红肿热痛者不宜用[1]。

姜春华先生认为许多慢性疑难杂病，特别是许多慢性炎症用常法清热解毒不效，原因即在于久病体虚而湿热火毒病邪不解，他从仲景乌梅丸、薏苡附子败酱散诸方得到启发，打破常规，温清并用，补泻兼施，如他治白塞病，用附子配党参、黄芪、甘草、淫羊藿、黄连、黄芩、牡丹皮、蒲公英、半枝莲而效，即其范例。(绍奇谈医. 中国中医药报)

——血液病、肿瘤化疗以后的白细胞减少，有人尝试使用附子。

〔1〕袁惠民. 熟附子治慢性咽炎效良[J]. 国医论坛，1997(3):4.

血液病、恶性肿瘤等放、化疗过程中常见白细胞减少及粒细胞缺乏症，轻度减少者不出现特殊症状，中度和重度减少者易发生感染，常出现面色晦黯、精神委靡、疲乏、无力、头晕、食欲减退等表现，也有机会使用附子。有人从临床实践中探索了附子不同煎法与白细胞减少症疗效之间的关系，体会到大剂(9 克以上)先煎，小剂(9 克以下)则不必先煎。放化疗后恢复期，白细胞计数在 $2\times10^9/L$ 以上者用先煎；白细胞计数较低，在 $2\times10^9/L$ 以下者不用先煎。先煎时间为 20 克以下先煎 1 小时，20 克以上先煎 2 小时。但有些小剂疗效不理想，若药证相符的逐渐增量，并住院观察，以此治疗有效[1]。

参考

——附子有毒，所以对证下药是保证附子用药安全有效的关键。附子证绝无恶热、口渴等症。患者多面色晦黯或有轻度浮肿，目睛无神，言语无力，多思卧困重，即《伤寒论》所描述的"脉微细，但欲寐"的状态。

——"附子脉"是应用附子的重要指征，但是临床上有时也有变化，如疼痛剧烈时，脉象可出现浮脉、洪大脉，但是，重按是缺乏底力的，而且，疼痛止后，其脉象还会恢复沉微的的本态。

——附子煎服法很有讲究，如果用于抗休克，则宜久煎，可增效解毒。一般用 10 克者，宜先煎 20 分钟，20 克者，则先煎 40 分钟，30 克者，则先煎 60 分钟，即每增加 10 克先煎的时间增加

---

〔1〕张霆.治疗白细胞减少症中附子煎法用量的体会[J].辽宁中医杂志，2002，29(12)：707.

20分钟。但用于止痛时，煎煮时间不宜过长。有人提出附子煎煮新法，即将附子捣为粗末，开水煎煮10分钟以后，尝无麻味即可。煎煮附子时水一定要一次放足，不能中途再添加冷水进去，这是朱良春老中医的经验。另外，云南吴佩衡先生也主张用大锅大水长时间煎煮附子，也是这个经验。陈苏生介绍其师祝味菊先生的经验：首先注意附子炮制的规格，认为各种炮附子以切开打碎者为佳；其次注意监制的解毒药（如干姜、甘草、磁石）；最后注意煎煮的条件，他主张用开水先浸后煎，要求宽水（加大煎水量），慢火熬透（不可急火加热），煎煮时间在2～3小时以上，然后再加入其他药同煎，煎的时间看剂量大小而伸缩。此外，对从未服过附子的初诊患者，宜小量（加解毒药开始）逐渐加量，至显效为度[1]。

——关于附子的用量：服用附子中毒除与患者所处的疾病、机体状态有关外，还与剂量、煎煮时间、季节等因素有关。因此，附子的用量最难统一，多寡悬殊极大。有主张用量宜3～9克，有主张用量在30克以上者。有人报道用乌头汤治疗一寒湿痛痹，附子从31克续加至62克，3剂，患者误将另包的186克附子当作一剂药煎服，服用竟然安然无恙，第二天关节疼痛若失，大腿内侧发青发冷感消失，追访10年未发。也是奇事[2]。尽管大剂量附子的有效报道很多，但因为附子采集时间、炮制、煎煮时间等各地不同，毒性的差别很大，据报道，不同地区附子的毒性相差8倍之多[3]。所以，临床使用附子，仍宜从小剂量开

〔1〕中国中医研究院编．中国中医研究院三十年论文选[M]．北京：中医古籍出版社，1986．

〔2〕江一平主编．中医辨治经验集萃[M]．北京：人民卫生出版社，1996：736．

〔3〕云南医学杂志，1963(2)：40．

始，而后根据病人的反应及病情需要，逐渐增加用量。张仲景用附子有两个剂量段。大剂量为3～5枚，多用于治疗关节疼痛或心腹大痛；小剂量为1～2枚，多用于治疗脉沉微、四肢逆冷等。有人体会，附子的用量分大剂(10克以上/剂)和小剂(6克以下/剂)；煎法分久煎(一小时以上)和一般煎(30分钟左右)。小剂量用于病程短、体质尚可的阳虚、气虚患者，起到温阳化气作用；大剂量用于病程长、阳气大虚、漏汗、自汗和体弱久病入络、疼痛不已者，起到温阳、止汗、镇痛作用[1]。

——使用附子必定要配伍甘草、生姜。陶弘景在《本草经集注》中说："俗方每用附子须、甘草、人参、生姜相互配合者，正牵制其毒也。"有实验表明，单用附子具有较大毒性，而四逆汤(附子9～12克，干姜6～9克，炙甘草12克)则毒性大为减轻，二者口服的LD_{50}相差4.1倍。其原因为甘草中的主要成分甘草酸可与附子中所含的生物碱结合成难溶的盐类。

——其他的应用注意：①产地：不同地区的附子毒性不一，传统产区为四川江油及陕西汉中地区，目前产区已经大大扩展了，有服用云南腾冲所产附子9克而中毒的报道。②服药时的环境条件：实验证明附子对心脏的作用可因室温不同而不同，温度愈高，乌头碱作用愈强。因此服用附子后不能入浴、饮酒及入暖室，以防引起毒性反应。

——附子中毒的处理：附子、川乌中毒症状以神经系统和循环系统为主，其次是消化系统症状。中毒症状为恶心、呕吐、腹痛、腹泻、头昏眼花、四肢及周身发麻、畏寒，继之瞳孔放大，视觉

---

[1] 张学义. 附子用量、煎法不同，功用也相异[J]. 中医杂志，1992(12)：7.

模糊，呼吸困难，手足抽搐，血压及体温下降。乌头碱可直接毒害心肌细胞，故其心脏毒性的致命性最为严重，中毒时极易造成心房纤颤。古时候用甘草、黄连、肉桂、绿豆、黑豆汤解之。现代多注射阿托品、普鲁卡因等，并用1％～2％鞣酸洗胃，酌情给予催吐剂、活性炭以及保温、吸氧等。口服浓茶也有解毒作用，目的是沉淀生物碱。

§6 干姜

干姜为姜科植物姜的干燥根茎。气芳香，味辛辣。以质坚实、外皮灰黄色、内灰白色、断面粉性足、少筋脉者为佳。干姜始载于《神农本草经》，谓干姜主“胸满咳逆上气，温中止血，出汗，逐风湿痹，肠下利”。《伤寒论》应用干姜的配方很多，入 24 方次；《金匮要略》入 32 方次。尤其是使用半夏、附子的处方中大多配合干姜或生姜，《金匮要略》中用半夏的共计 31 方，配伍生姜用 16 方，配干姜的有 8 方。后世药房所售的姜制半夏，就源于仲景配伍。附子、干姜的配伍更多，近代许多四川云南医生以擅用附子、干姜著称，如人称四川邛崃郑钦安为“姜附先生”。四川祝味菊、范中林及云南吴佩衡等均是如此。

南朝梁·陶弘景《本草经集注》：“生姜、干姜生犍为川谷及荆州、扬州。九月采之。”四川犍为等区县种姜历史悠久，距今已有 1700 多年的历史，所产的干姜品质独特，个大饱满、淀粉足、纤维少、辣味浓，且药性稳定，自古即是药用干姜道地产区。新中国成立前日本、德国就在犍为设庄收购干姜，新中国成立后先后出口欧、亚十余个国家和地区。

姜本是不可或缺的芳香辛味调料，但经过中医的调配，可以成为治病良药。冒寒饮冷之后，民间都知道应该喝姜汤以祛寒，如配上红枣或红糖，则味道更美。《本草纲目》记载：常熟一人病反胃，往京口（镇江）甘露寺。一僧持汤一杯与之，饮罢便觉胸快。该汤用干饴糖、生姜、炙甘草、盐少许。这方其实与仲景建中汤、甘草干姜汤相似，能温中健胃。清代吴翌风《镫前丛录》载神仙粥，专治一切感冒症，如风寒、暑湿、头痛、骨痛，并四时疫气流行等。凡初得病二三日者，服之即解。用糯米半合，生姜五六片，河水两碗，于砂锅内煮一二滚后，次入代须葱白头五六个，煮至米熟，再加酸醋半小盅，入内搅匀，趁热吃粥或只服粥汤，于无风处睡，以出汗为度。方中糯米补养，姜、葱发散，而又以酸醋饮之，屡用有效。至于《金匮要略》的当归生姜羊肉汤，更是古代妇女产后的补益药膳，可以用来治疗产后腹痛、羸瘦。

近些年来，国外医学界对姜的研究进一步加深。丹麦科学家研究证实，生姜是减轻晕动症"最为理想"的天然药物之一，曾对一千余名海军出海远航的晕海症研究中出发现姜虽然还不能完全使晕动症状消失，但头晕、恶心、呕吐等症状却能得到较大程度的减轻，尤其是可以大大减轻呕吐症状，有效率达90%以上，药效可持续4小时以上。据此，丹麦已试制了一种防晕生姜胶囊。据称，其效果优于一般晕车药，且无一般晕车药引发的令人昏昏欲睡的副作用。（中华特产网）

药证

干姜主治多涎唾而不渴者，兼治呕吐、下利、咳逆。

《金匮要略》云："肺中冷，必眩，多涎唾，甘草干姜汤以温之"。药仅两味的《金匮要略》半夏干姜散，主治"干呕吐逆，吐涎沫"（十七）。涎唾即涎沫，即唾液及痰涎，多涎唾者，多无口渴感，所以，张仲景指出"其人不渴"（七）。使用干姜最大量方的甘草干姜茯苓白术汤的主治，也以"不渴"为重要鉴别要点。所谓"身体重，腰中冷，如坐水中，形如水状，反不渴，小便自利"（十一）。此外，《金匮要略》中还有"咳满即止，而更复渴，冲气复发者，以细辛、干姜为热药也"（十二）。可见，干姜所主治的病症，患者多不渴，或口内多清涎，或咳痰稀如水。

姜是止吐的要药。干姜所主治的呕吐，大多呕吐涎水，口不干渴。甘草干姜汤主治"咽中干，烦躁吐逆者"(29)。《备急千金要方》谓此方"治吐逆，水米不下神验"。《类聚方广义》说该药能"治老人小便频数，吐涎，短气眩晕，难以起步者"。干姜与半夏配合，则止呕的作用更为明显。如半夏干姜散主治"干呕吐逆，吐涎沫"(十七)。干姜半夏人参丸(干姜、半夏、人参)主治"妊娠呕吐不止"(二十二)。大建中汤(党参、川椒、干姜、饴糖)主治"心胸中大寒，痛呕不能饮食"(十)。干姜与黄连、人参相配，主治呕吐腹痛，方如干姜黄芩黄连人参汤，主治反复吐下之后的"食入口即吐"(359)。黄连汤(干姜、黄连、人参、桂枝、半夏、甘草、大枣)，主治"腹中痛，欲呕吐者"。

干姜所治疗的腹泻，大多泻下物清稀，少臭味，甚至夹有不消化物。《伤寒论》中治疗下利清谷的四逆汤、通脉四逆汤等均含有干姜。主治下利不止，便脓血的桃花汤，则为干姜与赤石脂、粳米为伍。治疗"利下不止，心下痞硬"的桂枝人参汤，则为干姜配甘草、人参、白术、桂枝。此外，真武汤条下，有"若下利者，去芍药，加干姜二两"的句子，可见仲景治疗下利用干姜。后世用干姜治下利的方子很多。如《肘后备急方》单用干姜研末，以米饮汤送服，治寒痢色青。《类证治裁》治中汤，用人参、白术、干姜、炙甘草、青皮、陈皮、半夏、生姜，主治脾胃虚弱，腹痛，呕吐泄泻。现代名医岳美中用人参、白术、生姜、炮干姜、吴茱萸、细辛，治疗五更泄泻，食谷不化，四肢不温，舌淡脉弱者。

所谓咳逆，即咳嗽、气喘，大多伴有水样痰或泡沫样痰。干姜—细辛—五味子，是张仲景治疗咳喘的重要组合。治疗"咳逆倚息不得卧""咳而微喘"的小青龙汤，治疗咳满的苓甘五味姜辛汤，均以此组药为主药。另外，干姜与五味子、柴胡、甘草相配，可治疗咳嗽。《伤寒论》小柴胡汤、四逆汤条下均有此加减。

配方

——以恶心呕吐、口流清涎为特征的疾病，如胃炎、功能性胃痛、胆囊炎、消化不良、唾液分泌过多、小儿流涎等。常配伍甘草，方如甘草干姜汤[1]、理中丸(汤)[2]、[3]。

---

[1]甘草干姜汤(《伤寒论》)：甘草四两，干姜二两。上二味，以水三升，煮取一升五合，去滓，分温再服。原书指征：伤寒脉浮，自汗出，小便数，心烦，微恶寒，脚挛急，反与桂枝汤，欲攻其表，此误也。得之便厥，咽中干，烦躁，吐逆者，作甘草干姜汤与之，以复其阳。推荐剂量：干姜6～12克、甘草6～12克。

[2]理中丸(《伤寒论》)：人参、甘草、白术、干姜，以上各三两。上四味，捣筛为末，蜜和丸，如鸡子黄大，以沸汤数合，和一丸，研碎，温服之。日三服，夜二服，腹中未热，益至三四丸，然不及汤。汤法，以四物，依两数切，用水八升，煮取三升，去滓，温服一升，日三服。加减法：若脐上筑者，肾气动也，去术加桂四两。吐多者，去术，加生姜三两。下多者，还用术；悸者，加茯苓二两。渴欲得水者，加术，足前成四两半。腹中痛者，加人参，足前成四两半。寒者，加干姜，足前成四两半。腹满者，去术，加附子一枚。服汤后，如食顷，饮热粥一升许，微自温，勿发揭衣被。原书指征：霍乱，头痛，发热，身疼痛，热多，欲饮水者，五苓散主之；寒多，不用水者，理中丸主之。大病差后，喜唾，久不了了者，胃上有寒，当以丸药温之，宜理中丸。推荐剂量：干姜6～12克、白术10～20克、人参5～10克或党参10～15克、甘草3～6克。

[3]理中汤(又名人参汤)(《金匮要略》)：人参、甘草、干姜、白术各三两。上四味，以水八升，煮取三升，温服一升，日三服。原书指征：胸痹心中痞，留气结在胸，胸满，胁下逆抢心，枳实薤白桂枝汤主之；人参汤亦主之。推荐剂量：干姜6～12克、白术10～20克、人参5～10克或党参10～15克、甘草3～6克。

唾液清稀而且分泌很多，这是用干姜的重要特征，这一特征可以出现在许多消化道疾病中，也可以在呼吸道疾病中见到。中医均以“虚寒”来表述。胃痛、腹痛、腹泻、咳嗽、气喘等同时伴有此证者，均可使用干姜。临床上甘草干姜汤、理中汤是常用方。腹痛者，加白芍、吴茱萸；腹胀者，加厚朴、枳实；腹泻、肢冷者，加附子。不仅是唾液清稀可用，就是其他消化液分泌多且清稀者，也可使用干姜及其复方。如有人报道治疗一例胆道术后T型管引流量过多的病例(24小时5 000～6 000毫升)，经抗菌治疗不减，患者面色青黄，精神疲倦，服用理中汤后胆汁很快减少了[1]。

蒲辅周先生治疗一麻疹后低热不退患儿史某，男，1岁，1963年4月12日会诊。病程已起一月，初起由发热十天始出麻疹，但出之不顺，出迟而没速，因而低热久稽不退，咳嗽微喘，咽间有痰，不思饮食，大便日行二三次，稀水而色绿，面色黯而颧红，肌肉消瘦，皮肤枯燥，脉沉迟无力，舌淡唇淡，无苔，奄奄一息，甚属危殆。蒲老处方：炙甘草二钱，干姜(炮老黄色)一钱，党参一钱，粳米(炒黄)三钱，大枣二枚，二剂，每剂煎取120毫升，分6次服，4小时一次。二诊：服第一剂后稍有转机，开始少思饮食，脉稍有力，舌苔亦渐生。服第二剂，手足见润许，但仍咳喘有痰，脉沉迟，舌淡苔薄白。处方：人参一钱，白术一钱，茯苓一钱，炙甘草五分，干姜五分，二剂。三诊：服一剂，体温恢复正常，大便亦不稀，食纳渐增，两颧不红，二剂精神振，周身由枯燥转潮润，面色由黯见黄，咽间已无痰声，轻度咳嗽，舌仍淡，苔黄白腻，脉沉缓，已有力。处方：党参一钱，白术一钱五分，茯苓二钱，苡仁三钱，麦芽一钱五分，二剂。停药以饮食调理一周而出院[2]。

---

[1] 刁本恕. 理中汤治疗胆道术后“T”管引流过多[J]. 四川中医，1986(3)：25.

[2] 高辉远，等. 蒲辅周医案[M]. 北京：人民卫生出版社，1973：160.

蒲辅周

蒲辅周(1888—1975),现代著名老中医。四川梓潼人。15岁开始学中医,具有丰富的临床经验,治病强调辨证论治。1956年调卫生部中医研究院工作。《蒲辅周医案》、《蒲辅周医疗经验》系由学生根据蒲老平日诊疗经验整理而成。(《中医大辞典》)

内镜逆行胰胆管造影(ERCP)是诊断肝胆胰腺疾病的重要检查方法。术前为了减少胃肠道消化液的分泌,抑制胃肠道蠕动,应常规肌注阿托品类药物。但有部分患者同时合并有心血管疾病、青光眼和前列腺肥大等,不宜使用阿托品类药物。成都市第一人民医院杨汉新等报道,干姜厚朴汤(干姜10克,厚朴15克)对胃肠道的作用类似阿托品,与对照组无显著性差异,可以作为ERCP术前用药[1]。

航海运动病(简称晕船)是因船舶颠簸使乘员前庭过度受刺激引起的自主神经功能紊乱,以胃肠功能失调表现为主。轻者仅有胃部不适,重者出现恶心、呕吐等。干姜有明确的止呕作用,国内文献报道生姜有抗运动病作用,国外亦有报道干姜粉对运动病(包括航海运动病)具有一定的预防作用。胡海全等报道,口服干姜粉1克对晕船有明显的抑制作用,并且其效果优于晕海宁,此结果与国外的研究报道一致[2]。

——以咳吐清稀痰为特征的疾病,如慢性支气管炎、肺气

[1]杨汉新.干姜厚朴汤在胰胆管造影前的应用价值[J].中国中西医结合外科杂志,1998,4(5):266-267.

[2]胡海全.口服干姜粉预防晕船的效果观察[J].中华航海医学杂志,1999,6(1):23.

肿、支气管哮喘等，常配伍细辛、五味子、桂枝、肉桂、麻黄、甘草、半夏等，方如小青龙汤。

干姜、细辛、五味子是仲景用于咳嗽气喘的基本配伍，也是小青龙汤的主药。小青龙汤治疗慢性气管炎、肺气肿、哮喘见痰多清稀如水或多泡沫者，最为有效。《汉方临床治验精粹》载日本汉方家矢数道明先生用本方提取物治疗小儿哮喘的病例。该患者经常感冒，感冒时，咽部发红，扁桃体肿大，咳嗽，咯大量稀薄痰，食欲等无异常，但喷嚏、鼻涕很多。服用小青龙汤 3 个月后已见明显效果，变得非常活泼，不再常患感冒，哮喘不再发作。日本人汤本求真也采用苓甘五味姜辛汤加味治疗老年慢性气管炎合并肺气肿者，临床效果显著。本人在江阴市中医院工作期间，每年冬季寒流一来就有许多慢性喘息型支气管炎患者入院，大多无汗恶寒，拥被极厚，吐痰清稀甚多，见夏武英老中医用小青龙汤屡屡见效。

矢数道明

矢数道明（1905—2002），是 20 世纪 30 年代以来日本汉方医界的重要代表人物。1930 年从东京医学专科学校毕业后，师事于东京“汉方一贯堂医学”创始人森道伯和家兄矢数格，学习汉方医学。毕业后和大塚敬节先生共同致力于日本汉方医学的复兴运动。1980 年就任“日本北里研究所东洋医学综合研究所”所长。他精通东、西两种医学，出于对汉方医学的深邃信念和弘扬汉医学术的坚定立场，始终坚持在汉方医疗、科研及教育的第一线。他是一位善用经方又巧妙撮取后世方之长，用古方不泥于古，用后世方又不违背经方真义的临床家。

——精神萎靡、口不干渴的吐血、便血等出血证，如上消化道出血、应激性溃疡出血、消化道肿瘤出血等，常配伍甘草，方如甘草干姜汤，或再加附子、党参、甘草等，方如附子理中丸[1]。

干姜也是古代的止血药，特别是吐血。《备急千金要方》治疗吐血不止用干姜为末，童子小便调服一钱。《直指方》认为甘草干姜汤治疗男女诸虚出血。《朱氏集验方》也认为本方治吐血极妙。后世也有不少个案报道，有咳血者，多伴有吐稀薄痰夹黯淡血液；有上消化道出血时间长达数年者。具有"火神"之称的四川名医郑钦安也有类似经验，谓无论吐衄血、牙衄、二便血，先不分阴阳，都先止其血，大剂甘草干姜汤加血余炭，屡用屡效。岳美中先生曾治一鼻衄患者，衄血势如涌泉，历5个多小时不止，出血量达半铜盆。患者面如白纸，近之则冷气袭人，抚之不温，问之不语，脉若有若无，神志已失，急疏甘草干姜汤：甘草9克、干姜9克，水煎服。2小时后手足转温，神志渐清，脉渐起，能出语，衄亦遂止，翌晨更与阿胶12g，水煎日服2次，后追访未复发(《岳美中医案集》)。根据诸多医家的经验，本方治疗血证时干姜多用炮姜。

除用甘草干姜汤外，临床应用更多的是配合附子。范中林先生用大量干姜30克配伍附子、甘草等治疗崩漏和鼻衄。范文虎先生则多用附子理中汤治疗脉沉、舌淡白的吐血。

——以恶寒、小便清长为特征的疾病，如感冒、寒湿腰痛、腹

[1] 附子理中丸(《阎氏小儿方论》)：人参、甘草、干姜、白术、附子各一两，为细末，炼蜜和，一两作十丸。每服一丸，水一盏，化开，煎及七分，稍热服，食前。

痛、带下等，常配伍白术、茯苓、甘草等，方如甘姜苓术汤〔1〕。

甘姜苓术汤主治腰痛，《金匮要略》描述道："其人身体重，腰中冷如坐水中，形如水状……腰以下冷痛，腹重如带五千钱"，其特点是"冷痛"与"重痛"。日本古方家尾台榕堂经验：老人平日苦小便频数，吐涎短气，眩晕难起步者，宜此方(《类聚方广义》)。妇人久年腰冷带下者，加红花与之更佳。(《方函口诀》)。

根据临床报道，泌尿生殖系统的疾病更容易出现本方证，也符合"腹重如带五千钱"的特征。如江西杨志一先生曾治疗一29岁男性患者，患输尿管结石施行手术后，右小腹经常胀闷不舒，腰际亦作牵引酸痛，腰以下冷而沉重，大便秘结，小便频而浑黄，口不渴，食欲睡眠均差，脉沉细而涩。小便检查示蛋白＋＋＋，红细胞＋＋＋，上皮细胞＋，投以本方加当归、杜仲，连服24剂愈〔2〕。刘渡舟曾以本方治疗一38岁女性，体肥而白带多，且有秽浊气味，久治不愈，视之所服皆为治湿热之药，而切其脉沉缓，视其苔白滑不燥，疏方：白术30克、干姜14克、茯苓30克、炙甘草10克。服至5剂，白带减少大半，至10剂则痊愈(《刘渡舟验案精选》)。江苏杨大华也治疗一中年女性患者，诉白带多而清稀，腰酸，脉沉弱，舌淡胖大，服用消炎西药疗效不显，处方：干姜40克，茯苓40克，白术20克，苍术20克、甘草20克，7剂。复诊时

---

〔1〕甘姜苓术汤(《金匮要略》)：甘草、白术各二两，干姜、茯苓各四两。上四味，以水五升，煮取三升，分温三服，腰中即温。原书指征：肾着之病，其人身体重，腰中冷，如坐水中，形如水状，反不渴，小便自利，饮食如故，病属下焦，身劳汗出，衣(一作表)里冷湿，久久得之，腰以下冷痛，腹重如带五千钱，甘姜苓术汤主之。推荐剂量：干姜10～15克、白术10～20克、茯苓10～20克、甘草3～6克。

〔2〕江西医药杂志，1962(7)：22.

患者诉白带几无，他症均减，平素乏力感也随之好转，只是药味特辣。

——以呕吐、腹泻、腹痛为特征的疾病，如急性胃肠炎、慢性胃炎、胃及十二指肠溃疡、幽门痉挛、消化不良、胃神经症、妊娠呕吐、肠道易激综合征、肿瘤化疗后腹泻等，常与半夏、党参、甘草、大枣、黄连、黄芩、附子等配伍，代表方如四逆汤、理中汤、半夏泻心汤等。

以腹泻为主的消化道疾病，干姜是常用药。如对误用泻药者，张仲景多用干姜，这是定例。莫枚士认为："经方例凡经误下者，皆用干姜，不独治烦、吐也。"《肘后方》治疗寒痢青色：干姜切豆大，每米饮服六七枚，日三夜一。《备急千金要方》治疗中寒水泻：干姜（炮）研末，饮服二钱。孙思邈治疗"痢症"擅长使用黄连、干姜。他常把干姜作为辅药来使用，治疗热痢伤阴时作为黄连的辅药，治疗冷痢时则作为赤石脂、钟乳石粉的辅药使用，尤其是作为治疗冷痢及寒热错杂痢的主要辅药使用[1]。

用于消化道疾病的干姜方很多，常用方有理中汤、四逆汤、半夏泻心汤等。理中汤及四逆汤适用的腹泻，多见泻下物清稀气腥，患者精神委靡、恶寒等。本人临床常用中成药附子理中丸治疗肿瘤化疗以后的腹泻和大量使用抗生素以后的腹胀腹泻，效果很好。而半夏泻心汤所适用的腹泻，则可见泻下色黄气秽，并有恶心呕吐、心下痞等。

另外，对服用凉药所致的不适，干姜也有较好疗效。日本荒木性次的《古方药囊》中记载了两个治验。一女孩，感冒发热，因

〔1〕史仁杰. 试论孙思邈辨治"痢症"的特色[J]. 江苏中医，1999(20)3:6.

大便不通，与调胃承气汤，服后下利数次，随即突然手足冷，烦躁闷乱，恶寒战栗，呈危笃状态，急与甘草干姜汤作一次服，危症立愈。另一例女孩，发热，心情不佳，饮食不进。初予小柴胡加石膏，服2～3次后手足发冷，咽干，痴呆无神，烦闷、急予甘草干姜汤很快治愈。指出本方治疗因服下剂及石膏剂所致之腹中冷、手足厥逆，烦闷不适者有神效。

参考

——临床大量使用干姜时，其舌象必白厚或腻，或白滑，舌若罩一层黏液，笔者称此为“干姜舌”。

——干姜配半夏治疗呕吐，配附子治疗下利厥冷脉微，配细辛、五味子治疗咳逆上气，配白术、茯苓治疗腰冷痛，配蜀椒治疗腹满腹痛，配赤石脂治疗下利脓血，配人参、半夏治疗呕吐不止。

——干姜主治与附子相似，其区别在于：附子证多见于循环系统症状，如脉象沉微，干姜证多见于消化系统症状，如呕吐、舌苔白腻等。附子能止身疼痛，而干姜则能除腹胀满，两者有别。

——干姜与生姜作用基本相似，但传统有干姜守而不走、生姜走而不守之说；干姜能回阳，生姜能散寒；干姜多用于腹冷腹泻，生姜多用于腹冷无汗。

§7 细辛

细辛为马兜铃科植物北细辛或华细辛的全草，有北细辛与南细辛之分。北细辛主产于辽宁、吉林、黑龙江等地，根灰黄色，叶绿色，气甚芳香，味辛辣而麻舌，习惯以此为通用正品。细辛除临床医疗用药外，还制成农药作为杀虫剂和杀菌剂使用。细辛还有防衣物虫蛀的效果，由于其根茎含有挥发油，能散发出清香气味，故对昆虫有较强的麻醉作用，还可抑制真菌生长，适用于一切棉毛织品和化纤织品[1]。

药证

细辛主治恶寒不渴，兼治咳、厥冷、疼痛者。

恶寒不渴，提示的是一种体质状态。即患者恶寒喜暖，四肢厥冷，患者往往虽夏日而厚衣，或稍受风寒则冷气入骨、全身拘急不适。同时患者口不干渴，唾液清稀且量多，甚或自觉口内有冷气，唾液咽下也觉冰冷。这种状态如同人处在隆冬严寒之际的生理状态相似，古代称之为“水气”、“寒饮”。按照前人的用药经验，服用细辛的有效标志是口转干渴。如《伤寒论》41 条有“服汤(小青龙汤)已，渴者，此寒去欲解也”的说法，《金匮要略》也有“咳满即止，而更复

[1]健康时报，2001-9-27(10).

渴，冲气复发者，以细辛、干姜为热药也”的说法。

在“恶寒不渴”这种状态下的患者，常常出现咳喘、四肢厥冷、疼痛等。

其咳喘多见痰液清稀量多，或多泡沫，或有清涕如水。仲景常用细辛配干姜五味子等。如苓甘五味姜辛汤主治“咳、胸满”者（十二）。真武汤条下有“若咳者，加五味子半升、细辛一两、干姜一两”（316）。桂苓五味甘草汤条下有“冲气即低，而反更咳，胸满者，用桂苓五味甘草汤，去桂加干姜、细辛，以治其咳满”（十二）。安徽芜湖承忠委先生擅用细辛，认为“细辛平咳喘，疗效胜麻黄”。恶寒无汗而喘时，细辛配麻黄；对咳喘经久，轻者细辛配白果、补骨脂，重者配附子、蛤蚧。对咳喘导致胸痛发绀者，细辛能镇痛。

其见厥冷者，则四肢冷且痛，遇冷尤剧。细辛配伍当归、桂枝等，方如当归四逆汤主治“手足厥寒，脉细欲绝者”（3）。

其见疼痛者，其程度均比较严重，多为头痛、身痛、腹痛、胸背痛以及咽痛、齿痛、目痛等。仲景治疗疼痛，细辛多配半夏、附子等。如白术散条下有“心烦吐痛不能食饮，加细辛一两，半夏大者二十枚”（二十）。如大黄附子汤（大黄、附子、细辛）治“胁下偏痛，发热，其脉紧弦，此寒也”（十）。如赤丸（茯苓、乌头、半夏、细辛）主治“寒气厥逆”（十）。所谓“寒气”，当有胸腹冷痛。因赤丸中有乌头、细辛，与治胁腹痛的大黄附子汤的附子、细辛相同，故主治亦当相同。

凡恶寒不渴之人，多精神不振，喜卧懒言，小便清长，脉象或缓或迟。其舌质淡红，舌苔白滑，上罩一层稀滑黏液，笔者称为“细辛舌”，是使用细辛的客观指征。

细辛适用于恶寒口不渴者，如身热汗出口渴者，舌红少苔者，干咳无痰咽痛者，四肢厥冷而心胸烦热者，细辛当慎用。

配方

——以咳嗽气喘、痰液清稀为特征的疾病，如慢性支气管炎、支气管哮喘、肺气肿等。常配伍干姜、五味子等，方如苓甘五味姜辛汤[1]、小青龙汤等。

苓甘五味姜辛汤是治咳喘的基本方，慢性支气管炎、支气管哮喘、喘息型支气管炎、肺气肿多用。南京中医药大学尤松鑫教授经常用此方治疗久咳、迁延性咳嗽见有寒饮者。其痰多见清稀，受风寒更甚者。此方可加半夏、杏仁，如面红、大便干结者，更加大黄。

小青龙汤是经方中治疗寒饮咳喘的专方，有关介绍请见麻黄、干姜条下。

——以恶寒、肢冷为特征的疾病，如雷诺病、血栓闭塞性脉管炎等，常配伍当归、桂枝等，方如当归四逆汤[2]、当归四逆加

---

〔1〕苓甘五味姜辛汤（《金匮要略》）：茯苓四两，甘草、干姜、细辛各三两，五味子半升。上五味，以水八升，煮取三升，去滓，温服半升，日三。原书指征：青龙汤下已，多唾口燥，寸脉沉，尺脉微，手足厥逆，气从小腹上冲胸咽，手足痹，其面翕热如醉状，因复下流阴股，小便难，时复冒者；与茯苓桂枝五味甘草汤，治其气冲。冲气即低，而反更咳，胸满者，用桂苓五味甘草汤去桂，加干姜、细辛，以治其咳满。推荐剂量：细辛 5～10 克、干姜 5～10 克、五味子5～10 克、茯苓 10～20 克、甘草 3～6 克。

〔2〕当归四逆汤（《伤寒论》）：当归三两，桂枝三两，芍药三两，细辛三两，甘草二两，通草二两，大枣二十五枚，一法十二枚。上七味，以水八升，煮取三升，去滓。温服一升，日三服。原书指征：手足厥寒，脉细欲绝者，当归四逆汤主之。推荐剂量：细辛5～10 克、当归6～12 克、桂枝10～20 克、白芍10～20 克、甘草3～6 克、通草 3～6 克、大枣 30～50 克。

吴茱萸生姜汤[1]。

当归四逆汤是温性止痛剂，可用于治疗头痛、痛经、关节痛等。有报道用本方原方（细辛10克）治疗雷诺病，连用3个冬季，每年服20～30剂。其经验是细辛用10克，临睡前服药，服后盖被避风寒[2]。

血栓闭塞性脉管炎表现为下肢末端发冷青紫、疼痛等，可考虑使用细辛。有报道用阳和汤、麻黄附子细辛汤、桂枝附子汤合方治愈1例，细辛用至40克，并未发现不良反应[3]。

——脉迟为特征的疾病，如病态窦房结综合征、窦房传导阻滞等，常配伍麻黄、附子等，方如麻黄附子细辛汤等。

细辛有提高心律的作用，尤其是配合麻黄、附子等药物以后，提高心律的效果更为明显，方如麻黄附子细辛汤。不过，用

---

[1]当归四逆加吴茱萸生姜汤（《伤寒论》）：当归三两，芍药三两，甘草二两，通草二两，桂枝三两，细辛三两，生姜半斤，大枣二十五枚，吴茱萸二升。上九味，以水六升，清酒六升，和煮取五升，去滓，温分五服。一方水酒各四升。原书指征：若其人内有久寒者，宜当归四逆加吴茱萸生姜汤主之。推荐剂量：细辛5～10克、当归6～12克、桂枝10～20克、白芍10～20克、甘草3～6克、通草3～6克、大枣30～50克、吴茱萸3～6克，生姜12～24克。

[2]吕志杰，等. 仲景方药古今应用[M]. 北京：中医古籍出版社，2000:695.

[3]刘亚娴. 细辛通血闭、开结气[J]. 中医杂志，1993(6):326.

本方治疗病态窦房结综合征、窦房传导阻滞等，必须看全身状况，以面色黄黯，皮肤干燥、体格壮实者比较适合。如果体格瘦弱而伴有房颤等的心率缓慢，则不宜使用麻黄附子细辛汤。有报道用细辛配伍复方治疗缓慢性心律失常患者，用量从 6 克开始递增，如心率无明显提高则增加 3～4 克，直至达到治疗效果为止。他们发现最大剂量为 31 克。最佳有效治疗量为 10～15 克。同时发现，每日剂量达 20 克以上时，患者可出现口唇指趾发麻，停药 24 小时后可自行消失〔1〕。

——性功能障碍，可单用细辛，或配麻黄、附子等，方如麻黄附子细辛汤。

细辛有温阳作用，可治疗性功能障碍。有报道 1 例每日用细辛 5 克，泡茶一杯口服，连泡 3 次，7 天见效。另有报道治疗一例新婚后两天入冰河中挖河，遂引发阳痿。后用细辛 10 克、炙甘草 30 克，水煎睡前顿服，5 剂后病愈。如果配合麻黄、附子等，可能效果更好（参见麻黄条下）。

——以头痛、腹痛、胸痛、骨关节疼痛为主诉的疼痛性疾病，如三叉神经痛、胆绞痛、心绞痛、腰椎间盘突出症、坐骨神经痛、风湿性关节炎等，常配伍附子、乌头等，方如麻黄附子细辛汤、大黄附子汤。

细辛挥发油有明显的中枢抑制作用，小剂量可使动物安静、驯服、自主活动减少；大剂量可使动物睡眠，并有明显的抗惊厥作用。细辛煎剂灌服也有镇痛作用。其较强的镇静、镇痛作用

---

〔1〕曲家珍. 细辛治疗缓慢性心律失常[J]. 中医杂志，1993(8)：454.

当为其治疗疼痛类疾病的重要药理学基础。

杨素月等人用细辛散(出自《御药院方》)煎汤含漱治疗三叉神经痛78例,治愈率57.8%,有效率88.46%。方法:北细辛30克,荆芥穗90克,露蜂房36克,加水600毫升,浸泡20分钟,煮开后文火续煎15分钟,取汁350毫升左右,再加水400毫升煎煮15分钟,取全液与第一煎混合,一日数次含漱咽下。若疼痛消失后,再巩固治疗3~5天;若疼痛不减或减而不明显,续服不变,直到第10日仍无效或痛减不明显,则视为无效,即改为神经切断术治疗。他们认为,细辛散对任何一支或双支的疼痛都有效,且疗效无差异,临床若遇到三叉神经痛,应首选细辛散治之,但重度疼痛,病程长、年龄大的患者上述治疗无效时可考虑手术治疗[1]。

细辛为头痛要药,《本草衍义》称其治"少阴头痛如神"。头痛属风寒、风热皆可用,如《局方》川芎茶调散及菊花茶调散即是。《石室秘录·完治法》中治头痛、臂肩背腰痛方:细辛一钱、川芎二钱、白芷三钱,用黄酒一升,煮酒微量饮,原书说"微醉而愈"。

淮安严冰先生体会,用细辛10克配白芷10克、生石膏15克煎水咽漱,治疗头痛、牙痛效佳。《冷庐医话》记载,浙江临海许秀山精于医,为人诊病不计酬金,曾传秘方,试之皆效,其中一方治牙痛,用北细辛五钱,薄荷五钱,樟脑一钱五分,置铜锅中,上覆小碗,纸糊泥封勿通气,暖火熏之,令药气上升至小碗,取涂痛处。

朱良春先生经验,细辛对痹证疼痛有效,无论风寒湿痹、风热湿痹均可用之,对寒证者用量可大(10~20克),对后者则取其宣通经隧,冲开蕴结之湿热之功,用量则不宜重,一般3~5克

---

〔1〕杨素月.细辛散治疗顽固性三叉神经痛78例[J].新疆中医药,1998(4):15.

即可。有报道治疗坐骨神经痛，用细辛12～15克，制川草乌各12克，麻黄12克，牛膝20克，木瓜20克，乳香10克，没药10克，治疗了逾百例，效果良好。其经验是服用本方第2剂时，患肢常有微汗，痛势顿挫，亦有个别患者痛势反剧，继服之痛即可减轻。但是本方必须水煎服，而且煎煮时间不能少于1小时。同时，服药期间不能饮酒[1]。其方可以看作是麻黄附子细辛汤的加味方。如腰腿痛而不适合麻黄附子者，可使用独活寄生汤（独活、秦艽、防风、细辛、牛膝、杜仲、党参、茯苓、甘草、当归、芍药、川芎、地黄），方中也使用细辛。后方可用于治疗中老年的变形性关节炎、坐骨神经痛、骨质疏松等。

细辛也可以用于治疗心绞痛。有报道用细辛挥发油50毫升，加冰片16g，做成气雾剂，于心绞痛发作时喷雾有效。南京中医药大学孟澍江教授经验，细辛2～5克配川芎6～8克，用于治疗心绞痛寒象较明显者。笔者曾治疗一例心绞痛患者，每夜胸痛，受凉后诱发，同时伴有多量稀痰，用桂枝汤加干姜、细辛、附子等，疼痛控制，后去做搭桥手术。

参考

——细辛的用量问题：古今有多用细辛导致中毒的报道。如明·汪昂《本草备要》中有（细辛）“不可过一钱，多则闷绝而死，虽死无伤可验”的记载。清·黄宫绣《本草求真》说其“味厚性烈，所用止宜数分，过则气塞命倾。”现代有报道一例头痛牙痛患者于80分钟内服细辛5钱即引起中毒昏迷、牙关紧闭、角弓

[1]李述文．细辛治疗坐骨神经痛[J]．中医杂志，1993（7）：391.

反张，四肢抽搐[1]。对此，中医界有“细辛不过钱”的说法，但是临床上大剂量使用细辛的报道依然很多。如治疗头痛用30克，治疗类风湿关节炎用30～160克。还有报道重用细辛治疗类风湿关节炎用量达50～180克者，而且长服10个月之久。但是以上均为水煎剂，而且必须先煎30～40分钟。有人采用细辛散剂吞服治疗寒性疼痛，从1克开始，每日递增1克，服至4～5克时有胸闷恶心等[2]。所以，使用细辛，用粉末则不可大剂量，量大必须入汤药！细辛在煎煮过程中，其所含有的对呼吸中枢有麻痹作用的甲基丁香酚和左旋细辛素等挥发油得以大量挥发，从而使其毒性大为降低。如大剂量使用细辛，应当延长煎煮时间。

——细辛不过钱的说法，源于宋代陈承著的《本草别说》，其所指者也是细辛粉末。对此后世许多医家有不同意见，如陈修园《神农本草经读》中有这么一段话：“宋元祐陈承谓细辛单用末，不可过一钱，多则气闭不通而死。近医多以此语忌用，而不知辛香之药，岂能闭气？上品无毒之药，何不可多用？方书之言，类此者不少。学者不善详察而遵信之，伊黄之门，终身不能入矣。”有人为试其毒性，曾将辽细辛60克，水煎20分钟，一次服下，未发现任何自觉症状，惟血压在服药40分钟后收缩压升高12mmHg，舒张压升高11mmHg，2小时降至服药前水平[3]。河北刘沛然先生最擅用细辛，曾著有《细辛与临床》一书。他曾一次服用生药细辛120克，未觉不适。书中载有种种疑难大症

---

[1] 降玉珉. 治愈服过量细辛引起中毒1例报告[J]. 上海中医杂志，1965(8)：封三.

[2] 何永田. 细辛止痛作用与剂量的研究[J]. 浙江中医杂志，1984(2)：70.

[3] 中国中医药报，1998-7-8.

73例，载方94首，细辛最小用量10克，最大用量200克，每方平均用量为50.23克。其中脉管炎一案，先后用中药137剂，细辛总用量为11.88千克，平均每剂用量为86.75克，终将该病治愈。

——细辛与干姜均用于不渴而苔滑者，但细辛能止痛，干姜能止吐利。

——细辛与附子均能用于痛证，但细辛证必有水，如痰涕清稀，或舌苔水滑，精神状态较好；附子证则必有寒，如关节拘急疼痛、恶寒、精神状态较细辛更委靡。两者均用于恶寒而疼痛者，但附子能回阳救逆，用于脉伏不出时；而细辛只能化饮，不能救人于危难之际。

§8 黄芪

黄芪是豆科多年生草本植物蒙古黄芪或膜荚黄芪的根，以根条粗长、皱纹少、质地坚而绵、粉性足、味甜者为佳。其饮片大多为褐黄色、浅黄色、淡黄白色，也有赤褐色或赤色、黑色或黑褐色等的。黄芪主产于内蒙古、山西、吉林、河北、山西等地。

黄芪入药历史悠久。早在《神农本草经》就将该品列为上品，谓其“主痈疽久败疮，排脓止痛，大风癞疾，五痔鼠瘘，补虚，小儿百病”。金元张元素高度概括其作用有五：“补诸虚不足一也；益元气二也；壮脾胃三也；去肌热四也；排脓止痛、活血生血、内托阴疽，为疮家圣药五也。”黄芪是目前临床上应用较多的药物之一。据对全国 330 位国家级名中医的问卷调查，有 139 位名中医认为黄芪最临床擅长应用的药物之一，列居第 1 位。可见黄芪在当今中医临床上的重要地位。

黄芪是一种药理活性广泛的传统中药，其主要成分为多糖、黄酮苷、黏液汁、苦味素及少量微量元素。黄芪的药理作用极为广泛，涉及血液、免疫、消化、循环、代谢等诸多系统，能保护心脏、大脑、肺、肝脏、肾脏等重要脏器，并有抗辐射、抗氧化、抗衰老、抗疲劳、耐缺氧、抗肿瘤、抗病毒等多种作用。

黄芪不仅是医药上品，也是制作各种佳肴美食的配料。山西名吃“八珍汤”的一珍便是黄芪。当地百姓炖牛、羊、鸡等肉食也常放黄芪，据说著名的黄芪羊肉汤还是当地民间招待女婿上门的必备菜肴。

药证

黄芪主治汗出而肿、肌无力。

汗出而肿，源于《金匮要略》原文。仲景方中黄芪用量最大的方是黄芪芍药桂枝苦酒汤，黄芪用5两，此方主治“身体肿，发热汗出而渴，状如风水，汗沾衣，色正黄如柏汁”。风水，是全身性浮肿；汗出可沾衣，说明出汗的量比较多。简单地说，黄芪主治汗出而肿。

所谓汗出，以自汗为多见，即在未服用发汗药，也未剧烈运动，气温室温均属正常的情况下，出汗量较多，并可伴有气短乏力、恶风、头晕、容易感冒等症状，这个症状群，中医概括为“气虚自汗”。出汗的程度比较严重，常常衣被尽湿，有的可以见到汗渍发黄，出汗以上半身为显著。临床上有的患者不以汗出为主诉，但通过问诊，可以了解到患者平时汗出比较多，稍有体力活动，就容易出汗，或者皮肤比较湿润。

民间治疗自汗，常用黄芪红枣汤：黄芪15～30克，红枣15枚，煎汤，每日服2次。也可以使用中成药黄芪口服液。《医学衷中参西录》记载张锡纯治疗沧州一女多汗案：

一人年四十八，大汗淋漓，数日不止，衾褥皆湿，势在垂危，询方于愚。用萸肉二两，煎汤饮之，汗遂止。翌晨，迎愚诊视。其脉沉迟细弱，而右部之沉细尤甚，虽无大汗，遍体犹湿。疑其胸中大气下陷，询之，果觉胸中气不上升，有类巨石相压。乃恍悟前次之大汗淋漓，实系大气陷下，卫气无所统摄而外泄也。遂用生黄芪一两，萸肉、知母各三钱。一剂胸次豁然，汗亦尽止；又服数剂以善其后。

产后多汗，有报道用黄芪30克、益母草30克，煎汤，日服2次。本人经验，对于自汗而恶风者，可用桂枝汤加黄芪：黄芪20

克，桂枝10克，白芍10克，甘草3克，生姜10克，红枣10粒，水煎服。

所谓肿，主要为全身性的浮肿，但以下肢为明显。由于体位的变化，早晨面部有浮肿，而下午则下肢浮肿。有些人虽无明显的浮肿，但肌肉松软，体型肥胖，犹如浮肿貌。由于浮肿，患者常常自觉身体沉重，活动不灵活，关节重痛。清代陆定圃《冷庐医话》中记载甚详："海宁许珊林观察练，精医理，官平度州时，幕友杜某之戚王某，山阴人，夏秋间忽患肿胀，自顶至踵，大倍常时，气喘声嘶，大小便不通，危在旦夕。因求观察诊之，令用生黄芪四两，糯米一酒盅，煎一大碗，用小匙逐渐呷服，服至盏许，气喘稍平，即于一时间服尽。移时小便大通，尿器更易三次，肿亦随消，惟脚面消不及半。自后仍服此方，黄芪自四两至一两，随服随减，佐以祛湿平胃之品，两月复元。独脚面有钱大一块不消，恐次年复发，力劝其归。届期果患前症，延绍城医士诊治，痛诋前方，以为不死乃是大幸，随用除湿猛剂，十数服而气绝。次日将及盖棺，其妻见死者两目微动，呼集众人环视，连动数次，试用芪米汤灌救，灌至满口不能下。少顷眼忽一睁，汤俱下咽，从此便出声矣。服黄芪至数斤，并脚面之肿全消而愈。观察之弟辛木部曹楣，谓此方治验多人。先是嫂吴氏，患子死腹中，浑身肿胀，气喘身直，危在顷刻。余兄遍检名人医案，得此方遵服，便通肿消，旋即生产，因系夏日，孩尸已烂成十数块，逐渐而下，一无苦楚。后在平度有姬顾姓，患肿胀脱胎，此方数服而愈。继又治愈数人，王某更在后矣。盖黄芪实表，表虚则水聚皮里膜外而成肿胀，得黄芪以开通隧道，水被祛逐，肿自消矣"。

近代名医范文虎先生遵上法治疗一例产后浮肿，效果也很好。"一妇人，产后患肿胀，腹大如鼓。云初起于腹，后渐及遍体，按之没指而软，诸医以为是水臌也；皮不起亮光，以为是气胀也；而皮不过急，以为是血臌也。云产下后恶露极旺，上法治之皆无效果，反而气紧加甚。今气喘，舌淡红，脉近芤，初按之急甚，重按极虚。余思之良久无法，后忆及《冷庐医话》有治产后肿胀，用生黄芪一两煎汁，煮糯米半杯，成粥淡食。依法治之，五日霍然若失。”（《范文虎医案》）

据传说，1920年秋，胡适患糖尿病、慢性肾炎合并心脏病，全身水肿，协和医院不治，后请中医陆仲安，以大剂量黄芪（10两，相当于300克左右）配党参等而愈。这提示黄芪能退肿。

胡适与黄芪

1920年秋，陆仲安先生为胡适先生治病，采用超大剂量的黄芪党参为主的方剂治好了胡适先生的水肿病。胡适先生病愈后，于1921年3月30日写了“题陆仲安秋室研经图”的题记，记述了这件事的始末，并抒发了自己的感想。其文如下：

“林琴南先生的文学见解，我是不能完全赞同的。但我对于陆仲安先生的佩服与感谢，却完全与林先生一样。我自去年秋间得病，我的朋友学西医的，或说是心脏病，或说是肾脏炎，他们用的药，虽也有点功效，总不能完全治好。后来幸得马幼渔先生介绍我给陆仲安先生诊看。陆先生有时也曾用过黄芪十两，党参六两，许多人看了，摇头吐舌，但我的病现在竟好了。

去年幼渔的令弟隅卿患水臌，肿至肚腹以上，西医已束手无法，后来头面都肿，两眼几不能睁开，他家里才去请陆先生去看。陆先生用参、芪为主，逐渐增到参、芪各十两，别的各味分量也不轻。不多日，肿渐消灭，便溺里的蛋白质也没有了。不上百天，隅卿的病也好了，人也胖了……”（彭建中撰《元气学说的临床应用：陆仲安重用黄芪治胡适》）

肌无力，源于《金匮要略》黄芪桂枝五物汤中关于“尊荣人”的提法。黄芪桂枝五物汤是治疗血痹的配方，血痹的临床表现是身体不仁，即麻木无力。同时，张仲景发现血痹是“尊容人”易得的疾病，原文说：“夫尊容人骨弱肌肤盛，重因疲劳汗出，卧不时动摇，加被微风，遂得之”。这里所说的骨弱，并不是说其有软骨病，而是指肌肉没有力，肌肤盛，则表示这种人大多养尊处优，缺乏体力劳动，赘肉较多。这种体胖而肌肉松软无力，可以认为是黄芪的主治。尤其是有食欲，能吃易饥，但依然肌肉松软无力者，用黄芪最为有效。

配方

——以浮肿为特征的疾病，如慢性肾病、营养不良、心功能不全等导致的全身性浮肿，常单味黄芪煮粥或炖鸡鸭或牛肉等，方如黄芪糯米粥。

黄芪粥是中国传统的药粥，在宋代已经风行，苏轼有诗“黄芪煮粥荐春盘”，可见苏轼是食用过黄芪粥的。民间黄芪糯米粥的配方如下：黄芪 30 克，糯米 200 克，水 600 毫升，先煮黄芪，去滓，加糯米文火熬粥，趁热呷服，治疗水肿。

岳美中先生在《冷庐医话》黄芪粥治疗浮肿经验的启发下，创制黄芪粥治疗小儿慢性肾炎，收到良好效果。其处方为：生黄芪 30 克，生薏苡仁 30 克，赤小豆 15 克，鸡内金末 9 克，金橘饼 2 枚，糯米 30 克，先以水 600 毫升，煮黄芪 20 分钟，捞去药渣，次入薏苡仁、赤小豆，煮 30 分钟，再次入鸡内金，糯米，煮熟成粥。作 1 日量，分 2 次服之，食后嚼服金橘饼 1 枚。此方对慢性肾炎、肾盂肾炎残余的浮肿，疗效较高，消除蛋白尿也有效果。但必须每日服用。

本人治疗慢性肾病，常使用玉屏风散配合真武汤治疗，坚持服用，有改善肾功能的效果。

对于营养不良性浮肿，用黄芪炖牛肉或炖鸡，也是十分有效的食疗方。

——对体型黄胖、肌肉松软、浮肿的心脑血管疾病、糖尿病等病患者，黄芪能增强体质，改善症状，常配伍桂枝、芍药、防己、白术等，方如黄芪桂枝五物汤〔1〕、防己黄芪汤〔2〕。如配合当归、川芎、赤芍、桃仁、红花、地龙等，即为补阳还五汤〔3〕等。

黄芪桂枝五物汤原主治尊荣人的“血痹”病。痹者，痛、麻、闷也。凡中老年人的头痛、胸痛、身痛、肢麻等，均可考虑使用本

---

〔1〕黄芪桂枝五物汤(《金匮要略》)：黄芪三两，芍药三两，桂枝三两，生姜六两，大枣十二枚。上五味，以水六升，煮取二升，温服七合，日三服。原书指征：问曰：血痹病从何得之？师曰：夫尊荣人，骨弱肌肤盛，重因疲劳汗出，卧不时动摇，加被微风，遂得之。但以脉自微涩，在寸口、关上小紧，宜针引阳气，令脉和，紧去则愈。血痹，阴阳俱微，寸口关上微，尺中小紧，外证身体不仁，如风痹状，黄芪桂枝五物汤主之。推荐剂量：黄芪15～60克、桂枝10～20克、芍药15～30克、生姜10～20克、大枣20～30克。

〔2〕防己黄芪汤(《金匮要略》)：防己一两，甘草半两，白术七钱半，黄芪一两一分。上锉麻豆大，每抄五钱匕，生姜四片，大枣一枚，水盏半，煎八分，去滓温服，良久再服。喘者加麻黄半两；胃中不和者加芍药三分；气上冲者加桂枝三分；下有陈寒者加细辛三分。服后当如虫行皮中，从腰下如冰，后坐被上，又以一被绕腰以下，温令微汗，差。原书指征：风湿，脉浮身重、汗出恶风者，防己黄芪汤主之。推荐剂量：黄芪15～60克、防己10～15克、白术10～20克、甘草3～6克、生姜10～20克、大枣12～20克。

〔3〕补阳还五汤(《医林改错》)：黄芪四两，当归二钱，赤芍一钱半，地龙一钱，川芎一钱，红花一钱，桃仁一钱，水煎服。主治：半身不遂，口眼㖞斜，语言謇塞，口角流涎，下肢痿废，小便频数或遗尿不禁。推荐剂量：黄芪30～60克、当归10克、赤芍12～30克、川芎12克、桃仁12克、红花6克、地龙10克。

方。不过其人多肌肉松弛，皮肤缺乏弹性，平时缺少运动，食欲虽好，但经常疲乏，头晕，气短，尤其是在运动时更感力不从心，甚至出现胸闷胸痛，或头晕眼花。运动心电图常提示心肌缺血。如服用黄芪桂枝五物汤加葛根，常让人感到全身轻松，气力倍长。有人自拟"脑偏汤"（黄芪 60 克，桂枝 20 克，生水蛭粉 6 克分吞），同时用桂枝液温擦头部及肢体，治疗脑血管性偏瘫，轻证 2 周内见效，重者 4 周开始恢复，认为其疗效远胜于补阳还五汤[1]。本人治疗 1 例多发性肌炎患者，有冠心病、糖尿病、高血压、高脂血症多年，因急性心梗行冠脉搭桥术，术后始出现躯干、面部大面积皮疹，还有两肺纤维化、淋巴结肿大等，伴四肢无力，查肌酸磷酸激酶高达 2970 单位/升，被诊断为"多发性肌炎"，服用激素、免疫抑制剂等药物，皮疹、肺部纤维化有所控制，肌酸磷酸激酶指数下降，但皮疹瘙痒难忍，四肢仍感乏力，轻微活动即呼吸困难、乏力、心悸，需每日吸氧 5 小时，服药安定辅助睡眠，生活质量很差，给予黄芪桂枝五物汤合桂枝茯苓丸，治疗十月余，共服药 300 余帖后四肢乏力、活动后心悸、气促等症状明显减轻，体质状况也明显改善，可以每天规律活动如慢跑、打太极拳等，复查肌酸磷酸激酶、胆固醇、甘油三酯等均正常，生活的信心也倍增。

防己黄芪汤是《金匮要略》方，原用于治疗身重汗出者。本人常用本方治疗老年人高血压伴有下肢浮肿者，有较好的消除水肿以及降压作用。黄芪量可达 60 克。另外，葛根能消除腰背重痛感，现多用于心脑血管疾病，可加入防己黄芪汤中，量至少 30 克。如下肢浮肿明显者，常去甘草，加怀牛膝 30 克。如果伴有血脂高者，加泽泻 30 克，胸痛头晕者，加川芎 10 克、丹参 12 克。

补阳还五汤为清代名医王清任的经验方，主治半身不遂，口眼㖞斜，语言謇涩，口角流涎，大便干燥，小便频数，遗尿不禁。近代宁波名医范文虎擅长应用此方治疗中风偏瘫，黄芪常用

---

[1] 王仁尧. 桂枝治疗瘫痪[J]. 中医杂志，1994(12)：711.

60～120克。他说："中风一症，有属火、属风、属痰诸说，依法治之常不效。此乃气虚之极，脉络瘀滞为多，独王清任补阳还五汤可信。黄芪可增至四两，连服数十剂无妨。"现代用于治疗脑梗死、脑血栓、糖尿病等，均有较好疗效。还有用于治疗面神经麻痹或外伤所致的全身瘫痪、截瘫，感染性多发性神经炎、坐骨神经痛、多发性大动脉炎、血栓闭塞性脉管炎、重症肌无力、进行性肌营养不良、慢性肾炎尿蛋白大量丢失等其他疾病的报道。如果糖尿病所致的下肢溃疡或深部血栓者，则用补阳还五汤配合葛根30克、怀牛膝30克、石斛30克、赤芍30克、丹参20克等。笔者曾治疗1例男性老年糖尿病患者，体型肥胖，下肢浮肿，血糖高居不下，而且便秘难解，而舌苔光剥，先当阴虚治疗，用增液承气汤加味无效，后舍舌从体，用防己黄芪汤加葛根、当归、桃仁、红花、赤芍、川芎、牛膝、丹参、石斛等药物，竟然大便顺畅如常，调理12年，血糖稳定，未见明显并发症出现。

——以自汗、恶风、浮肿为特征的疾病，如某些血液病、肿瘤放化疗以及手术后，黄芪多配白术、防风等，方如玉屏风散[1]，或配四君子汤、四物汤等，方如十全大补汤[2]。

---

[1] 玉屏风散（《丹溪心法》）：防风、黄芪各一两，白术二两，研末，每服三钱，水一盅半，姜三片，煎服。推荐剂量：黄芪15～60克、白术10～20克、防风6～12克。

[2] 十全大补汤（《太平惠民和剂局方》）：人参、肉桂、川芎、地黄、茯苓、白术、甘草、黄芪、当归、白芍各等分。上一十味，锉为粗末，每服二大钱。水一盏，生姜三片，枣子二个，同煎至七分，不拘时候温服。主治：气血不足，虚劳咳嗽，食少遗精，腿膝无力，疮疡不敛，妇女崩漏等。推荐剂量：黄芪15克、肉桂3克、人参5克、白术10克、茯苓12克、甘草3克、当归6克、川芎6克、熟地12克、白芍10克，水煎服，日分2～3次服用。

自汗是许多血液病、肿瘤化疗放疗以后以及较大手术以后的常见症状，对此现代医学常常缺乏治疗手段。中医常常视其为“虚汗”，使用黄芪治疗的机会较多。除用黄芪与红枣煎汤以外，临床也常常使用复方。

玉屏风散治疗自汗效果甚好，对证的话一般3～5剂就能使出汗减少，但巩固疗效需要小剂量长期服用。对此，岳美中先生曾有深刻体会。他曾说：“我往年尝以玉屏风散做汤用，大其量，治表虚自汗。3～5剂后即得汗收的效验。但不日又复发，再服再效，再复发，似乎此方只有短效而无巩固的长期作用。后见我院蒲辅周老医师治疗这种病症，用散剂每日服9克，坚持服到一个月，不独汗止，且疗效巩固，不再复发。我才恍然悟到表虚自汗是较慢性的肌表生理衰弱症，想以药力改变和恢复生理，必须容许它由量变达到质变，3～5帖汤剂，岂能使生理骤复？”所以，岳美中先生多用散剂。但如果临床加工散剂不便，也可改用汤剂。另外，玉屏风散中三味药的用量比例是可变的，如浮肿明显，或肾功能不佳者，可加大黄芪用量，可达60克；肌肉松弛、大便不成形、易于腹泻者或肝功能不佳者，可重用白术至30克以上；遇风冷易于过敏，喷嚏连连，头痛目痒者，可重用防风至12克。与玉屏风散经常配合使用治疗自汗类疾病的，是黄芪桂枝五物汤、真武汤、五苓散等方。笔者曾治疗1例多发性骨髓瘤患者，其主要症状为多汗、恶风，发高热，用玉屏风散、黄芪桂枝五物汤、真武汤合方，方中黄芪60克，肉桂10克。服药1周后，出汗恶风显著减少，治疗1年，病情稳定，几乎未出现发热，浆细胞已经降至3%。治疗过程中除汤剂用黄芪60克外，还用黄芪煮粥。

十全大补汤是大复方，其方中不仅有黄芪、肉桂，还有四物汤与四君子汤。按照传统的说法，是气血阴阳全部兼顾到了。该方作为肿瘤后的体力增强剂，日本应用比较普遍。中国传统有丸剂和膏剂，日本有颗粒剂，主要是便于久服。

——伴有自汗、对寒冷过敏为特征的呼吸道疾病，如慢性鼻炎、花粉症、支气管哮喘、老人感冒等，方如玉屏风散。

有报道，黄芪 15 克、大枣 10 克，加工制成冲剂 2 小包，成人每次 1 包，日服 2 次。观察 160 例，可有效地防止感冒发生，明显降低慢性支气管炎、支气管哮喘、过敏性鼻炎的发病率〔1〕。玉屏风散对过敏性鼻炎、花粉症、哮喘等也有较好效果。方中可加用生姜 3 片、红枣 10 枚。需要注意的是，目前常见的变态反应性疾病以风热证为多，表现为咽喉充血、唇色红、多汗、脉浮滑数等，临床常用小柴胡汤加减。适用玉屏风散的，多见肌肉松弛，面黄而少光泽者，要注意鉴别。如两者夹杂者，玉屏风散加柴胡、黄芩、甘草、五味子。老人体质虚弱，稍感风寒便鼻塞流涕者，则本方可加桂枝、芍药、甘草。慢性支气管炎、支气管哮喘见咳声重浊，面黄而浮肿者，也可加麻黄。但本方以调理体质为重点，急性期使用不多。有人通过实践观察发现，本方与用人体丙种球蛋白预防反复发作感冒的效果相似，两者相比之下，本方具有价格低廉、使用安全、服用简便的特点。

——中老年的骨关节退行性病变，如骨关节炎、骨质疏松、颈椎病、腰椎病、坐骨神经痛等，可用黄芪桂枝五物汤。

中老年人常见的骨质疏松、腰椎病、颈椎病等，也常常可使用黄芪，常用方如黄芪桂枝五物汤。其指征多为肌肉松弛，面色黄黯，其舌质多淡红。腰椎病，加怀牛膝；颈椎病加葛根、川芎。对于坐骨神经痛患者，如下肢疼痛剧烈，步履困难者，可配合芍

〔1〕杨永芳. 固表防感冲剂防治感冒 160 例临床分析[J]. 湖南中医学院学报，1987，(4)：13.

药甘草汤及麻黄附子细辛汤。

清代方书《验方新编》载一验方名四神煎：生黄芪八两，川牛膝三两，远志肉三两，石斛四两，先煎四味，用水十碗，煎至二碗，再加入金银花一两，煎至一碗，顿服。岳美中体会，用本方治疗鹤膝风，膝关节红肿疼痛，步履维艰，恒效，与同仁用此方治此病，每随治随效，验案难以枚举。王鼎文老中医也有使用本方的经验，他用十碗水先将生黄芪240克，远志、石斛、怀牛膝各120克，共煎熬至两碗水时，加入金银花30克，再煎成一大碗。临睡空腹一次服下。全身大汗，听其自止，用毛巾把汗擦干，揉搓全身。常可一剂见效，两三剂即治愈。取效的关键是保证药物的质量和剂量达到标准[1]。现代临床也有报道，用黄芪30克，怀牛膝、石斛、金银花各20克，远志15克，水煎服，每日1剂，治疗急、慢性关节炎及术后关节积液25例。一般服药3～11剂症状消失，随访无复发[2]。

——对经久不愈的溃疡，可用重用单味黄芪，或者配合桂枝、白芍等，方如黄芪建中汤[3]、黄芪桂枝五物汤。

---

[1] 山东中医学院学报编辑室.名老中医之路[M].第三辑.济南：山东科学技术出版社，1985：244.

[2] 许建功.黄芪桂枝五物汤合乌头汤化裁治疗坐骨神经痛54例临床观察[J].河南中医，1984，(1)：27.

[3] 黄芪建中汤(《金匮要略》)：桂枝三两，甘草二两，大枣十二枚，芍药六两，生姜三两，黄芪一两半，胶饴一升。上七味，以水七升，煮取三升，去滓，纳饴，更上微火消解。温服一升，日三服。气短胸满者加生姜，腹满者去枣，加茯苓一两半，及疗肺虚损不足，补气加半夏三两。原书指征：虚劳里急，诸不足，黄芪建中汤主之。推荐剂量：黄芪15～30克、桂枝10～20克、芍药20～40克、甘草5～10克、饴糖30～60毫升、生姜10～20克、大枣20～30克。

黄芪是传统疮药，有生肌的作用，尤其适用于“久败疮”，即溃疡久不愈合的化脓性感染。其表现为脓水清稀，创面平塌，全身状况差。外科名医赵炳南先生有黄芪膏一方，黄芪切碎，水煎三次，分次过滤，去滓，将过滤液合并，用文火浓煎成膏状，以不渗纸为度，每30克膏汁兑蜂蜜成膏，装瓶备用。可用于治疗疮面久不愈合，下肢顽固性溃疡，鱼鳞癣等。张学义等人治疗耳前瘘管，经消炎和引流等常规处理效果欠佳者，配合生黄芪60～100克煎汤频饮，效果显著，瘘管周围肿胀消失，疼痛缓解，瘘管内脓液排净所需最短时间为2天，最长7天(《仲景方药古今应用》)。现代中药药理学研究认为，黄芪能升高外周白细胞总数并增强其吞噬功能，因此生黄芪托毒排脓、敛疮生肌的机制可能与此有关。

手术以后伤口不易愈合，可用大剂量黄芪，或配合桂枝、白芍、当归、甘草，方如黄芪桂枝五物汤。笔者曾治疗1例阑尾脓肿穿孔，手术以后伤口不愈合，脓液清稀，用生黄芪60克，桂枝12克，赤芍12克，白芍12克，桃仁10克，红花6克，牡丹皮10克，连续服用3周而康复。本人于2001年11月治疗1例丹阳老农，手掌脚掌皮肤皲裂数月，瘙痒疼痛，严重影响日常生活，观其人黄肿貌，即用黄芪桂枝五物汤合玉屏风散，重用黄芪60克，两剂后即不瘙痒，疼痛消失，1周后即脚掌裂口愈合，活动基本正常，2周后皮肤已经光滑如初。

黑龙江阎湘濂经验，黄芪桂枝五物汤(黄芪50克，桂枝15克，白芍20克或赤芍20克，大枣、生姜适量)，主治糖尿病周围血管病变，末梢神经损害见四肢末端麻木或疼痛、自觉冷、乏力甚则肿胀、肤色紫黯者，多配活血通络的药物，疼痛重者用白芍，瘀血重者用赤芍，两者并重赤白芍同用，还配用牛膝、防己、丹参等，但局部有急性炎症时不宜应用。

黄芪建中汤是治疗虚劳的名方。《金匮要略》：“虚劳里急，诸不足，黄芪建中汤主之。”里急，当有腹痛；诸不足者，是阴阳俱虚，当有出血、悸、喘、失精等症。其人必定瘦弱，所以，这与黄芪体质有所不同。临床所见，大多是体型瘦弱而皮肤松弛，甚至有轻度浮肿，多见于重病和慢性消耗性疾病的晚期。此时，大多食欲不振，黄芪不可大量使用，故原方的组成为：黄芪一两半、桂枝三两、芍药六两、甘草三两、生姜三两、红枣十二枚，胶饴一升。黄芪用量仅是桂枝的一半，按照《备急千金要方》的记载，又有加人参二两。本方证多见于老年人褥疮经久不愈、消化道溃疡、恶性肿瘤晚期、糖尿病晚期等。在三年自然灾害期间，许多上消化道溃疡患者也多见此证，患者大多面黄肌瘦，乏力，轻度贫血，自汗盗汗，喜欢吃甜食，舌质黯淡者。方中胶饴，即麦芽糖，也可用熟蜂蜜替代。

——以肌肉松软无力为特征的疾病，如重症肌无力、肥胖、脱肛等，黄芪可配合白术、柴胡等，方如补中益气汤[1]。

补中益气汤虽不是经方，但经临床应用，证明疗效肯定。其方由李东垣所创，治疗一种叫做脾胃内伤的病症，这种病症具有较显著的热感，或烦躁，或头痛，或口渴，脉象也比较大。李氏认为这不是外感病（相当于传染病），而是内伤病，由过劳饥饿所致。此方用于这种内伤病的“始得之证”。原作散，水煎后热服。现代多作煎剂或丸剂。此方配伍比较特殊，与仲景方组方的法度有明显的不同，一是黄芪、人参同用；二是有白术而无茯苓；有

〔1〕补中益气汤（《脾胃论》）：黄芪、甘草各五分，人参三分，当归二分，橘皮三分，升麻三分，柴胡三分，白术三分。上药㕮咀，都作一服。水二盏，煎至一盏，量气弱气盛，临病斟酌水盏大小，去渣，食远，稍热服。推荐剂量：黄芪 12 克、人参 6 克、甘草 3 克、当归 6 克、陈皮 6 克、升麻 6 克、柴胡 6 克、白术 12 克。

当归而无芍药；三是加减甚多，《脾胃论》列举了本方加减证 25 个，《内外伤辨惑论》列举了本方加减证 39 个，《医学发明》列举了本方加减证 46 个，除去重复者，共有 60 个本方加减证，大多需要在原方的基础上加味或原方加量使用。有人统计，李东垣自制处方 59 张，共用药物 103 味，以使用频次多少之序则为甘草、党参、陈皮、升麻、当归、白术、黄芪、柴胡，正好组成一张补中益气汤。所以，严格地来讲，补中益气汤只是李东垣的常用药和基本方。对于其方证的分析，比较困难。但考虑黄芪用量最大，则黄芪证也是存在的，而甘草、人参证的体型羸瘦，白术证的便溏浮肿，当归证的腹痛，柴胡证的往来寒热、胸胁苦满等，也是应该存在的。所以，补中益气汤证很复杂，本人认为关键是体型瘦弱，面黄而肌肉松弛。临床上的重症肌无力、胃下垂、肾下垂、脱肛、老年人排便无力以及一些无力型体质的低血压、低血糖等均可使用。

参考

——使用黄芪应当注意患者的体型。本人临床发现，凡适用黄芪者，其人多面色黄白或黄红隐隐，或黄黯，都缺乏光泽；浮肿貌，目无神采；肌肉松软，腹壁软弱无力，犹如棉花枕头，按之无抵抗感以及痛胀感，笔者称之为“黄芪腹”；平时易于出汗，畏风，遇风冷易于过敏，或鼻塞，或咳喘，或感冒。易于浮肿，特别是下肢肿，手足易麻木；舌质淡胖，舌苔润。这种人即《金匮要略》所谓的“骨弱肌肤盛”的“尊荣人”，本人则称之为“黄芪体质”。这种体质的形成，除与遗传有关外，尚与缺乏运动、营养不良、疾病、衰老等有关。中老年中这种体型尤为多见。因此黄芪应用于中老年较多。对于黄芪与体型的问题，朱丹溪也有相同经验，他说：“黄芪补元气，肥白而多汗者为宜，若面黑形实而瘦者，服之令人胸满，宜以三拗汤泻之。”

——能食而无力是黄芪证的特点之一。能食，不仅指有食欲，而且指进食以后，腹部无疼痛胀满感，但是就是全身乏力，或肌肉依然松弛，而且营养状况不佳。能食，还指易于饥饿，稍饿即头昏眼花、四肢无力，甚至冷汗淋漓，心慌心悸。如果食欲不振，或者腹胀腹痛者，都不能使用黄芪。

——黄芪需多服久服方能见效，黄芪是内伤杂病的用药。岳美中先生经验：黄芪用于偏瘫大症，“必须从数钱至数两，为一日量，持久服之，其效乃显。”黄芪临床用量，以 10～30 克为常用范围，大剂量可达 120 克甚至更多。本人曾见家乡皮肤科老中医孙泽民先生用黄芪量至 500 克。但黄芪用量过大可以导致胸闷腹胀，食欲减退，并可出现头昏潮热等，尤其是肌肉坚紧、大便秘结者要少用或慎用。多汗而发热、咽喉红痛者，不宜使用。

——张仲景用黄芪有 3 个剂量段：大量（五两），治疗水气、黄汗、浮肿；中量（三两），治疗风痹，身体不仁；小量（一两半），治疗虚劳不足。现代应用可以根据张仲景的用药经验适当变化。如用于治疗浮肿，量可达 60～100 克；治疗半身不遂、骨质增生疼痛等，可用 30～60 克；用于强壮补虚，可用 15～30 克。

§9 葛根

葛根为豆科植物野葛或甘葛藤的块根。我国除新疆、西藏以外，均有出产。《神农本草经》谓葛根主“消渴，身大热，呕吐，诸痹”。《伤寒论》入 4 方次，《金匮要略》入 3 方次。

我国先民种食葛根的历史久远。《诗经・周南》：“葛之覃兮，施于中谷，维叶萋萋。”三国曹植《咏葛》：“种葛南山下，葛幕自成荫。”因葛根中富含淀粉，故可食用。葛根经水磨而澄取的淀粉，即为葛粉，可做成粉丝，或热汤调服。葛粉是较为寻常的食品，民间的吃法也较多，有用凉水冲服，有用开水冲熟后再吃，还可把葛根切成块，与肉类同炖，或用葛粉做馅儿，包汤圆或包子。作家汪曾祺在《泡茶馆》中描写了抗战期间云南昆明卖葛根的一个场景：“到了春天则有人于门前卖葛根。葛根是药，我过去只在中药铺见过，切成四方的棋子块儿，是经过加工的了。原物是什么样子，我是在昆明才见到的。这种东西可以当零食来吃……一截根，粗如手臂……给很少的钱，卖葛根的便用有点像北京切涮羊肉的肉片用的那种薄刃刀，切下薄薄的几片给你。”汪先生说葛根嚼起来像干瓤的生白薯片，且有极重的药味。20 世纪 70 年代的日本就生产出油炸葛片、葛条。通过先进的分离技术，国外已经生产出标准的葛粉、葛膏、葛冻、葛泥、葛汁和葛晶等。还将葛根冷冻起来生产各种配合菜肴、浆液、葛根豆腐、葛根冰淇淋和牛血葛根红肠等。20 世纪 80 年代发达国家通过深加工生产出葛根蛋白质、葛根专用纤维素及各种含咖啡、芦笋、芦荟的高档饮品和冷冻食品，如葛粉制成的口服液、葛冻罐头、葛根混合精、葛粉大红肠，特别受妇女、儿童和老人欢迎[1]。

葛根不仅有食用价值，还有重要的医疗保健价值。民间认为葛根清火解酒，历史上不少隐士、高僧时常采山中葛根磨粉煮食，得以高寿。葛根素、葛根素木糖苷、金雀异黄素、大豆苷、大豆苷元等异黄酮类化合物是葛根的主要有效成分。日本就是以葛根素、大豆苷及大豆苷元的含量，作为评价葛根质量的指标。葛根的主要有效成分葛根素现广泛应用于高血压病、冠心病心绞痛、心肌梗死、脑梗死后遗症、糖尿病及其并发症等疾病，发挥着重要的辅助治疗作用。葛根上述多种具有雌激素样活性的异黄酮成分在体内外均能改变骨质代谢，其在防治骨质疏松方面已经积累了一定的实验室和临床流行病资料，并取得了初步肯定的效果[2]。

药证

葛根主治项背强痛，下利而渴者。

古代用葛根治疗以项背部强痛为症状的疾病。《伤寒论》葛根汤就是治疗“项背强几几”的。《肘后方》说腰背疼痛者，饮生葛根汁，其痛乃止。“项背强几几”，即为项背强痛的古代通俗说法。用现代语言描述，这是一种从后头部至后背部的肌肉拘急疼痛，有时范围可达到腰部。同时多伴有头痛头昏头晕等症。患者有主诉头项强痛者，有主诉肩颈部酸重者，有主诉腰背酸痛

[1]范子南.具有开发前景的葛属植物[J].植物学杂志，1998(6)：4.

[2]李斌斌.葛根防治骨吸收的研究进展[J].国外医学·中医中药分册，2005，27(1)：17.

者，也有但诉说头昏、头重、头痛者，甚至仅诉说全身困重者。医生可用手指沿其风池穴往下向脊柱两侧用力按压，两侧夹脊肌肉有抵抗感，患者可诉说疼痛感或酸重感，有的患者可以扪及块状、硬结或条索状的软组织。这种项背强痛感，一般多见于肌肉较厚实的患者。另外，头面部的乃至五官的许多病症所出现的头痛、头昏、头晕、耳鸣等不适感，也可以看作是项背强痛的延伸。

除用于项背强痛以外，葛根还用于腹泻。腹泻，古代称为下利。《伤寒论》中治疗太阳与阳明合病的自下利，用葛根汤，葛根量为四两，但用于利遂不止的葛根黄芩黄连汤，葛根则用至八两。可见下利的程度越严重，葛根的用量越大，所以，葛根证的识别必须看下利的有无。下利有轻重之分。轻者，仅为大便溏薄，次数增多，重者，为泄泻不止。李东垣认为葛根是"泄泻圣药"。

葛根还是治疗口渴的重要药物。《太平圣惠方》单用葛根捣汁饮服，治疗消渴烦躁，皮肤干燥。又方取葛根粉同粟米煮粥食，治疗胸中热闷，渴而烦躁。《古今医统》用葛根配天花粉等治疗消渴肾渴，瘀饮石水者。《普济方》单用葛根煮散频服，治小儿热渴不止。张元素认为"脾虚作渴者，非此不除"。《医学衷中参西录》以本品配生黄芪、生山药、生鸡内金等，治疗消渴。口渴，是无汗而渴。无汗，指体无内热，即患者的口渴，不是因高热出汗致渴，不是便秘肠燥之渴，也不是目凹皮枯脱水之渴。这种渴感，多为口干而不能多饮。多见于慢性疾病或内伤杂病，患者营养状态较好，肌肉比较丰满，平时不易出汗。所以，中医说葛根具有解表的功效，《伤寒论》用葛根配麻黄、桂枝，治疗无汗恶风者。

以上项背强痛、下利以及口渴三证，并不是割裂的，而是相合为一体的。只是三者的程度各有偏重而已。例如，或仅头痛项强而下利，或仅下利而渴，而头项强痛不明显，或口渴而项背强痛等。

配方

——以头项强痛为主诉的疾病，如感冒、落枕等，常配麻黄、桂枝、甘草等，方如葛根汤[1]。

葛根汤原用于治疗“项背强几几，无汗，恶风”，现多用于治疗感冒无汗者。在日本，葛根汤是作为感冒药来使用的。台湾生产的明通治伤风颗粒，组成同本方。虽然葛根汤是治感冒的常用方，但临床上总以苔薄白、咽喉不红为重要参考。花粉症等变态反应疾病也可以见到鼻塞流涕，类似于感冒，本方同样可以试用。

葛根汤还是一张提神剂，是抗疲倦良方。在日本，考生们也常服本方来增加精力以便于通宵达旦地开夜车。据日本朋友平马直树先生说，他的老师大塚敬节先生晚年诊病，常饮此方以提神。笔者曾经治疗几位出租车司机，主诉疲倦思睡，注意力不集中，经常哈欠连天，精神不振，面部似有浮肿貌者，与葛根汤后，症状明显改善。现代药理研究表明：葛根汤具有显著的扩张脑血管作用，可使脑血管阻力下降，脑血流量增加。麻黄也有兴奋中枢神经的作用，可兴奋大脑和皮层下中枢，引

〔1〕葛根汤（《伤寒论》）：葛根四两，麻黄三两，桂枝二两，芍药二两，生姜三两，甘草二两，大枣十二枚。上七味，以水一斗，先煮麻黄、葛根，减二升，去白沫，纳诸药，煮取三升，去滓，温服一升，覆取微似汗，余如桂枝法将息及禁忌。原书指征：太阳病，项背强几几，无汗，恶风，葛根汤主之。推荐剂量：葛根20～40克、桂枝10～20克、芍药12～30克、麻黄5～10克、甘草3～6克、生姜10～20、大枣20～30克。

起精神兴奋。

大塚敬节

大塚敬节(1900—1980),是20世纪日本汉方医界古方派的代表人物。1919年入熊本县立医学专门学校学习。1927年,受中山忠直《汉方医学的新研究》和汤本求真《皇汉医学》的影响和启示,对汉方医学的科学价值和实际疗效有了最初的认识,立志学习和研究汉方医学。1928年,因用甘麦大枣汤治愈了每天反复抽搐十几次的十岁少女的半身不遂症,使他更坚定了学习和研究汉方医学的决心。1930年2月,为学习汉方医学,他毅然离家到东京拜汤本求真为师,在汤本医院学习汉方医学。1933年,与矢数道明相识并成为挚交。于1972年6月就任北里研究所东洋医学综合研究所首任所长。他投身汉方医学事业五十几年,在张仲景学术的研究与经方的现代应用等方面具有很深的造诣。

叶橘泉先生经验,本方主要以“项背强几几”,即颈段肌肉紧张感,头痛发热(或无发热)无汗,脉浮紧或夹热下利为目标。凡感冒、流感或其他急性热病初起;急性肠炎或痢疾初起;眼、耳、鼻等炎症,如球结膜炎、中耳炎、急慢性鼻炎、急慢性鼻窦炎等;麻疹、丹毒、猩红热、急性淋巴腺炎、支气管炎等初起伴有本方证者;无热性疾患如“落枕”(项肌扭伤)、“漏肩风”(肩关节周围炎,手不能举者)、肩胛神经痛、上肢风湿痛、重症肌无力等;皮肤病、荨麻疹、急慢性湿疹、肌肉炎、皮下浅层化脓病等均可辨方证使用。曾治一男性,主诉性神经衰弱,早泄,腰酸痛,并患有慢性鼻窦炎,头痛,尤其于前额眉棱骨痛,记忆力减退。视患者体格壮实,脉滑有力,舌苔微黄厚腻,投柴胡加龙牡汤5剂,效果不显。改用葛根汤加川芎、桔梗。药后头痛显著减轻,精神愉快,其他诸症均有好转,仍以原方小剂量,嘱坚持治疗。1个月后鼻窦炎不复发作，所患性神经衰弱亦从而向愈。

葛根汤还能用于面部的皮肤病。本人经验，如一些面色黝黑或黄黯、体格壮实青年的面部痤疮，清热泻火药不效，局部皮肤变厚，也可试用葛根汤，或葛根汤加桂枝茯苓丸。

日本医生发现，葛根汤还有减肥作用。河上征治应用葛根汤、柴苓汤、大柴胡汤治疗肥胖症，以体重指数在25以上的肥胖妇女为研究对象，服药前测定其基础代谢率及血中脂质值。对基础代谢率低于−10%者给予葛根汤；对有高脂血症倾向，胆固醇值超过5.98mmol/L，中性脂肪值高于标准值者给予柴苓汤；对基础代谢率和脂质值没有特殊变化者给予大柴胡汤。服药方法：每天7.5克，分3次于两餐之间及睡前服用，共服药8周，以基础代谢率及体重减少率为指标，观察三方对肥胖症的治疗效果。结果，河上征治发现，患者服药后基础代谢率上升，消耗病人热量多少的顺序为葛根汤大于大柴胡汤，而大柴胡汤又大于柴苓汤；其体重减少的顺序为葛根汤大于大柴胡汤，而大柴胡汤又大于柴苓汤。

在日本有报道，葛根汤引起药物性肝炎1例，患者出现肝区压痛，肝大，黄疸，血清谷丙转氨酶、谷草转氨酶、总胆红素升高等。进行药物淋巴细胞刺激试验时，葛根汤为阳性，但其组成的七味药均为阴性，故考虑肝损害可能为药物相互作用的结果[1]。

——以头痛头昏为主诉的疾病，如高血压、脑动脉硬化、颈椎病、脑梗死以及突发性耳聋、神经性耳聋、耳鸣等，常配伍桂

〔1〕崔昕.葛根汤引起药物性肝炎1例[J].国外医学·中医中药分册，1996(2)：30.

枝、芍药等，方如桂枝加葛根汤[1]等。

葛根总黄酮和葛根素对梗死心肌的代谢有良好影响，能使心率减慢，总外周阻力减低，心排出量无明显改变，而心肌耗氧量减少，心肌工作效率提高，这些作用对调整心肌对氧的供求平衡可能有利。总黄酮还能对抗神经垂体素引起的冠状动脉痉挛，使冠脉血流量增加，血管阻力降低。给麻醉狗经颈内动脉注射葛根总黄酮，能使脑血流量增加，血管阻力降低，其作用随剂量的增加而增强。给高血压动脉硬化的患者肌内注射，可使脑血管阻力减小，血液流入时间缩短，有温和的改善脑血循环的作用。所以葛根及其复方现代多用于心脑血管疾病，就经方来说，桂枝加葛根汤是值得推荐的。本方原治疗汗出恶风、项背强的太阳病，现在用于治疗高血压病、椎基底动脉供血不足、缺血性中风、颈椎病、冠心病、心绞痛见头项腰背不适疼痛者。方中的芍药多用赤芍，葛根用量在 30 克以上，甚至多达 100 克。同时常配伍黄芪、川芎、泽泻、丹参等。但能使用本方者，大多伴有大便不成形，体格偏肥壮。如果大便干结而消瘦者，则效果不明显。

其实，葛根并不仅仅用于项背的疼痛，对于头面部的不少疾

[1]桂枝加葛根汤(《伤寒论》)：葛根四两，麻黄三两，桂枝二两，芍药二两，生姜三两，甘草二两，大枣十二枚。上七味，以水一斗，先煮麻黄、葛根，减二升，去上沫内诸药，煮取三升，去滓，温服一升。覆取微似汗，不须啜粥，余如桂枝法将息及禁忌。按：此方有误，当为桂枝汤加葛根。原书指征：太阳病，项背强几几者，反汗出恶风者，桂枝加葛根汤主之。推荐剂量：桂枝 10～20 克、芍药 10～20 克、甘草 3～6 克、生姜 10～20 克、大枣 20～30 克、葛根 15～30 克。

病均有效，尤其是内耳疾病。有报道，口服葛根片剂或肌注葛根黄酮治疗突发性耳聋，一般用药1～2个月，总有效率76%[1]。还有报道，粉葛根50～100克，如果是鲜葛根则用至250克(以两广产的粉葛根为佳)，加猪前脚或猪脊骨，炖烂后饮汤食葛根及肉。适用于各种原因引起的神经性耳鸣耳聋患者(《仲景方药古今应用》)。

——以腹泻为特征的疾病，如细菌性痢疾、急慢性肠炎、糖尿病腹泻、小儿腹泻等，方如葛根芩连汤[2]、七味白术散[3]等。

葛根芩连汤原治疗喘而汗出、脉促的下利。后世多用于外感性、腹泻性疾病。这些疾病既可以是胃肠道本身的感染，也可以是其他部位感染造成的中毒性腹泻。如日本名医浅田宗伯认为本方“用于小儿疫利屡有效”(《方函口诀》)。疫利，就是伴有传染性的肠道传染病，如细菌性痢疾。南京谢昌仁先生擅用葛

---

[1] 中华医学杂志，1973(10)：59.

[2] 葛根芩连汤(《伤寒论》)：葛根半斤，甘草二两，黄芩三两，黄连三两。上四味，以水八升，先煮葛根减二升，内诸药，煮取二升，去滓，分温再服。原书指征：太阳病，桂枝证，医反下之，利遂不止，脉促者，表未解也；喘而汗出者，葛根芩连汤主之。推荐剂量：葛根15～60、黄连3～10克、黄芩6～20克、甘草3～6克。

[3] 七味白术散(《小儿药证直诀》)：人参二钱五分，茯苓五钱，白术五钱，甘草一钱，藿香叶五钱，木香二钱，葛根五钱。上药为粗末，每服三钱，水煎服。推荐剂量：葛根20克、白术10克、茯苓12克、党参10克、藿香10克、甘草3克、木香5克。

根芩连汤治疗急性痢疾，症见发热腹痛，下利不止，里急后重，肛门作坠，大便夹有红白黏液，舌苔薄黄，脉象濡浮，用葛根芩连汤加木香、槟榔、藿香、马齿苋等味。此方使用多年，验证百例，疗效确切。有报道用葛根 10 克，黄连、黄芩、甘草各 5 克，每日 1 剂，水煎服，治疗急性菌痢 40 例，临床症状完全消失者 36 例，退热时间平均 27 小时，急性症状控制时间平均 3.44 天，肉眼脓血便消失平均 2.8 天。疗程最短者 2 天，最长者 12 天〔1〕。

还有报道认为葛根芩连汤对轮状病毒感染的腹泻有预防和治疗作用。现在葛根芩连汤多用于治疗糖尿病腹泻、醉酒后腹泻等。另外，有些口腔溃疡、牙周炎、高血压、冠心病、颈椎病、皮肤病等也能使用本方，其人多见唇黯红，体格壮实，虽无明显腹泻主诉，但经过询问可发现有腹泻倾向，尤其是在饮酒以后。葛根芩连汤可加大黄，如日本名医尾台榕堂经验："治平日项背强急，心胸痞塞，精神悒郁不舒畅者，或加大黄"；"项背强急，心下痞塞，胸中闷热，眼目牙齿疼痛，或口舌肿痛腐烂者，加大黄则其效速"(《类聚方广义》)。本人经验，加上少量制大黄，本方效果更好。笔者多用于壮实体格的中青年男子的头面部、颈项部的疾病。曾治一男子落枕多日不能转动，遂施予本方加大黄，取效颇佳。

葛根可用于小儿腹泻。有方用葛根 20 克、车前子 20 克、甘草 3 克，水煎服，治疗小儿水泻。如果小儿消化不良，腹泻时作，可用七味白术散。七味白术散(人参、茯苓、炒白术、甘草、藿香叶、木香、葛根)是宋代名医钱乙的验方，主治"脾胃之虚，呕吐泄泻频作不止，津液枯竭，烦、渴、燥，但欲饮水，乳食不进，羸弱困劣"，《冷庐医话》说："七味白术散治小儿久泻脾虚者最灵"。古时候用散剂，即将药物打成粗末后煎煮，现在可做成袋泡剂，也可多放些水煎服，其药味清

---

〔1〕83 医院传染病科. 葛根黄芩黄连汤治疗急性细菌性痢疾 40 例临床分析[J]. 江苏中医杂志，1960(5)：33.

香，可让患儿放量服用，以起到口服补液的作用。

——以口渴为主诉的疾病，如糖尿病、醉酒等，方如葛根芩连汤。

糖尿病与古代所谓的消渴病相似，动物实验提示葛根水煎剂有降血糖作用。本人经验常用葛根芩连汤。糖尿病常常伴有阳痿，所以葛根可用于阳痿的治疗。江苏陈趾麟先生经验：在阳痿方中配合葛根、石斛，葛根用20克，能提高疗效。但对先天性生理缺陷或精神病长期服用镇静药而致阳痿者无效。胃寒者慎用，表虚多汗者忌用。

由于酒醉以后常常口渴异常，故葛根也被用于解酒。如《备急千金要方》用葛根汁大量饮用，可用于酒醉不醒。《本草衍义》谓："病酒及渴者得之甚良"。《儒门事亲》葛根散：葛根、葛花、甘草、砂仁、贯众各等分，为粗末，水煎三五钱，去滓服，谓能解酒毒。本人经验，对醉酒后的头昏头痛、腹泻腹痛、面红等，可用葛根芩连汤。

参考

——葛根安全无毒，属于食品，剂量应大。成人剂量以20克以上为宜。本人经验用量范围在20～80克。

——葛根配麻黄、桂枝，可治疗无汗恶寒者；配黄连、黄芩，可治疗汗出而下利者；配黄芪、白术，可用于气虚浮肿头昏者；配川芎、丹参，可用于血瘀胸痛者。

§10 白术

白术为菊科植物白术的根茎，主产于浙江、安徽。白术原以浙江於潜天目山的野生术品质最佳，其外皮红润光泽，味极清，视为道地正品，但目前市场上几乎绝见。现售之于术，系将新昌的白术种子播种于於潜山区的栽培品，折断面黄白色，有黄色放射状纹理，气清香，甜味强而辣味少。白术始终以北纬 29°50′～30°50′的中亚热带常绿阔叶林地带的於潜、浙江东部、安徽皖南山区以及潜山等地为道地[1]。

马王堆汉墓帛书《五十二病方》有以术入复方和酒服，治金伤疼痛。《内经》中有古方泽术麋衔散，以白术与泽泻、麋衔配合，治疗酒风。酒风是一种以多汗、少气为特征的疾病。《神农本草经》谓白术主"风寒湿痹，死肌，痉，疸，止汗，除热消食"。《伤寒论》入 10 方次，《金匮要略》入 25 方次。

白术是常用中药，俗有"北参南术"、"十方九术"之说。明·邵宝《以蜜术饷南沙》七绝云："医家白术重天台，郡守曾将蜜浸来。嚼罢不知香满室，桃花流水梦瑶台。"清代宫廷的补益方中，白术占有重要的位置，如慈禧太后常服的补益方中，白术的使用率仅次于茯苓。古代医家还将白术用于安胎，《金匮要略》白术散（白术、蜀椒、川芎、牡蛎）用于妊娠养胎。白术、黄芩二味（亦

---

[1] 彭华胜. 白术道地药材的形成与变迁. 中国中药杂志，2004，29(12)：1135.

名白术散)，是宋·陈自明、元·朱丹溪最常用以安胎的好方，据《苏沈良方》记载，治妇人妊娠伤寒白术散，此方本常州一士人卖此药，医皆论斤买去行医，用之如神，安胎益母子，动物实验也支持这一功效。此外，白术的免疫调节、抗衰老等作用也备受关注。

药证

白术主治渴而下利者，兼治冒眩、四肢沉重疼痛、短气、心下逆满、小便不利、浮肿。

所谓渴，指自觉的渴感，想饮水，想饮热开水，但喝不多，或漱口而已。心下部常常痞满不适，喝水后更难受，胃内发胀，有水声，甚至吐水，或喝水以后常常出现面部轻度浮肿。舌面并不像白虎加人参汤证那样干燥无津或毛糙起裂，而是舌面常有薄白苔，舌质也不红，舌体较大而且胖，常常舌边有齿痕。下利，即腹泻，大便呈水样，或大便溏薄不成形、粪体松散而不黏臭，或先干后溏。渴而下利，是使用白术的必见证。如口渴而大便干结如栗，或烦渴引饮，均非白术主治。

所谓冒眩，即身体困重，头晕眼花，常常眼前发黑。患者肌肉松软，常诉说身体困重，四肢沉重，或腰腹沉重，或有关节疼痛。或懒于活动，动则易出汗，或稍动则气喘吁吁，所谓短气。所谓心下逆满，指上腹部发胀，尤其是在喝水以后，食欲不振，甚至吐水或清涎。所谓小便不利，是指小便的量少及排泄不畅。

使用白术不论体型胖瘦，但患者多呈黄肿貌，肌肉松软，容易浮肿，特别是早晨尤为明显，如眼睑浮肿。面黄，是湿家的典型体征，《金匮要略》说湿家发病，面黄而喘。唐代《药性论》说白术能“驻颜去鼾”，可证白术主治面黄黯者。肌肉松软，是指肌肉不发达，或先肥后瘦，且瘦而肉松软，或先瘦后肥，肥而多赘肉，易于疲乏困顿。所以，《神农本草经》谓白术主"风寒湿痹，死肌"，又说"久服轻身"，许多本草书说白术能治疗"筋骨弱软"，能"补腰膝"。另外，必见舌体胖大而淡，或有齿痕，或舌面白苔，或舌面水滑。

配方

——以眩晕为特征的疾病，多配泽泻、茯苓、桂枝、甘草等，方如泽泻汤[1]、苓桂术甘汤[2]等。

泽泻汤主治"心下有支饮，其人苦冒眩"（十二）。目前许多报道大剂量泽泻与白术（泽泻30～70克，白术60～120克）治疗内耳眩晕症有满意疗效（《金匮要略教参》）。高脂血症、心脑血管疾病、内耳眩晕症、单纯性肥胖等见眩晕、身体困重、自汗、少气、口渴而小便不利者，多用本方与防己黄芪汤、玉屏风散、黄芪桂枝五物汤、葛根汤等配合使用。

苓桂术甘汤主治"心下有痰饮，胸胁支满，目眩"（十二）。南京中医药大学陈亦人教授擅用此方加味治疗老年慢性支气管

---

〔1〕泽泻汤（《金匮要略》）：泽泻五两，白术二两。上二味，以水二升，煮取一升，分温再服。原书指征：心下有支饮，其人苦冒眩，泽泻汤主之。推荐剂量：泽泻30～60克、白术20～40克。

〔2〕苓桂术甘汤（《金匮要略》）：茯苓四两，桂枝三两，白术、甘草各二两。上四味，以水六升，煮取三升，去滓。分温三服。原书指征：心下有痰饮，胸胁支满，目眩，苓桂术甘汤主之。推荐剂量：茯苓10～30克、桂枝10～20克、白术10～20克、甘草3～6克。

炎、哮喘、膀胱炎、心律不齐、胃下垂、神经性耳聋、鞘膜积水、视神经乳头水肿、慢性肾炎等，其应用本方的指征就是头眩、心悸、大便溏、苔白滑、脉沉弦(《方药心悟》)。

——以四肢沉重疼痛为特征的疾病，如关节炎、感冒、腰肌劳损、尿失禁等，白术多配麻黄、干姜等药物，方如麻黄加术汤[1]、甘姜苓术汤。

《本经逢原》论曰："白术生用有除湿益燥，消痰利水，治风寒湿痹，死肌痉疸，散腰脐间血及冲脉为病……"清·陈修园在《医学实在易》亦曰："白术能利腰脐之死血，凡腰痛诸药罔效者，用白术两少佐他药，一服如神。"贵阳李太生也体会，白术治腰痛有特效，但必须注意以下几点：必须生用；用量宜重，每剂用量为50～60克，少则无效[2]。

麻黄加术汤是仲景治疗身体疼痛的重要配方，主治"湿家，身烦疼"(二)。张仲景主张"与麻黄加术汤发其汗为宜"，可见此证尚有恶寒、无汗等症状。此方多用于风湿性关节炎、感冒、腰肌劳损等。

甘姜苓术汤可治疗慢性腰痛，又名肾着汤。张仲景说此方治疗腰以下冷痛，"如坐水中，形如水状"，"腹重如带五千钱"

---

[1]麻黄加术汤(《金匮要略》)：麻黄三两，桂枝二两，甘草一两，杏仁七十个，白术四两。上五味，以水九升，先煮麻黄，减二升，去上沫，纳诸药，煮取二升半，去滓。温服八合，覆取微汗。原书指征：湿家身烦疼，可与麻黄加术汤，发其汗为宜，慎不可以火攻之。推荐剂量：麻黄5～10克、杏仁10～20克、甘草3～6克、桂枝6～12克、白术10～20克。

[2]李太生.浅话白术之妙用[J].贵阳中医学院学报，2005，27(3)：50.

（十一）。本方所治疗的腰痛，以腰重、腰冷为特征，患者多伴有浮肿、大便溏薄等症状。可用于腰肌劳损、尿失禁等。“文化大革命”中红卫兵大串联期间，曾有一外地男学生找胡希恕老先生看病，诉及每夜必尿床，自知其丑，遭人讨厌，痛苦万状，问其病情，答曰：身重乏力，腰腿发凉，似浸水中。诊其脉沉弦，辨证为寒湿肾着，用甘姜苓术汤变汤为散，嘱其每次服二钱，一日两次。半年后该学生从长沙寄来一封信，说：“……爷爷，谢谢您，我的遗尿病，经您一治就好了，您的恩情，我一辈子不会忘掉。”又有一女孩于1966年10月19日从东北到北京串联，时已16岁，患遗尿已七八年，经中西医久治无效，求胡老开方，与肾着汤2剂即愈，同年12月1日，特由东北来京致谢，并索求处方备用。（《中医临床家胡希恕》）2007年6月在广岛召开的第58届日本东洋医学会学术总会上有报告用甘姜苓术汤治疗3例中老年女性的尿失禁、尿滴漏，效果显著〔1〕。

——以心下逆满、上腹部发胀、吐水为主诉的疾病，如慢性胃炎、胃扩张、胃动力障碍等，白术多配枳实、肉桂等，方如枳术汤〔2〕、五苓散等。

枳术汤主治“心下坚，大如盘，边如旋盘，水饮所作”（十四）。五苓散主治“渴欲饮水，水入则吐者”（74）。除吐水以外，口水过多也可视为吐水。有介绍治疗小儿流涎症，可用生白术10克，

〔1〕柴原直利，等．甘姜苓术汤治疗尿失禁3例[J]．日本东洋医学杂志，第58卷别册号，2007．

〔2〕枳术汤（《金匮要略》）：枳实七枚，白术二两。上二味，以水五升，煮取三升，分温三服，腹中软，即当散也。原书指征：心下坚大如盘，边如旋盘，水饮所作，枳术汤主之。推荐剂量：枳实10～30克、白术10～20克。

切碎，放碗中，加水适量蒸，取汁加糖灌服。（《中华临床中药学》）

叶橘泉先生认为，急慢性胃炎见胃内停水，烦渴呕吐，小便不利者，及胃扩张、胃下垂、肠炎腹泻、急慢性肾炎、尿毒症、肾病综合征、肾盂肾炎、肾性高血压、梅尼埃病、顽固性头痛、偏头痛、糖尿病、假性近视、婴儿湿疹等，均有使用五苓散的机会。他曾治一中年女性，患吐泻，四肢厥冷，腿足抽筋，反复输入生理盐水补液后，吐泻止，手足温，病情改善，忽转变为发热，烦躁口渴，水饮入口即吐。三日无小便，考虑“尿毒症”可能，即予五苓散煎剂。服药后小便下，口渴能饮水，再服两剂，小便多，热退，继进数剂病情平稳。[1]

——以浮肿、面色萎黄为特征的疾病，如慢性肝炎、肝硬化腹水、营养不良性水肿、慢性肾炎等，白术多配茯苓、黄芪、防己、泽泻、猪苓、肉桂等，方如五苓散、真武汤、防己黄芪汤等。

白术所治浮肿以下肢浮肿、全身性浮肿为多，多伴有大便溏、腹胀等，多配黄芪、防己、茯苓、泽泻等，方如防己黄芪汤。苏州徐文华先生经验用白术30～60克，配香砂六君子等方可治疗慢性肝炎肝硬化腹水。南京中医药大学孟景春教授也有这个经验，治疗慢性肝炎、白蛋白与球蛋白比例倒置者，白术量宜重用20～30克。茅汉平先生认为用量应为60克。《石室秘录》指出在黄疸退后，要大剂量使用白术、茯苓、薏苡仁、车前等，有“无后患”的效果。本人经验，对于肝硬化患者见面色黄，肌肉松，有浮肿貌，大便不成形，或容易腹泻者，可用五苓散，其中白术确应重用，量在30克以上。

---

[1] 马永华，等. 中医临床家叶橘泉[M]. 北京：中国中医药出版社，2004：105.

——以食欲不振、肌肉松软、腹泻为特征的疾病，如慢性肠炎、慢性肝炎、肝硬化、肿瘤化疗后、肺结核等，常用方如四君子汤[1]、参苓白术散[2]。

四君子汤为健脾益气的代表方。对于食欲不振、肌肉松软、面色黄、体质虚弱的久病、大病、老人、幼儿等，可作为平时调理之剂。上海王翘楚先生将此方用于手术后、老人感冒后、产后的调理，效果很好。这是他20世纪70年代下农村期间发现的。那时他经常为县医院外科手术后病人会诊，发现患者多有面色无华，精神疲乏，纳谷不香，大便溏薄一日数次，夜寐欠安，微寒怕冷等，舌苔多薄或微腻，舌质淡红或微黯，脉细软，但没有器质性疾病，这些患者使用四君子汤后症状很快缓解。他认为这种患者患的应是"脾虚综合征"(《方药传真》)。

在四君子汤基础上加山药、扁豆、薏苡仁、莲子、砂仁、桔梗，便是参苓白术散。此方可治食欲不振、呕吐、腹泻腹胀、肌肉松软、腹壁弛缓按之软弱者。南京严明先生的经验，治疗慢性肝炎

[1]四君子汤(《太平惠民和剂局方》)：人参、白术、茯苓、甘草各等分，为细末，每服二钱，水一盏，煎至七分。通口服，不拘时，入盐少许，白汤点亦得。主治：面色㿠白，语音低微，气短乏力，食少便溏，舌淡苔白，脉虚弱。推荐剂量：白术10～20克、党参10～20克、茯苓10～20克、甘草3～6克。

[2]参苓白术散(《太平惠民和剂局方》)：莲子一斤，苡仁一斤，砂仁一斤，桔梗一斤，白扁豆一斤半，茯苓二斤，人参二斤，甘草二斤，白术二斤，山药二斤，为细末，每服二钱，枣汤调下，小儿量岁数加减。推荐剂量：白术12克，党参10克，茯苓10克，甘草3克，山药15克，扁豆10克，苡仁12克，莲子12克，砂仁3克，桔梗3克。

肝硬化，用参苓白术丸饭后每服3克，渐加至5克。无锡赵景芳医师治疗肿瘤，也多用本方。

南京干祖望先生则用参苓白术散治疗慢性鼻炎、慢性咽炎、慢性上额窦炎、慢性中耳炎等五官科疾病，其应用指征是脓水稀薄，局部潮湿糜烂，痰液白黏，久治不愈(《方药传真》)。

叶橘泉先生经验，参苓白术散治疗慢性衰弱病人的腹泻，消化滞顿，肺结核无热，面色苍白萎黄，脉迟缓，舌淡白，咳稀薄痰而腹泻者及慢性胃肠病之泄泻，神经衰弱，有贫血虚寒症状和初期肠结核等，确有满意的效果。曾治一慢性腹泻一年患者，确诊为肠结核，服西药见效一时，但稍着寒或偶吃一些油脂类又泻不止，致衰弱疲乏，面无血色，食欲不振，脉虚软无力。嘱服参苓白术散粉剂，每日3次，一次6～9克，红枣汤调服。另服红枣糯米粥，有时把药粉和入粥内吃，注意饮食和保暖，连续服食3个月，腹泻止，消化功能恢复，全身状况大为改善，最终治愈。他体会，本方须用粉剂内服，效果好，如作为煎剂效力减弱。方中扁豆、莲子肉、薏苡仁必须炒熟后研粉，山药生研，其他药略焙燥，粉剂应研制极细，越细效果越好。

兰州张蕾蕾等观察发现，参苓白术散与肺结核化疗药物配合使用，比单一化疗方案能明显提高综合疗效，缩短临床治愈时间，显著改善咳嗽、乏力、食欲减退等症状，提高痰菌阴转率，促进病灶吸收，其作用效果发生在开始治疗后的前3个月，表现出一定程度的增强化疗药物疗效的作用。抗结核化疗疗程较长(一般为6～9个月)，且大多数抗结核药对人体有不同程度的毒副作用，患者往往因为不能耐受而停药。参苓白术散的这种增效作用对完成全程化疗无疑有着积极的意义。观察结果还表明，参苓白术散与化疗药物配合使用，比单一化疗方案能明显降低治疗开始后前一两个月内不良反应的发生，绝对危险度降低率及相对危险度降低率均有所提高，并在一定程度上减轻了肝功能损伤，防止血尿酸升高，表现出一定的减轻化疗药物不良反应的效果〔1〕。

深圳市人民医院胡岳然等报道，采用放疗过程中结合应用参苓白术散，可以使大便次数减少，黏液便、下腹痛症状明显减少，认为该配方能很好预防直肠放射性损伤的发生；从1年后晚期直肠放射性损伤的结果看，观察组直肠放射性损伤的发生率较低，严重度也比对照组轻，显示该中药复方不仅能预防早期直肠放射性损伤的发生，同时也能减少晚期直肠放射性损伤的发生率，从而提高患者的生存质量〔2〕。直肠放射性损伤是盆腹部肿瘤尤其是妇科肿瘤放疗常见的并发症之一，直肠放射性损伤一旦发生，早期可影响放疗的正常进行，晚期严重者可产生放射性肠溃疡、肠瘘、肠道狭窄，一般治疗无特效，严重者保守治疗也无效，有时需行肠造瘘会极大地影响患者的肠道功能和生存质量。

——以腹泻为特征的疾病，如肠炎、消化不良、小儿腹泻等，白术多配茯苓、泽泻、桂枝、猪苓等，方如五苓散、七味白术散。

白术所主治的腹泻，大多为水样，或稀溏如鸭粪，便溏而不黏臭。单方较多，或白术配芍药，或白术配车前子，或为末，或煎汤。《名医类案》引《医余》：有人患脾泄，诸治不瘥。服太山老李炙肝散而愈，乃白芷、白术、白芍、桔梗四味也。也有用单味白术久煎熬膏者。五苓散治疗水泻有效，曹颖甫先生称此种腹泻为

〔1〕张蕾蕾，等．参苓白术散在肺结核化疗中的减毒增效作用观察[J]．中国中医药信息杂志，2005，12(2)：69-70．

〔2〕胡岳然，等．参苓白术散对直肠放射性损伤的临床防治效果[J]．中华放射肿瘤学杂志，2005，14(4)：304-306．

“洞泄”，常用五苓散原方。

五苓散(白术、茯苓、猪苓、泽泻、桂枝)多用于口渴、腹泻、头晕、小便不利而浮肿、舌苔白润而有齿痕者。现代药理研究表明，五苓散对某些电解质的丢失有保护作用，并能调节水和电解质代谢；能改善脂质积聚和谷胱甘肽代谢紊乱，对乙醇性肝损害有保护作用；还有减少抗生素的副作用和消除激素副作用的作用。[1]慢性肝炎肝硬化、急慢性肠炎、脂肪肝、尿崩症、垂体肿瘤、库欣综合征等均有机会使用本方。本人较多用于慢性肝炎、肝硬化、脂肪肝等见大便不成形或腹泻，下肢有浮肿并有明显口渴感者；对夏季潮湿地区常见的急性肠炎、夏季感冒、空调病也有效果。本人还用本方治疗欧美人来华以后的水土不服或过量服用味精饮食以后出现的口渴、头痛、腹胀等。作为本方的客观应用指征，是患者大多舌体胖大而有明显齿痕。临床如将药物研成粉末用温开水或米汤调服，每次3～6克，每天2～3次，既经济又有效，值得推广。

七味白术散为宋代名医钱乙《小儿药证直诀》方。主治呕吐、腹泻，烦渴多饮者。现多用于小儿腹泻。《冷庐医话》：“七味白术散，治小儿久泻脾虚者最灵。震泽泥水匠贺凤山孙二岁，泄泻两月，身热少食，面色萎黄，夜睡时惊，幼科用青蒿、扁豆、二苓、厚朴、枳壳、陈皮等药，日就危笃，求余治之。令服七味白术散(党参二钱，焦白术、茯苓二钱，炙甘草四分，木香四分，煨葛根四分，藿香七分，煨姜三分)四剂，泻止身凉，改方去葛根，加炒扁豆二钱、炒苡仁三钱、砂仁三分、桔梗四分，四剂痊愈。”

——黄胖之人的便秘，可单用白术。

〔1〕涂建中．五苓散研究三十年回顾[J]．云南中医杂志，1988(5)：44.

这种便秘多先干后溏，虽便秘而无腹痛，按之无压痛。单用白术 60 克，水煎服，可收到通便而不腹泻的效果。药理实验表明，大剂量白术水煎剂能促进小鼠的胃肠推进运动，这种效应主要通过胆碱能受体介导，并与 α 受体有关。北京魏龙骧先生最擅用此法，生白术常用至 60 克以上。南京中医药大学孟景春教授用量更大，至 120 克。除白术煎汤外，也有报道用生白术粉碎为极细末，每次服 10 克，每天 3 次，用开水调服。但要说明，白术并非所有便秘均可通用，患者无上述指征，其人肌肉坚紧，伴有恶心多吐、上腹部发胀、嗳气频仍、大便秘结、舌红者，不可用白术。

——肿瘤患者见面黄、舌胖、大便不成形、浮肿者，可用五苓散。

本人曾将白术用于治疗肝癌数例，其中印象比较深的 1 例服用中药以后又存活 3 年以上，还有 1 例用五苓散配生石膏、六一散后又存活 1 年半。用于肿瘤，茯苓、猪苓、白术等用量宜大，本人经验，应在 30 克以上，有的要合用小柴胡汤等。有报道治疗原发性肝癌白术要重用至 60～100 克。

——五官疾病中以积液为特征的疾病，可用五苓散。

干祖望先生的经验，用五苓散治疗急慢性卡他性中耳炎，以及化脓性中耳炎后期分泌物较多者。青光眼、中心性浆液性视网膜炎、视神经乳头水肿、青少年假性近视等眼科疾病，也可应用五苓散。本人曾治疗一些眼疾患者，见其人面色黄肿貌，下肢也容易浮肿，口渴而不敢多饮水，舌胖而有齿痕，用五苓散加牛膝、车前子，服用后自感舒适，浮肿消失，视力模糊、闪烁感等症状有所减轻。

参考

——关于白术证的客观指征：以面黄肌松虚浮者为宜。其人面色黄，眼睑微浮肿，就诊时多懒于言语，行动显得困重。其舌体多胖大，舌质淡红或黯红。黑瘦人慎用，用后反腹胀。

——白术与黄芪的主治相似，均能利水，均可治疗浮肿、小便不利、口渴、眩晕等症，其区别在于，黄芪主治在表之水，故浮肿、汗出比较明显，而白术主治在里之水，故以口渴、眩晕、身重、大便性状改变为明显。

——茯苓证与白术证颇多相似之处，故仲景使用茯苓多与白术同用。所不同之处，白术证重在治渴，而茯苓证重在治悸，且白术证有面黄而肌肉松软，故前人称白术能健脾生津，而茯苓则能安神利水。

——临床使用白术常常加味，如配伍茯苓，方如五苓散；配伍半夏，如半夏白术天麻汤；配伍泽泻，如泽泻汤；配伍人参、甘草、茯苓等，如四君子汤；配伍附子，方如真武汤等；配伍干姜，方如甘姜苓术汤；配伍白芍、茯苓、当归、川芎，方如当归芍药散，等等。

——苍术为菊科植物南苍术或北苍术等的根茎，以江苏茅山所产者质量最好，称茅术。主治与白术大致相同，但苍术对消除腹胀肿满、关节肿痛、舌苔厚腻者，效果较白术为佳。如后世平胃散一方，就用苍术与厚朴等同用，治疗腹胀苔白腻，心下有水声者。《本草崇原》谓：白术与苍术"品虽有二，实则一也。《本经》未分苍、白，而仲祖《伤寒》方中，皆用白术，《金匮》方中，又用赤术……赤术，即是苍术。”如腹胀肿满、关节肿痛、舌苔厚腻者，可用苍术。

苍术治验

《本事方》许叔微曰:微患饮澼三十年,后左下有声、胁痛、食减、嘈杂、饮酒半杯即止,十数日必呕酸水数升,暑月止右边有汗,左边绝无。自揣必有澼囊,如水之有科臼,不盈科不行。但清者可行,而浊者停滞,无路以决之,故积至五六日必呕而去。脾土恶湿,而水则流湿,莫若燥脾以去湿,崇土以填科臼,乃悉摈诸药,只以苍术麻油大枣丸,服三月而疾除。自此常服,不呕不痛,胸膈宽利,饮啖如故。(引自吉益东洞《药徵》)

§11 大黄

大黄是蓼科植物，药用部分是大黄的根茎。蓼科大黄属约有60种植物，几乎全部分布于北半球的亚洲部分，而以我国为其分布中心，约占总数的2/3以上。我国西北及西南海拔2 000米左右的高寒山区，甘肃、青海、四川、西藏、贵州、云南、陕西等地均有出产。大黄饮片呈棕黄色或棕红色，横断面有花纹，味苦，有清香。

大黄是重要的泻下药、清热药和止血药。它功效迅速，常用于危急重症，所以有两个雅号，一称“将军”，形容其如大将军出阵能迅速平定祸乱；二称“无声虎”，因其色黄如虎，且功效快捷，只是不能虎啸而已。

大黄是许多名医擅长使用的药物。根据本人对1995年90位江苏省名中医的问卷调查，江苏名医最擅长使用的药物中，大黄名列第一。1999年对全国330位名中医问卷调查，大黄名列最擅长使用药物序列的第二。张仲景的《伤寒论》与《金匮要略》中有32首处方中使用了大黄，其中的大承气汤、小承气汤、大柴胡汤、泻心汤、桃核承气汤等，至今依然在临床上被广泛使用着。

有趣的是，历史上一些名医因为擅用大黄，其真名实姓倒被遗忘了，只知道他擅用大黄，如金代的穆大黄。近代上海妇科名医朱南山，南通人，初赴上海时生活困难，仅在乡人所开茶馆中侍人看病糊口。后治疗一梳头娘姨之子臌胀病，方用大黄二两，浮萍六钱，因分量大，与药房竞争执，后服药病人大泄大汗，病去大半。后这位梳头娘到处宣传，名声遂起，后有人有“成名一举在梳头”句，其实，改为“成名一举在大黄”才确切。近人焦东海先生，专门从事大黄的临床研究，著《大黄研究》一书，被人们称呼为“焦大黄”。中国工程院院士吴咸中使用大黄治疗急腹症40年，对大黄有着深刻的认识。他认为大黄有五个方面的作用，一是调整胃肠运动，二是改善血液循环，三是清洁肠道，减少毒素吸收，四是保护肠屏障，五是调整免疫，保护器官。南京军区总医院的黎磊石院士及刘志红院士也在大黄的现代研究上有重大创新，揭示了大黄能延缓慢性肾衰竭以及治疗糖尿病肾病的机制。足见大黄的魅力。

经验是这样积累的

中医药学是一个伟大的宝库，但不是展览馆，琳琅满目，伸手可得……我认为创业的过程也是做人的过程，我不聪明，但我笨鸟先飞，十分勤奋，十分重视资料的积累，一旦接受任务就全身性地投入工作。25年来，我把家作为旅馆、饭店，没有节假日，大部分时间在医院里。用大黄治疗胃出血与急性胰腺炎时，我还常在夜间去观察患者病情变化，甚至守护在患者旁边，做患者及家属的思想工作，一旦止血失败，常亲自去找外科会诊。当发现出血坏死性胰腺炎时还亲自去找院外名家会诊，抓第一手资料，反复总结教训，从中找出单味大黄治疗上述病症的适应范围……（焦东海.以大黄为突破口，坚持中西医结合25年的回顾[J].中国中西医结合杂志，2002，〈4〉:246.）

大黄是中国的，也是世界的。早在公元前，大黄已经由商队传入西域。8世纪，鉴真和尚东渡日本，带去了大黄，至今仍珍藏在日本奈良的正仓院内，据鉴定这些大黄是大黄属上等的掌叶大黄或鸡爪大黄。13世纪意大利的旅行家马可波罗在《马可波罗旅行记》中也介绍了甘肃凉州的大黄，后来意大利的米兰就有人开设了大黄酒厂。以后，大黄和茶叶一样，成为我国出口的大宗商品之一。以肉食为主的西方人，更视大黄为日常不可或缺的保健品。至今，意大利有大黄酒、瑞士有大黄糕点和大黄糖，日本人对大黄的喜爱更不亚于西方。大黄甘草汤是常用的通便剂，含有大黄的泻心汤用于高血压，大柴胡汤用于胆石症和肥胖等。1990 年，首届国际大黄学术讨论会在承德举行，参加这次大会的代表来自中国、美国、日本、意大利等，共计 250 余人。大会交流了大黄及大黄制剂在抗肿瘤及治疗重危症、疑难症、六高（高血压症、高血黏症、高脂血症、高血糖、高尿素氮、高体重）等的临床研究，大黄的药理及制剂研究方面的成果。大黄依然是现代人防治疾病维护健康的重要药物。

药证

大黄主治痛而闭、烦而热、脉滑实者。

大黄的经典主治很多，张仲景方的大黄主治有以下四方面：①腹证：如心下硬、按之心下满痛、按之心下坚、心下痛按之石硬、心下急、心下必痛、心下痞、少腹急结、少腹满、腹胀、腹微满、腹满不减、大实痛、痛而闭、胸满等；②精神症状：如谵语、心热、其人如狂、烦、烦躁、独语如见鬼状、目中不了了等；③大便症状：如大便难、不大便六七日、大便乍难乍易、大便硬或下利脉反滑、自利清水而心下必痛等；④脉证：如脉滑而疾、脉数而滑、脉迟而滑、脉实、脉沉而紧、下利而脉反滑等。以上诸证，虽非大黄一药主治，但也不离大黄的主治，临床则是各证的程度不一罢了。为便于记忆，大黄主治的以上诸证，可概括为痛而闭、烦而热、脉滑实三证。

痛而闭：即腹痛而大便不通。如用大黄的最大量方（6 两）的大陷胸汤主治“心下痛，按之石硬者”“不大便五六日……从心下至少腹硬满而痛不可近者”。这是比较典型的大黄证。但是，腹痛和大便秘结，不一定两者俱全或两者俱重。以下两种情况都可以使用大黄：

第一，腹痛剧烈而且按之满痛者。这种性质的腹痛，仲景用“大实痛”来表述。《伤寒论》“大实痛者，桂枝加大黄汤主之”。实，指腹部按之疼痛胀满，如《金匮要略》有“按之心下满痛者，此为实也，当下之”，痛，指腹痛。大，表示疼痛的程度剧烈。临床上只要抓住这个特征，就能使用大黄。《诊余集》记载：孟河有某巨富，年逾六旬，喜渔男色。后数日忽然寒热腹痛，少腹起青筋一条，直冲胸膈，约阔半寸，手不能按，体不能俯，日夜疼痛不休。诸医束手无策。即以千金聘侨居扬州的丹徒名医王九峰到孟河。断为龙阳毒。以生大黄四两，用水煎两沸，绞汁服之，下黑紫血甚多，下一次，则黑筋下数寸，下数次，黑筋方消，而痛亦止。

张仲景中对便下脓血或泻下清水者，只要腹痛剧烈，按之腹部硬满的，仍可使用大黄。如大柴胡汤中有大黄，主治“伤寒发热，汗出不解，心中痞硬，呕吐而下利者”(165 条)。大承气汤主治“自利清青水，色纯青，心下必痛，口干燥者”(321 条)，成为少阴三急下的变法之一。这种情况，张仲景称为“内实”，并将与没有大便或大便干结困难视为同一类病症。所谓“不更衣，内实，大便难者，此名阳明也”。

第二，大便不通日久者。如不大便六七日，甚至十余日，出现神昏谵语、发潮热者。如大承气汤主治“伤寒，若吐若下后，不解，不大便五六日，上至十余日，日晡发潮热，不恶寒，独语如见鬼状”(212 条)。“伤寒六七日，目中不了了，睛不和，无表里证，大便难，身微热者”(252 条)。

烦而热：烦为精神症状，如其人如狂、烦躁、谵语、心热、目中不了了等。临床常见的焦虑忧郁、健忘、注意力不集中、头昏晕，思维减慢、思维错乱等，都可以归属为“烦”。热，为自觉身热，或潮热，发热等。临床常见的面红升火，躁动燥热，头部多汗，以及出血等，均可认为是“热”。

脉滑实：为脉证。清代王孟英《回春录》载一案：仲夏，淫雨匝月，泛滥为灾。季夏，酷暑如焚，人多热病。某患病，医者但知湿甚，而不知化热，投以平胃散数帖，壮热昏狂，证极危殆。延请王孟英视之，脉滑实而数，大渴溲赤，稀水旁流，与石膏、大黄，数下之而愈。滑，一指脉来流利，圆滑鼓盛，二也指脉搏相对较快，如脉滑而疾，脉数而滑等。实，指脉象有力，如脉实、脉滑等。脉之真有力，真有神，方是真实证。假有力，假有神，便是假实证。就此脉象而言，患者的体格比较壮实，一般心功能较好，血压偏高。明代名医李士材治疗一例八年足痿，因六脉有力，饮食如常。李氏断为实热内蒸，心阳独亢，证名脉痿。用承气汤下六七行，左足便能伸缩。再用大承气汤，又下十余行，手中可以持物。更用黄连、黄芩各一斤，酒蒸大黄八两，蜜丸，日服四钱，以人参汤送。一月之内，去积滞不可胜数，四肢皆能舒展。（《医宗必读·卷十》）不过，脉象有时不一定有力，所谓大实有羸状。如有些感染性休克患者其脉就表现为弱数，但有舌苔焦黄，腹痛拒按者，此时使用大黄也不必顾忌。

配方

——以腹痛而拒按为特征的疾病，如急腹症的急性胰腺炎、急性胆囊炎、胆石症、肠梗阻、急性阑尾炎等，大黄可单独使用，也常配芒硝、枳实、厚朴、牡丹皮、白芍、柴胡等，方如小承气汤[1]、

---

〔1〕小承气汤（《伤寒论》）：大黄四两，厚朴二两，枳实三枚。上三味，以水四升，煮取一升二合，去滓。分温二服。初服汤当更衣，不尔者尽饮之 。若更衣者，勿服之。原书指征：阳明病，其人多汗，以津液外出，胃中燥，大便必硬，硬则谵语，小承气汤主之。若一服谵语止，更莫复服。阳明病，谵语发潮热，脉滑而疾者，小承气汤主之。下利，谵语者，有燥屎也，宜小承气汤。推荐剂量：大黄 10～30 克、枳实 10～20 克、厚朴 10～20 克。

大承气汤[1]、大柴胡汤[2]、大黄牡丹皮汤[3]等。

〔1〕大承气汤(《伤寒论》):大黄四两,厚朴半斤,枳实五枚,芒硝三合。上四味,以水一斗,先煮二物,取五升,去滓,纳大黄,更煮取二升,去滓,纳芒硝,更上微火一两沸。分温再服。得下,余勿服。原书指征:《伤寒论》:二阳并病,太阳证罢,但发潮热,手足漐漐汗出,大便难而谵语者,下之则愈,宜大承气汤。大下后,六七日不大便,烦不解,腹满痛者,此有燥屎也。所以然者,本有宿食故也,宜大承气汤。病人小便不利,大便乍难乍易,时有微热,喘冒不能卧者,有燥屎也,宜大承气汤。少阴病,得之二三日,口燥咽干者,急下之,宜大承气汤。少阴病,自利清水,色纯青,心下必痛,口干燥者,急下之,宜大承气汤。《金匮要略》:产后七八日,无太阳证,少腹坚痛,此恶露不尽。不大便,烦躁发热,切脉微实,再倍发热,日晡时烦躁者,不食,食则谵语,至夜即愈,宜大承气汤主之。推荐剂量:芒硝5～10克、大黄10～30克、枳实10～20克、厚朴10～20克。

〔2〕大柴胡汤(《伤寒论》):柴胡半斤,黄芩三两,芍药三两,半夏半斤,生姜五两,枳实四枚,大枣十二枚。上七味,以水一斗二升,煮取六升,去滓,再煎。温服一升,日三服。本书作者按:此方当有大黄二两。原书指征:《伤寒论》:伤寒,发热,汗出不解,心下痞硬,呕吐而下利者,大柴胡汤主之。《金匮要略》:按之心下满痛者,此为实也,当下之,宜大柴胡汤。推荐剂量:大黄6～20克、柴胡10～20克、枳实10～20克、黄芩6～20克、半夏10～20克、芍药10～20克、生姜10～20克、大枣10～20克。

〔3〕大黄牡丹汤(《金匮要略》):大黄四两,牡丹一两,桃仁五十个,瓜子半升,芒硝三合。上五味,以水六升,煮取一升,去滓,内芒硝,再煎沸,顿服之,有脓当下,如无脓,当下血。原书指征:肠痈者,少腹肿痞,按之即痛,如淋,小便自调,时时发热,自汗出,复恶寒。其脉迟紧者,脓未成,可下之,当有血。脉洪数者,脓已成,不可下也。大黄牡丹汤主之。推荐剂量:丹皮10～20克、大黄10～20克、桃仁10～20克、冬瓜子30～50克、芒硝6～10克。

腹痛是临床常见症状之一，通常可分为急性腹痛和慢性腹痛两大类。腹痛而拒按者多为急性腹痛，即腹痛的程度剧烈，呈持续性，定位较明确，有时患者取强迫体位，甚至出现休克状态，检查则触痛明显，常常伴有肌紧张和反跳痛。急性胰腺炎、胆囊炎、胆石症、急性阑尾炎、肠梗阻、急性腹膜炎、妇科的盆腔脓肿等都可出现腹痛拒按的情况。大黄主要应用于这种危急重症。

单味大黄在急腹症中应用颇多。

一是用于急性胰腺炎。焦东海于1978年首先提出用单味大黄治疗，并经用狗制作的出血坏死性胰腺炎模型进一步证实，后经557例急性胰腺炎临床资料观察证明单味大黄治疗急性胰腺炎的效果肯定。单纯水肿型胰腺炎的总有效率（用大黄加抗生素治疗而痊愈者）为100%，其中显效率（用大黄治疗后，3日内腹痛消失及尿淀粉酶恢复正常）达83.18%。重用大黄中西医结合治疗出血坏死型胰腺炎与单纯用西医药治疗相比较的回顾性对比表明，两组的手术率之比是22.2%∶66.6%，病死率之比是3.3%∶22.8%。单味大黄治疗急性胰腺炎的方法是：患者入院后不用胃肠减压，不禁食，但呕吐严重，进食即吐者，则暂时禁食，并输液。同时如用单味大黄制剂（煎剂：生大黄30克，加水煎取100毫升，2小时一次，每日5～8次。片剂：大黄醇提片3～10片，每日5～8次），如有呕吐，则配针灸等对症处理或加用大黄煎剂灌肠。如发热在39℃以上，白细胞在20×10^9/L以上，或有其他并发症时，加用抗生素。如发现出血性胰腺炎则加用西医药常规处理，必要时手术治疗。他们在治疗中发现有“早泻早缓解，迟泻迟缓解”的特点，因此，对服用大黄后不泻的患者要大胆加大用量，甚至口服与灌肠同时并用。急性胰腺炎患者在服用大黄后首先发生呕吐，此时仍应继续服用大黄，吐出多少则补服多少，直至大便出现，则呕吐自止。所以，古代也记载大黄治疗呕吐，就是指这种情况而言的。随着腹泻的出现，腹痛减轻，腹胀消失，食欲增加，黄腻苔渐消。这就是所谓的"通则不痛""六腑以通为用"。

二是急性胆囊炎:焦东海经验:单味大黄30～60克,每1～2小时服一次,每日5～8次,直至腹痛等症状减轻后减量。1日内所用大黄煎剂的最大累积量为300克。治疗40例,有效(腹痛、腹部体征、发热及其他症状、体征消失,化验检查正常)39例。平均2.5天腹痛消失,4.5天发热消退。与复方西药组相比较,腹痛压痛消失时间短于复方药组,在发热消退时间方面两组相似。

三是胆石症:北京友谊医院刘凤奎等应用单味大黄对62例胆石症患者进行前瞻性排石临床观察。其中排石情况采用北京医学院快速胆石定性诊断方法和电镜扫描检查,观察到大黄不仅有排石作用,而且对临床症状、体征或消失也有明显作用,对不宜手术、结石直径等于小于1厘米或泥沙样结石的患者效果较好。服用大黄的量,宜每日2～3次大便为度。

四是肠梗阻。有报道用大黄煎剂保留灌肠治疗粘连性不完全性肠梗阻,其疗法是:在补液、纠正酸中毒、调节水与电解质平衡的基础上,以生大黄60～100克,煎汁200毫升保留灌肠。认为起效迅速,大多1剂即效。本法对肾功能不全、高龄体弱患者及因肠粘连反复手术者尤为适宜。

五是急性出血性坏死性肠炎。周建宣报道用生大黄每次24～30克,水煎,沸后时间不超过10分钟,每天2次。治疗14例,全部治愈。服药2～6次后临床症状明显缓解[1]。

除单味大黄外,现代临床应用大黄复方更多。

大承气汤由大黄、厚朴、枳实、芒硝四味药物组成,是峻下之方,用于阳明腑实证。见大便不通,频转矢气,脘腹痞满,腹痛拒按之,按之则硬,日晡潮热,神昏谵语,手足汗出,舌苔黄燥起刺

---

〔1〕周建宣.生大黄治疗急性出血性坏死性肠炎14例[J].中西医结合杂志,1985,(8):501.

或焦黑燥裂，脉沉实；或热结旁流，下利清水，色纯青，其气臭秽，脐腹疼痛，按之坚硬有块，口干燥，脉滑数；也用于热厥、痉病或发狂。现代临床多应用于肠梗阻：天津市中西医结合急腹症研究所等单位在中国工程院院士吴咸中教授的主持下，历经40多年的时间，率先将大承气汤的方用于急腹症的治疗，从1985年到2000年间共治疗急性肠梗阻1484例，非手术治疗成功率达80.8%，病死率2.7%，处于国内领先水平，国外尚无类似治疗方法。目前他们开发的大承气汤颗粒已经转让[1]。大承气汤在煎服法上要注意先煮枳、朴，后下大黄，芒硝溶服，是因硝、黄煎煮过久，会减缓其泻下作用。

大承气汤证经常出现在中毒性休克等重证中。有报道用大黄与枳实、厚朴等配合，治疗胆道疾病休克63例，其中61例在3日内渡过休克关。此类休克虽脉伏肢冷，但腹部必硬痛，大便必秘结，舌必黄糙或焦黑。

大承气汤去芒硝，厚朴、枳实减量，即是小承气汤，泻下作用也减弱。现在多用于治疗急腹症中大便并不干结者。

大柴胡汤治疗心下按之满痛的胆囊炎、胆石症、急性胰腺炎等，效果也很好。20世纪50年代，国内的中西医结合研究人员从大柴胡汤化裁出一张治疗急性胰腺炎的处方，名清胰汤，由柴胡、黄芩、黄连、白芍、木香、延胡索、大黄、芒硝组成，其清热止痛作用强于大柴胡汤。

心下急

大柴胡汤之胸胁苦满，比小柴胡汤尤甚，常由肋骨弓下左右相合而连及心下，所谓心下急是也，其余波左右分歧，沿腹直肌至下腹部，所谓腹直肌之结实拘挛也。（汤本求真《皇汉医学》）

---

[1] 中国医药报，2004-3-2(A7).

大黄牡丹皮汤是治疗肠痈的专方，现多用于治疗阑尾炎及脓肿，也用于治疗盆腔脓肿。胡希恕于解放初曾治一青年男性，为复员军人，腹痛、高热2天，在同仁医院确诊为急性阑尾炎，嘱其住院手术治疗，患者因战伤多次手术治疗，深感手术苦痛，拒绝入院手术，致卧床不起，腹痛呻吟，而多次找中医诊治，来者皆不开方而归。胡老会诊见：腹痛，呻吟叫喊不休，高烧40℃，身烫皮肤灼手而无汗，少腹剧痛，腹拒按，舌苔黄，舌质红，脉滑数。予大柴胡汤合大黄牡丹皮汤：柴胡八钱，黄芩三钱，白芍三钱，半夏三钱，生姜四钱，枳实四钱，大枣四枚，大黄二钱，牡丹皮四钱，桃仁三钱，冬瓜子四钱，芒硝四钱。上药服一剂后，热退腹痛减。患者自乘车前往胡老诊所复诊，原方继服六剂痊愈。（《中医临床家胡希恕》）本方去芒硝合四逆散治疗手术后肠粘连之腹痛也有良好疗效。

——以吐血、衄血、咯血等上部出血为特征的疾病，如上消化道出血、支气管扩张出血、肺结核空洞、颅内出血、鼻出血等，单味大黄或配黄芩、黄连，方如泻心汤[1]。

大黄是历代出血的重要药物。明代龚廷贤用将军丸，即单味大黄酒拌，经九蒸九晒为末，水泛为丸，说“治吐血不止如神”。现代临床使用单味大黄用于出血。

急性上消化道出血：以十二指肠球部溃疡居多，其次为胃炎、胃溃疡、胃癌、十二指肠炎等。适应证：①消化性溃疡或炎症合并出血，特别是以黑便为主的出血，出血量在500毫升以内

[1] 泻心汤（《金匮要略》）：大黄二两、黄连、黄芩各一两。上三味，以水三升，煮取一升，顿服之。原书指征：心气不足，吐血、衄血，泻心汤主之。推荐剂量：大黄5～20克、黄芩6～20克、黄连3～10克。

者;②脑血管意外伴急性胃、十二指肠出血且不宜使用凝血药的患者,特别对舌苔黄腻、便秘及有吸收热者更为适宜;③胃癌合并出血,不宜手术治疗,用其他止血办法止血无效的患者。方法:单味生大黄粉每次 1.5～3 克,每日 2～3 次,直至血止。或大黄制剂(精黄片)每次 3 片,每日 3 次。治疗 1455 例,止血有效(大便隐血试验 2～7 日内转阴)率达 97%,平均 2.5 日止血。大黄口服治疗上消化道出血的经验,在全国范围内得到进一步的验证。全国已经有 57 所医院采用单味大黄止血,重复验证 3 810例,并与中西药物 1 753 例进行了随机对照,结果一致认为单味大黄治疗急性胃、十二指肠出血疗效确切,与复方中西药相比较,具有止血速度快、显效率高、价廉方便等特点。在具体使用上有许多经验,如给药法采用鼻饲、内镜喷洒等。

咯血:为肺结核咯血、支气管扩张咯血。有报道单用生大黄粉内服,每次 2 克,日服 1～2 次。

鼻出血:局部黏膜损伤,凝血障碍、高血压动脉硬化均可以导致鼻衄。有报道口服掌叶大黄粉,每次 3 克,每日 4 次,另采用消毒药棉蘸少量大黄粉鼻腔局部给药,6 小时左右更换一次。效果较好。

脑出血:多中西医结合治疗,但有多篇报道提示,用生大黄泡服、鼻饲或灌肠,或采用复方大黄制剂,其疗效明显高于纯西药组,病死率明显低于纯西药组。

在止血的复方中,应首推泻心汤。泻心汤是止血有效配方,为张仲景方,由大黄、黄连、黄芩三味药组成,故又称泻心汤。由于其中的黄芩是清热止血药,黄连也有清热泻火止血的作用,所以,此方效果比单用大黄作用要全面。所以,泻心汤是古代止血专方。《金匮要略》:“吐血、衄血,泻心汤主之”。后世陈修园说:“余治吐血,诸药不止者,用《金匮》泻心汤百试百效”,并认为“其效在生大黄之多,以行瘀也”。目前多用于:

脑出血及蛛网膜下腔出血:笔者业师叶秉仁先生治疗中风

昏迷见舌苔黄厚、大便黏臭者，多用泻心汤加减灌服，有利于病人的苏醒，并防止应激性溃疡的发生。本人用于数例蛛网膜下腔出血患者，虽危险期已过，但依然面红头痛，用泻心汤和黄连解毒汤能明显缓解症状。

鼻出血：有报道对青藏高原地区的鼻出血有效。郭东华报道用大黄 3 克、黄连 5 克、黄芩 5 克，开水泡后加白糖 30 克，每日 1 剂，治疗儿童反复发作鼻衄。本方对患有高血压、动脉硬化的中老年鼻衄，更为适合。

上消化道出血：如胃炎、胃溃疡、食管静脉破裂均可引起的吐血或黑便，见上腹部胀痛、烧灼感、口苦口干、舌红苔厚者。尤其对于饮酒过量导致的出血，最为有效。

支气管扩张出血及肺结核咳血：树秀珍等报道用生大黄 10 克、黄芩 10 克、黄连 5 克，沸水泡服，治疗肺结核咯血 60 例，平均止血时间为 2.5 天，而止血敏及抗血纤溶芳酸的对照组为 5.5天[1]。

大黄除配伍黄芩、黄连等药物以外，尚有配伍地黄、肉桂用于止血的。如唐代孙思邈《备急千金要方》记载吐血百治不愈，疗十十瘥，神验不传方：大黄粉用生地黄汁吞服治疗呕血，其取效关键是“以利为度”。近代张锡纯有秘红丹一方，用大黄、肉桂研粉等分，用代赭石汤送下，用于吐血、衄血屡服他药不效者，无论因凉因热服之皆效。

——急性传染病见舌苔焦黄者，大黄必用，常配伍黄连、黄芩、枳实、厚朴、芒硝、桃仁等，方如泻心汤、大承气汤、小承气汤、桃核承气汤等。

---

〔1〕树秀珍等．泻心汤泡服治疗肺结核咯血 60 例．国医论坛，1997，(6)：12.

大黄对急性传染病的治疗效果，很早就被发现了。张仲景所谓的伤寒，就是指一种急性传染病而言。《伤寒论》中许多大黄配方均可用于急性传染病的治疗。宋代有张方，治疗热病谵语狂乱。用大黄研末，用雪水煎膏，用冷水冲服。《串雅内编》有一治疗一切瘟疫的处方：制大黄一两五钱，生大黄一两五钱，僵蚕三钱，生姜汁捣糊为丸，取无根井华水（即平旦井中取起的第一汲之水）服之。无根井华水是铃医的噱头，大黄才是真正起治疗作用的药物。据史料记载，成吉思汗进兵中原时，有位大王叫耶律楚材的，通医道，人家抢夺金钱美女，而他独取书籍数部及大黄两骆驼。继而军中病疫，惟得大黄可愈，所活几万人（元·陶宗仪《南村辍耕录》卷二）。明代温病大家吴有性，也是使用大黄的高手。他用大黄量大次频，往往一下再下，以祛邪务尽。治一朱姓患者，四肢不举，身卧如塑，目闭口张，舌上苔刺，问其所苦，不能答。先投大黄一两五钱，目有时而转动；再投舌刺无芒，口渐开能言；三剂舌苔少去，神思稍清。半月中共服用大黄十二两而愈。1942 年夏，新四军名将罗炳辉将军患温病，高热不退，皮肤下有红疹，时或谵语，病情危笃，当时西药奇缺，遂请安徽名医戴星甫诊。戴用生大黄二两，便通热退，转危为安。

临床报道应用大黄治疗的急性传染病如下：

流行性出血热：大黄与芒硝、桃仁、桂枝等配合，可使患者渡过少尿期。20 世纪 70 年代末，以南京中医学院周仲瑛教授为首的科研小组开展了对流行性出血热的救治，用中药后病死率明显下降。其两张配方均使用了大黄。其一为清气凉营方，由大黄、石膏、知母、大青叶、金银花、青蒿、野菊花、鸭跖草、白茅根等组成，用于出血热高热时。另一方为泻下通瘀方，由大黄、芒硝、桃仁、枳实、牛膝、生地黄、麦冬、猪苓、白茅根等组成，如出血者，加水牛角、牡丹皮、赤芍。

急性菌痢：急性菌痢以腹痛、里急后重、脓血便为主要临床特征，虽大便为稀水，也属大黄证的范畴，可用单味大黄口服，或使用泻心汤，配合补液，与西药抗生素的治疗效果相似。叶橘泉经验，用生大黄二钱，温开水一杯，浸一小时，去滓取汤，再溶化玄明粉六钱，分作三次，必要时饮服一次（成人量），用于痢疾初期，腹胀痛，下痢不畅时，起到辅助排泄，清除肠内毒素的作用，能很快减轻症状。据说，清代诗人袁枚曾患痢疾，有医生以年高体弱，用人参、黄芪等补益，结果病势更剧，后其老友张止厚劝其服用其自制的大黄，医者大惊，袁枚毅然服之，三剂而愈。后袁枚赋诗："药可通神信不诬，将军竟救白云夫。医无成见心才活，病到垂危胆亦粗。岂有鸩人羊叔子，欣逢圣手谢夷吾。全家感谢回天力，料理花间酒百壶。"又《镜花缘》中有一验方通痢散（大黄、川乌、苍术、杏仁、羌活、甘草），此方章次公先生用过，天津董国立先生经验更具体。董先生的配方为大黄 25 克，制川乌 10 克，苍术 10 克，杏仁 10 克，羌活 10 克，研细末，每次服 1.5 克，每日 1～2 次，治疗急慢性痢疾疗效显著。1965 年，他按此方配比上万瓶，方名痢疾散，治疗痢疾患者数百，均有效果。（《方药传真》）

病毒性肝炎：特别是甲型肝炎，见黄疸、腹胀、便秘、舌苔黄腻者，用大黄 10 克、茵陈 20 克、栀子 10 克，方名茵陈蒿汤，退黄明显。如乙型肝炎见舌苔黄腻者，也可用大黄。

肠伤寒：此病被中医称为湿温，而清代以来治疗湿温大多缺乏有效方法，近代以来，一些医生发现采用大黄、黄连、黄芩等苦寒药有效。如姜春华先生当年也常用大黄治疗肠伤寒，配伍黄芩、黄连，此三物除局部清肠消炎外，同时还有杀菌解毒作用，其中尤以大黄功效最显著，可一直服至若退，或黄苔退净为止，至稳至当。若能早期服用，不但可以防止肠出血，而且能缩短退热时间[1]。裘沛然先生中年曾患肠伤寒，中西药物遍投而高热不

---

〔1〕戴克敏．姜春华运用大黄的经验[J]．山西中医，1997，13(5)：7.

退，病延二周左右，上海名医徐余藻拟大承气汤加甘草，药共五味，服后次日便通，三日身热退。此事载于《壶天散墨》一书中。苏州中医院在20世纪60年代曾对肠伤寒使用大黄做过临床研究，发现对于退热、缩短病期有效。

病毒性、细菌性脑炎：散发性脑炎证见神昏、谵语、躁动不安、发热、头痛、恶心呕吐、口渴心烦、腹胀便结或热结旁流，舌红、苔厚腻，脉滑数，可用泻心汤合大承气汤（大黄后下15克，玄明粉冲服、厚朴各10克，枳实、黄芩各12克，黄连6克）[1]。章次公先生回忆，曹颖甫先生好以大黄治脑膜炎，其理由以为西医之脑膜炎即《伤寒论》阳明病篇中的“目中不了了”，“睛不和”，“急下之，宜大承气汤”之证。章氏亦如先生之教，以大黄、黄芩、黄连、芒硝、地黄、龙胆治脑膜炎而效（《章次公医术经验集》）。

中医用大黄治疗急性传染病，非常重视舌苔。《伤寒论》承气汤证有“口干燥”、“口燥咽干”，大陷胸汤证有“舌上燥而渴”以及《金匮要略》“舌黄未去者，下之黄自去”的记载，可见张仲景使用大黄的舌象是口燥舌黄。清代叶天士也指出应用大黄“最紧要者莫过于验舌”，“或黄苔，或如沉香色，或灰黄色，或中有断纹者”。适用大黄的舌苔多呈黄苔，或黄腻苔，或焦黄苔。尤以焦黑苔为特征。清末新疆名医梁玉瑜于1891年途经江苏清江，见船户数人同染瘟病，浑身发臭，不省人事，开口吹气，舌苔黑，用家方十全苦寒救补汤（大黄、黄连、黄芩、黄柏、生石膏、知母、芒硝、厚朴、枳实、犀角）重用石膏四倍，循环急灌一日夜连投多剂，病人陆续泻出极臭之红黄粪，次日舌中黑苔退，复连服数剂，三日皆痊愈。在清江十日，以一方活49人，颇得仙方之誉。这个经验，记载在他的舌诊专著《舌鉴辨正》中。据江西杨志一先生回忆，曹颖甫曾治一患儿，因除夕夜忍饥冒雨设摊卖杂物，后强进冷

---

[1] 卢桂梅. 散发性脑炎的中医辨证治疗[J]. 新中医，1991(10)：45.

食，入夜背寒头痛，晨又强起，入夜形寒益甚，壮热，眉间阙上痛如劈，如是者六日。某医投以荆防合桑菊，三易方而病如故，又增洞泄日十余行，黑色，汗出而壮热不解，泄止而热势如故，乃延曹诊之。诊其脉，滑大有力，舌苔黄糙而厚，大渴引饮。问其母夜中安静否？曰终夜神昏，所说都不可解。予以大承气汤，用生川军四钱，芒硝三钱，川朴三钱，枳实三钱，一剂而下三四行，汗止热退，乃改用白虎汤加减，二剂而安（《中医临床家杨志一》）。

——以红肿热痛为特征的感染性疾病，大黄可单用，也可使用复方。

急性化脓性扁桃体炎：2～4 岁取生大黄 6 克，5 岁以上用 9 克，放入茶杯内，用沸水冲泡，待水不烫时服用，两小时后再将原药继续冲泡。可泡 3 次。一般两天内退热，咽部的脓点和脓苔在 2～4 日内消失。服本法经济，适用于条件差或不能用抗生素类药物的患儿。本病临床上有时比较复杂，单用大黄往往无效。江苏江育仁先生治疗小儿化脓性扁桃体炎，用生大黄 6～9 克，土牛膝 10～15 克，煎汤 250～300 毫升，酌量加入冰糖，如果大便秘结，冲入玄明粉 6 克，年龄在 6 岁以上者，分 3 次一日服完，6 岁以下者，分两天服完。泻下以后，生大黄可以改为熟大黄，继续服用 2～3 天。近代名医范文虎有一“家方”，治咽喉肿痛，白腐而烂，舌苔白，舌质微红者：生大黄三钱、淡附子一钱、细辛三分、玄明粉三钱、姜半夏三钱、生甘草三钱。药后往往泻下多次，则热退肿消。

牙龈炎、齿龈脓肿：生大黄浸醋，含口中，每日含 3～4 次。或使用黄连上清丸。

口腔溃疡：生大黄煎汤，内服并供漱口用。或配合甘草泻心汤。

急性结膜炎：生大黄研末，开水冲服，每次 6 克，每日 2 次。《太平惠民和剂局方》有三黄丸，即泻心汤，用于“目赤肿痛”。清人笔记《广阳杂记》记载："一妇人患眼症，用大黄四两，煎少许，服之立愈。此等方法，皆能益人神智，故备记之"。

痈疽疔疮：《串雅内编》有方治疗一切无名肿毒，焮热疼痛，初起未溃者。锦纹大黄不拘多少，一半火煨熟，一半生用，甘草各等分，研为细末，每服一匙，空心温酒调服，以泻为度。近代名医张锡纯《医学衷中参西录》记载一案：一少妇，得一奇疾，背肿痛，若有一丝着身，即觉热不能忍，只得赤身卧帐中。后有乘船自南方赴北京考试者，通医术，言系热毒，用大黄十斤，煎汤十碗，放量饮之，数次饮尽，竟霍然而愈。张锡纯经验，大黄善解疮疡热毒，以治疗毒尤为特效之药。凡疔毒甚剧，诸药不效者，当重用大黄以通其大便自愈，量可用至两许，"盖用药以胜病为准，不如此则不能胜病，不得不放胆多用也"。痈疽肿毒除内服大黄以外，也可以应用大黄粉外敷。现代中医外科应用的金黄散中，就有大黄。

王鼎文治某患者肢体奇痒症，用五黄汤（黄连、黄芩、黄柏、大黄、栀子）加犀角、苍术、苦参、蜈蚣、全蝎、僵蚕，服汤药前先服紫雪丹 2 克，一剂痒止，2 剂结痂治愈。王老说他这一手是从成都外科名医黄祖成那里学来的。黄祖成疗效很高，其方十之八九为三黄汤、黄连解毒汤、栀子金花汤，多味苦寒，还加苦参、胆草。询之云病机十九条言火者有即五条，刘河间亦谓气有余便是火。黄氏处方一般甘草与三黄相等，取苦甘化阴，不伤脾胃，这些经验，足资借鉴[1]。

烫伤：用大黄粉醋调敷。口咽部黏膜灼伤，可用生大黄、黄连各 100 克，研碎，取植物油 500 毫升，先将油用文火煎开，去上沫，待滚沸后下大黄、黄连，熬至药物焦黑为度。去渣，冷却后装瓶备用。冷服或口含药油，数小时一次，以使药油覆盖创面。3～4天内黏膜修复。

---

〔1〕山东中医学院学报编辑室. 名老中医之路. 第三辑. 济南：山东科学技术出版社，1985：244.

烧伤:近代著名外科名医马培之《医略存真》雷真君逐火丹:大黄15克,黄芩10克,黄芪90克,当归120克,茯苓90克,甘草15克、黑荆芥10克,防风3克。曾治疗1例妇人烧伤,“遍身几无完肤,两臂发黑”,内服此方,外用麻油扫患处,以陈小粉扑之而愈。马氏经验此方“分量不可丝毫增减”。有报道使用大黄、黄连、黄芩、黄柏、栀子等做成油纱布外敷,治疗烧伤烫伤具有促进愈合的作用。

——如脑震荡及后遗症、盆腔及腰部外伤、睾丸炎、前列腺炎、盆腔炎、月经不调等见少腹部疼痛拘急、大便不通时,大黄配桂枝、桃仁、芒硝等同用,方如桃核承气汤。

《神农本草经》谓大黄“下瘀血、血闭”,《名医别录》谓大黄主“女子寒血闭胀”,张仲景治疗妇人杂病及产后病常用大黄,如抵当汤治“妇人经水不利下”、下瘀血汤治产后“腹中有干血著脐下”“腹痛”“经水不利”等。《北方医话》记载,一28岁已婚妇女,因经期受凉而闭经15个月。就诊时瘦弱不堪,肌肤不荣,毛发脱落,脉涩,舌黯有瘀点,舌下脉络淡紫怒张,用独圣丸(即大黄研末为丸)一个月,经复如常。

桃核承气汤是攻逐瘀血的经典方。其方证为:①少腹急结,②其人如狂,③大便不通,即明显的下腹部疼痛以及精神神经系统症状。下腹部症状有疼痛、压痛、局部有包块或条状物;精神神经系统症状如烦躁、狂乱、头痛、头昏、神志不清,记忆力下降、失眠等。本方可用于脑震荡及后遗症、盆腔及腰部外伤、睾丸炎、前列腺炎、盆腔炎、月经不调等出现上述指征者。有报道本方加减对挤压综合征有效,既可以迅速降低血钾,又可降低尿素氮。作保留灌肠效果也较好。本人用于急性肾衰竭,有一定疗效。

治疗跌伤压伤。《三因极一病证方论》鸡鸣散,用大黄一两酒蒸,杏仁37粒,研细,酒一碗,煎至六分,去滓,鸡鸣时服用,次日取下瘀血即愈。治疗从高坠下,及木石所压,伤损,瘀血凝结,气绝欲死，并久积瘀血，烦躁疼痛，呼叫不得及折伤。也有用大黄配当归的。但都必须下恶物而愈。叶橘泉先生治一商人，平素嗜酒，性拘谨而怯懦。其时苏州为日寇侵占，一日夜半，宪兵率伪警检查户口，彼吓得手足无措，瞠目结舌不知所答，被宪兵掌颊而猝倒，挺卧不省人事如卒中，邀往诊。脉细弦，重按带滑，颜面潮红，眼眶内含有泪液，触之似有知觉，但不言不语，挺卧不动，瞳孔及反射均正常，四肢无偏瘫征象，惟两足厥冷，腹直肌拘挛，按压下腹有抵触感，大便数日不下，投以桃核承气汤加牛膝、川芎。药后大便通而足转温，旋发太息呻吟，而自言胸闷如压巨石，再服一剂，泻下物带有血液，检查其肛门，是固有之痔疮出血，后以原方减轻剂量，续服数剂而愈。（《中医临床家叶橘泉》）

本方可用于治疗胸腹部内伤，瘀血内结作痛（伤后麻痹性肠梗阻），有人认为对外伤后腹胀便秘，肠满烦闷者，使用可达立竿见影之效果。骨伤科胸腹内伤时也可辨证加减使用。（《方药传真》）

——代谢性疾病的高脂血症、肥胖症等，可单用大黄，复方如防风通圣散[1]、大柴胡汤等。

---

〔1〕防风通圣散（《宣明论方》）：防风、连翘、荆芥、麻黄、薄荷、川芎、当归、白芍、白术、栀子、大黄、芒硝各五钱，黄芩、石膏、桔梗各一两，甘草二两，滑石三两，为末，每服二钱，水一大盏，生姜三片，煎至六分，温服。主治：憎寒壮热，头目昏眩，目赤睛痛，口苦口干，咽喉不利，胸膈痞闷，咳呕喘满，涕唾稠黏，大便秘结，小便赤涩。并治疮疡肿毒，肠风痔漏，丹斑瘾疹等。推荐剂量：麻黄 10 克，大黄 10 克，防风 10 克，连翘 20 克，薄荷 6 克，芒硝 6 克，栀子 10 克，黄芩 12 克，石膏 30 克，川芎 10 克，当归 10 克，白芍 12 克，白术 12 克，荆芥 10 克，桔梗 6 克，滑石 15 克，甘草 3 克，生姜 5 片。

近几十年来，中药降血脂是临床热点之一，在发现的60余种降脂中药中，大黄的研究最为深入。上海焦东海等人的研究发现，大黄降血脂的疗效肯定持续，大黄的醇提取物降甘油三酯的效果高于降血清胆固醇的效果。同时具有降低高血糖、高血尿素氮、高尿酸、高胆红素、高血黏度等作用，而且无明显不良反应。降脂的验方有：生大黄粉，装胶囊，每颗含生药0.25克，每天服1克。一般服用1～2个月见效。大部分患者服药以后腹胀减轻，食欲好，说明大黄降脂并非依靠泻下作用。朱良春经验，用清宁丸（大黄制剂）每次2克，日1～2次，或生大黄研极细末，以胶囊装盛，每次2粒，1日1～2次。一般1个月后胆固醇、甘油三酯均有明显下降；持续服用，老年斑可逐步消退，精神振爽，思维敏捷，步履轻健，大有延缓衰老之功。但体秉脾虚者，可减小剂量。

大黄也是当前常用的减肥药。焦东海采用大黄内服与外用相结合，在门诊减肥3 464例，治疗3个月，显效（减重5kg）1 675例，占48%，有效（减3kg）。他的经验是，一要大黄优质，二要掌握剂量，服用剂量以每日排出大便2～3次为标准。江西廖金标介绍，用大黄0.3克，三七1克，研末吞服，用于降脂减肥，强身健体，临床屡用屡效。（《方药传真》）

在许多减肥方中，大多含有大黄。如日本汉方医常用防风通圣散、大柴胡汤治疗肥胖症。

防风通圣散出于金代名医刘完素的《宣明论方》，由大黄、黄芩、生栀子、连翘、防风、麻黄、荆芥穗、薄荷、芒硝、滑石、生石膏、桔梗、川芎、白芍、当归、白术、甘草等17味药物组成。原用于由外感风邪、表里俱实引起的恶寒发热，头痛眩晕，口苦，鼻塞，咽喉不利，大便秘结，小便短赤以及皮肤疮疡湿疹等症。现在发现防风通圣散有良好的减肥效果。日本医生宫本尚研究应用少量防己黄芪汤及防风通圣散，在两餐之间和间歇给药，可使病人食欲下降、空腹感消失，对于治疗肥胖症有显著疗效。停药1周内，病人的食欲低下等症状可消失。这些中药长期与西药并用没有发现副作用。喜多岛修也通过动物实验方法研究防风通圣散、防己黄芪汤对肥胖症的影响。其方法是对12只7～8周龄的雄性大鼠连续投予高热量饲料8周，制成单纯性成熟肥胖大鼠模型。然后，将其分为3组：A组为防风通圣散组，B组为防己黄芪汤组，C组为对照组。其结果为：A组、B组与C组比较，有体重减少的倾向。喜多岛修认为，这是由于A组粪量增加、B组主要是尿量增加所致。A组还可见总胆固醇及过氧化脂质的减少，这也对脂质代谢产生影响。坂根直树则通过对肥胖小鼠棕色脂肪组织的活化作用研究防风通圣散减肥作用机制。结果表明，防风通圣散减肥的作用机制之一是通过活化棕色脂肪组织而引起体重的减轻。日本医生佐藤芳昭还发现它对肥胖伴发无排卵症亦有疗效。他从来诊的肥胖伴发无排卵症患者中，选择超过标准体重20%，而且经用抗雌激素剂的诱发排卵药克罗米芬150毫克治疗仍无排卵者10例，连服防风通圣散5克/日(从月经周期第5天开始连服5天)，结果很快有3例达到排卵效果。这一临床观察成果，进一步鼓舞了医学界对防风通圣散的研究。

大柴胡汤与防风通圣散均用于减肥，前者适用于腹壁肥厚，体格壮实，按之上腹部充实或胀痛，并伴有胆囊炎、胆石症、高脂血症者最为有效；而后者则适用于腹部赘肉脂肪堆积，皮肤粗糙，并伴有面部痤疮、皮肤瘙痒、扁平疣等皮肤病者最为有效。

——充实性体质的老年人也可使用小剂量大黄，可以改善体质，有利于防治各种慢性病。大黄可单独使用，也可配伍黄连、黄芩等，方如泻心汤、黄连上清丸等。

营养状态比较好，无明显虚弱表现，面部黯红，腹部充实有力，食欲较好，大便干结或便秘，舌质黯红，体检血压、血脂、血液黏度、血尿素氮较高者，或有胆囊炎胆石症、体型肥满者，属于充实性体质，可以使用大黄保健。传统认为大黄有去食积的功效，所谓食积就是代谢的废物，老年人由于新陈代谢变慢，机体废物排出过程也变得缓慢，所以，体质比较充实的老年人经常服用少量大黄是防病养生的措施之一。

我国西北沙漠中的牧驼人经常服用大黄水以强身健体。有人对 60 名常饮大黄水的牧驼人进行调查，发现其中 90 岁以上的有 11 人，占 18%，81～90 岁 24 人，占 40%，71～80 岁 16 人，占 27%。而两个自然村 1900 年出生不服大黄水的同龄人 60 人中，90 岁以上无一生存者，81～90 岁仅 7 人，占 11%，71～80 岁 13 人，占 22%。调查还发现常服大黄水的人很少患高血压、冠心病，癌症的发病率也低于不服用大黄水组。常服大黄水的牧驼人还有以下的特点，如不易感冒，头脑清楚，无便秘及前列腺肥大，肠胃消化功能好，食欲强。

大黄因属于泻药，而中国许多人是喜补而恶泻，所以，有些药商，便使用商业技巧，使大黄大出风头。新中国成立前，上海三友实业社为开发一种不同凡响的补药，曾邀请沪上中医名家各献良方，众医所献多为人参、黄芪之类，惟有一方奇特，仅生大黄一味，老板听完献方者一番解释，大喜，遂定名“三友补丸”，上市果获大利。另据说民间有一走方郎中，以卖“大补糕”闻名。此方绝密不传，不料一次酒后失密，原来其成分是大黄加上“焦三仙”的谷芽、麦芽和山楂。大黄推陈致新，以通为补。据传是遵《中藏经》之言：“其本实者，得宣通之性必延其寿；其本虚者，得补益之精必长其年”。体格充实的老年人可经常服用少量制大黄，一般一日 6～9 克代茶，或服用泻心汤以及含有大黄的中成药黄连上清丸、三黄片、一清胶囊等，有改善体质，防止心脑血管疾病发作的效果。

泻心汤不仅可以止血，古代也应用于保健。《备急千金要方》记载，巴郡太守上奏“加减三黄丸”，治男子五劳七伤，消渴不生肌肉，妇人带下，手足寒热，说“一月病愈，久服走逐奔马”。其加减三黄丸，就是大黄、黄连、黄芩，根据春夏秋冬四季剂量有所调整，故称加减。泻心汤具有降压、治疗脑出血等效果，最适合于具有高血压、高脂血症的中老年人服用。三黄片及一清胶囊均为泻心汤的制剂。

黄连上清丸是国内常用成药，其方源于清末凌奂的《饲鹤亭集方》，后载入《中国药典》。组成为泻心汤及凉膈散加味，原多用于头晕脑胀，牙龈肿痛，口舌生疮，咽喉红肿，耳痛耳鸣，暴发火眼，大便干燥，小便黄赤等属于上焦风热的病症，其中大黄的含量最多，所以服用以后往往出现轻微腹泻，但对改善上述症状的效果很明显，深受广大病员欢迎。现在可用于高血压、高脂血症、动脉硬化、糖尿病、牙周炎、习惯性便秘、头面部的炎症、上呼吸道感染等。尤其是对于那些面部潮红、大便秘结的中老年人，黄连上清丸是价廉物美的清热性保健品。另有牛黄上清丸一药，为现代名中医冉小峰所创，组成与黄连上清丸基本相同。

参考

——长期使用大黄要注意患者的整体状态。体格健壮，肌肉丰满，食欲旺盛，容易腹胀，或大便秘结，口唇黯红，皮肤易生疮痘，血压偏高，或血脂偏高，或血黏度偏高的人，使用大黄比较有效而且安全。本人称之为“大黄体质”。大黄体质多见于中老年人。

——应用大黄要重视望舌。使用大黄的典型舌象是口燥舌黄，即口腔干燥，舌质红而坚老，甚或舌面起红刺，舌苔黄，或见焦黄。这种舌象，本人称之为“大黄舌”。在急病中使用大黄必定要望舌，有时虽然体质瘦弱，但只要大黄舌证在，并有腹证的话，大黄照用不误。

——不同产地的大黄作用不同。焦东海先生的经验，甘肃礼县的掌叶大黄较其他产地的大黄，不仅止血效果好，而且副反应很小。反之，则常常出现严重的腹泻。岳美中先生也认为，四川和陕西的大黄比较柔和，而河北大黄用后腹痛。

——生熟大黄作用不同。制大黄泻下作用比较弱，恶心、呕吐等副反应较少，适合于消化道出血，对老人、小儿等体弱者较为适用。生大黄的泻下作用强烈，可用于体质较好，而病情较急的急腹症及感染性疾病。

——吞服大黄粉剂的效果优于汤剂，大约吞服 1 克生大黄粉相当于 3 克大黄汤剂。无锡汪朋梅先生介绍，治疗上消化道出血，大黄粉剂较大黄汤剂效果好。

——煎煮法不同作用也不同：若要取大黄的泻下作用，可在沸水中投放大黄，煎沸 5～10 分钟即可。汪朋梅先生临床曾有煎服 24 克大黄不大便，而泡服 6 克大黄即得便的经验。

——服用时间不同作用也不同。如用于泻下，应空腹服；如用于除痞，则可在两餐之间，而用于日常的保健，则可在饭后服。

——张仲景使用大黄有 3 个剂量段。大量（6 两；18 克以上），攻下；中量（3～4 两；10～12 克），活血通经；小量（1～2 两，3～6 克），除痞退黄。根据焦东海先生的经验，他最多用过 500 克，均未发生毒副反应。

——大黄配厚朴、枳实，主治胸腹满痛而便秘者；配桃仁、桂枝，通经活血，治疗月经不调、闭经；配黄连黄芩，治疗心下痞；配栀子、黄柏，治疗阳黄；大黄配附子干姜，治疗腹大痛而精神委靡，恶寒自汗者。

——大黄的副反应主要是腹泻与便秘。大量使用大黄，可能导致脱水或电解质紊乱，尤其是对体弱的患者、老人和儿童，可配合必要的补液。清·姚元之的《竹叶亭杂记》载：朱阁学翰林素知医，每日熬大黄浓汁为汤。服大黄十六斤，腹泻不起。友人为之挽叹云："大黄为厉，九泉应悔自知医。"哺乳期使用大黄，可导致乳儿出现呕吐或腹泻，哺乳期患者服药期间应停止哺乳。大黄含有鞣质，可能出现继发性便秘。

§12 黄连

黄连为毛茛科植物黄连、三角叶黄连、峨嵋野连或云连的根茎。主产于四川东部者品质最佳，称川连。因其根茎多分支，形似鸡爪，故有称为鸡爪连。产于云南德钦、维西、腾冲等地者，品质稍次于川连，称云连。

野生黄连的采集很困难，产量也小。《峨嵋县志·物产》："黄连产于山岩人所罕到之处，采者必以藤系腰，悬于岩上，自为升降，以采觅之，然亦不可多得"。

黄连是天下第一苦药，1∶25万的黄连水仍有苦味。黄连又是天下第一良药，忠言逆耳，良药苦口，主要是指黄连而言。黄连苦寒，是中医的清热、泻火、燥湿、解毒的重要药物。黄连是常用药物，《伤寒论》中有12方次，《金匮要略》中有7方次。有人统计宋以前13部方书中，含黄连的方剂占5%，比例是相当大的。许多名医擅长使用黄连。江阴夏奕钧先生因好用黄连，处方上常有"川连"，老百姓给他起了个雅号"夏川连"。

药证

黄连主治心中烦，兼治心下痞、下利。

黄连首先是除烦药。所谓心中烦，主要是指精神障碍，如烦躁不安、焦虑、紧张、强迫症状、注意力不能集中，头昏头痛，甚至出现神志错乱和昏迷等，同时，患者有身体的燥热感、胸中苦闷感、心脏悸动感等，即所谓的烦热、烦闷和烦悸。与心中烦相伴的是“不得卧”，即睡眠障碍。或为入睡困难，或为多梦易醒，或为过早觉醒等。

张仲景方中用黄连的最大剂量是四两，方为黄连阿胶汤，主治伤寒“少阴病，得之二三日以上，心中烦，不得卧”（303 条）。无独有偶，《肘后方》用黄连解毒汤治疗伤寒温病“若已六七日，热极，心下烦闷，狂言见鬼，欲起走”，又治“烦呕不得眠”。《外台秘要》用黄连解毒汤治疗“时疾三日已汗解，因饮酒复剧，苦烦闷，干呕，口燥，呻吟错语，不得卧”。《小儿药证直诀》以单味黄连为末，临卧服三分，治疗小儿心气实。心气实，即心烦不得卧。此外，李东垣的朱砂安神丸〔1〕，《韩氏医通》的交泰丸〔2〕等，均是利用了黄连除烦的功效。韩氏说黄连、肉桂能交心肾于顷刻。可见此方的除烦安眠作用之好。余听鸿《诊余集》记载，浙江某县令彻夜不寐年余，服安神养血剂二百余，毫无效验，孟河名医马省三以黄连八分、栀子三钱、猪胆汁一钱拌炒，水煎服，当夜即寐。明代李时珍认为黄连就有“解服药过剂烦闷”的效果。《方药真传》载中山西名医田隽认为黄连有良好的镇静、镇惊、安神的效果，对失眠、烦躁，注意力不集中，强迫观念者，在辨证处方中加黄连10克，能明显提高疗效，消除注意力不集中后有利于

---

〔1〕朱砂安神丸（《兰室秘藏》）：黄连 4.5 克（酒洗），朱砂 3 克（水飞），酒生地黄、酒当归身、炙甘草各 1.5 克。上药除朱砂水飞外，余四味捣为细末，同和匀，汤浸蒸饼为丸，如黍米大。主治：心神烦乱，怔忡，兀兀欲吐，胸中气乱而热，有似懊恼之状，失眠多梦。

〔2〕交泰丸（《韩氏医通》）：生川连 15 克，肉桂心 1.5 克。上二味，研细，白蜜为丸。每服 1.5～2.5 克，空腹时用淡盐汤下。主治：怔忡，失眠。

提高记忆力。

其次，黄连是除痞药。所谓心下痞，指上腹部的不适感、似痛非痛、似胀非胀，按压上腹部可有轻度弥漫性压痛，但无肌紧张或肌卫现象，常伴有口苦、嗳气、恶心、呕吐，甚至便血吐血等证。《伤寒论》中配伍最简单的黄连剂是大黄黄连泻心汤〔1〕，仅黄连大黄两味药物。主治“心下痞，按之濡”（154 条）。凡是黄连、黄芩同用的处方，大多是治疗心下痞的，如半夏泻心汤、甘草泻心汤、生姜泻心汤〔2〕与附子泻心汤〔3〕。

黄连还是治利药。所谓利，包括腹泻，腹痛，或里急后重，或肛门灼热，大便黏腻臭秽或有黏液或血液。《伤寒论》葛根黄芩

---

〔1〕大黄黄连泻心汤（《伤寒论》）：大黄二两，黄连一两。上二味，以麻沸汤二升渍之，须臾绞去滓，分温再服。原书指征：心下痞，按之濡，其脉关上浮者。推荐剂量：大黄 6～12 克，黄连 3～6克。

〔2〕生姜泻心汤（《伤寒论》）：生姜四两，甘草三两，人参三两，干姜一两，黄芩三两，半夏半升，黄连一两，大枣十二枚。上八味，以水一斗，煮取六升，去滓，再煎取三升，温服一升，日三服。原书指征：伤寒，汗出解之后，胃中不和，心下痞硬，干噫食臭，胁下有水气，腹中雷鸣下利者，生姜泻心汤主之。推荐剂量：黄连 2～5 克、黄芩 6～12 克、半夏 6～12 克、生姜 12～24 克、人参 5～10 克或党参 10～15 克、甘草 3～6 克、大枣 15～30克。

〔3〕附子泻心汤（《伤寒论》）：大黄二两，黄连一两，黄芩一两，附子一枚（炮，去皮，破，别煮取汁）。上四味，切三味，以麻沸汤二升渍之，须臾绞去滓，内附子汁，分温再服。原书指征：心下痞，而复恶寒汗出者，附子泻心汤主之。推荐剂量：附子 10～20克、大黄 5～20 克、黄芩 6～20 克、黄连 3～10 克。

黄连汤，就是治疗"利遂不止"的方，黄连与黄柏、秦皮、白头翁配伍的白头翁汤，主治"热利下重"。《外台秘要》《备急千金要方》等古代方书中，治疗痢疾方中多有黄连。《证治准绳》六神丸，是神曲、麦芽、茯苓、枳壳、木香、黄连六味，白痢倍木香，赤痢倍黄连。此方曾在当时京城医官间流传，被认为"真治痢之要药也"。但是，并不是所有的下利腹泻均用黄连，黄连所治疗的是"热利"，其表现在，葛根黄芩黄连汤证是"喘而汗出"、"脉促"（34条），白头翁汤证是"下利欲饮水者"（373条），均有热证可凭。清代诗人袁枚对此有体会，他曾先后两年患有腹泻，但前年用香连丸[1]有效，而后来服用香连丸不仅没有效果，还有副作用。其诗云："前秋抱腹疾，香连一服佳，今秋腹疾同，香连乃成灾。方知内患殊，不可一例赅，天机本活泼，刻舟求剑乖"。可见，不是所有的腹泻均适用黄连。

综上所说，黄连主治烦、痞、利等性质属热者。心中烦，不得卧者，绝无脉迟恶寒之理；利而脉促数、口干舌燥者，也必有烦而身热、不得眠；而心下痞者，多不能安睡，且多有汗出。所以，最能反映热证的全身症状，可推一"烦"字。局部症状，则为一"痞"字，以及一"利"字。严格地说，黄连主治烦而痞，或烦而利。

配方

——以烦躁、焦虑乃至精神障碍为主诉的疾病，如急性传染病过程中的中毒性脑病、脑血管性痴呆、高纤维蛋白原血症、精神分裂症、焦虑症、围绝经期综合征、失眠等。配伍黄芩、黄柏、

---

〔1〕香连丸（《兵部手集方》）：黄连二十两与吴萸十两同炒去吴萸，木香四两八钱（忌见火），醋糊丸，米饮下。主治：下痢赤白，脓血相杂，里急后重。

栀子、连翘等，方如黄连解毒汤[1]、泻心汤、黄连温胆汤。高热昏迷或中风昏迷，则常常使用含有黄连的牛黄清心丸[2]和安宫牛黄丸[3]。

急性传染病过程中经常出现中毒性脑病，这些现象，在《伤寒论》中就有描述，如“谵语”“目中不了了”“心中烦不得卧”等。对于这种情况的处理，中医常常使用黄连解毒汤。如金元四大家之一的刘河间，均擅长使用黄连解毒汤。清代温病家杨栗山

---

〔1〕黄连解毒汤（《肘后方》）：黄连三两，黄柏、黄芩各二两，栀子十四枚，水六升，煎取二升，分再服，治烦呕不得眠。主治：一切实热火毒，三焦热盛之证。大热烦渴，口燥咽干，错语，不眠；或热病吐血、衄血；或热甚发斑，身热不利，温热黄疸；外科痈疽疔毒，小便黄赤，舌红苔黄，脉数有力。推荐剂量：黄连 3～10 克、黄芩 6～12 克、黄柏 6～12 克、栀子 10～20 克。

〔2〕牛黄清心丸（《痘疹心法》）：黄连（生）15 克，黄芩、栀子仁各 9 克，郁金 6 克，辰砂 4.5 克，牛黄 0.75 克，共研细末，腊雪调面糊丸，如黍米大。每服 7～8 丸，灯心汤下。主治：温邪内陷，热入心包，身热烦躁，神昏谵语；中风痰热内闭，神昏语謇及小儿惊风，发热抽搐。

〔3〕安宫牛黄丸（《温病条辨》）：牛黄 30 克，郁金 30 克，犀角 30 克，黄连 30 克，朱砂 30 克，梅片 7.5 克，麝香 7.5 克，真珠 15 克，栀子 30 克，雄黄 30 克，黄芩 30 克。上为极细末，炼老蜜为丸，每丸 3 克，金箔为衣，蜡护。每服 1 丸。主治：温热病，热邪内陷心包，痰热壅闭心窍，高热烦躁，神昏谵语，或舌謇肢厥，或下利脉实，以及中风窍闭，小儿惊厥，属痰热内闭心窍者。现用于乙型脑炎、流行性脑脊髓膜炎、中毒性痢疾、尿毒症、脑血管意外、中毒性肝炎、肝昏迷等属痰热昏厥者。

创制的解毒承气汤[1]即为黄连解毒汤加味而成。《冷庐医话》载刘松峰之五瘟丹:制甘草、黄芩、黄柏、栀子、黄连(以上为君药)、香附、苏叶、苍术、陈皮(以上为臣药)、明雄黄、朱砂(制备详见此书),此方治瘟兼治暑月一切热证,又解痘疹毒。

黄连解毒汤不仅用于急性传染病,也可以用于慢性病,尤其是目前多见的高血压、脑动脉硬化、老年性痴呆等老年病,尤其是脑血管性痴呆,应用黄连解毒汤的效果较好。脑血管性痴呆多见于反复"小中风"的病人,早期表现,主要为记忆力减退,常张冠李戴,前讲后忘,颠三倒四。情感活动也有障碍,偶闻琐事,失声大笑,笑声未绝,又涕泪交流,悲痛欲绝。到后期,则智力全面减退,生活不能自理:或终日僵卧不起,不食不言;或外出乱跑,不识归途(定向力丧失)。日本以黄连解毒汤治疗脑血管性痴呆,提示能显著改善焦虑等精神症状。日本学者丸山征郎认为黄连解毒汤可用于高纤维蛋白原血症,而这种综合征的患者大多是体格强健,面色红或紫赤的男性,口唇黯红,舌质黯红坚老,干燥,舌苔黄而干腻,伴有烦躁不安感、失眠、焦虑或抑郁以及头痛眩晕、记忆力减退、注意力不集中等精神症状。切诊可以发现心下有痞闷不适感、抵抗感、压痛感。体检可见血压偏高,心率偏快,红细胞计数及血红蛋白偏高等。对于以上疾病,如果大便秘结者,可用泻心汤。

传统用于温热病以及中风昏迷的名贵成药牛黄清心丸、安宫牛黄丸中也含有黄连、黄芩、栀子。1996年12月,越南国家主席黎德英在家洗澡时突发脑出血(蛛网膜下腔出血),经河内108军医院抢救,病情虽有所缓解,但依然嗜睡,四肢瘫痪,一月有余,后我国应越方请求,派出医疗队,采取中西医结合治疗的

---

[1] 解毒承气汤(《伤寒温疫条辨》):白僵蚕、蝉蜕、黄连、黄芩、黄柏、栀子、枳实、厚朴、大黄、芒硝。主治:温病三焦大热,痞满燥实,谵语狂乱不识人,热结旁流,循衣摸床,舌卷囊缩,及瓜瓤、疙瘩温,上为痈脓,下血如豚肝,厥逆,脉沉伏者。

方案，其中包括服用安宫牛黄丸，10 天后，黎德英的病情竟奇迹般地好转，出血已经大部分吸收，肢体已能动弹，双手可抬至头部，左腿可抬至膝部，并开始说话，后来说话能力恢复正常，上肢功能良好，能自行左起，并签署文件。后来，中国医疗专家救治黎德英主席的故事不胫而走，在越南干部群众中广为传颂，他们把中国医生描绘成神医，一些人还把黎主席起死回生归功于安宫牛黄丸。不少越南代表团访华后，都要想方设法带回一两丸。黎德英夫妇也托人买回一些安宫牛黄丸放在身边备用〔1〕。

焦虑症、失眠、高血压患者，如伴有上腹部不适、恶心呕吐、舌苔黄腻者，临床常用黄连温胆汤（黄连、半夏、茯苓、陈皮、甘草、枳实、竹茹、生姜、红枣）。

——以上腹部不适感、疼痛感为主诉的疾病，如胃炎、胃及十二指肠溃疡、醉酒等，配伍黄芩、人参、干姜、半夏、甘草、大枣等，方如半夏泻心汤〔2〕、黄连汤〔3〕。

---

〔1〕报刊文摘，2002 年 3 月 17—19 日，第 1631 期.

〔2〕半夏泻心汤（《伤寒论》）：半夏半升，黄芩、干姜、人参、甘草各三两，黄连一两，大枣十二枚。上七味，以水一斗，煮取六升，去滓，再煎取三升，温服一升，日三服。原书指征：但满而不痛者，此为痞，柴胡不中与之，宜半夏泻心汤。推荐剂量：黄连 2～5 克、黄芩 6～12 克、半夏 6～12 克、干姜 6～12 克、人参5～10 克或党参 10～15 克、甘草 3～6 克、大枣 15～30 克。

〔3〕黄连汤（《伤寒论》）：黄连三两，甘草三两，干姜三两，桂枝三两，人参二两，半夏半升，大枣十二枚。上七味，以水一升，煮取六升，去滓。温服，昼三夜二。原书指征：伤寒，胸中有热，胃中有邪气，腹中痛，欲呕吐者，黄连汤主之。推荐剂量：黄连 3～10 克、甘草 3～10 克、干姜 3～10 克、桂枝 10～20 克或肉桂 3～6 克、党参10～15克、制半夏 6～15 克、大枣 10～20 克。

近年来有关半夏泻心汤治疗胃炎的报道较多，总有效率均在90%以上，认为半夏泻心汤有抗幽门螺杆菌感染，参与免疫调节，保护胃黏膜屏障功能以及止血等功效。本人经验，慢性胃炎使用半夏泻心汤原方即有效果。如果为久治未愈，面色晦黯，舌质淡红的胃病，可以加肉桂；如咽喉疼痛，胸闷明显者，可加栀子、连翘，效果更好。糜烂性胃炎导致的出血，可加制大黄。曾治疗多例慢性胃炎，均获显效。有些病人经常按原方自己去药房配药，每日必喝一两盅，称为"香茶"。

胃及十二指肠溃疡患者如有上腹部饱胀、嗳气、反酸、烧心、恶心呕吐、食欲减退等消化不良症状，体格检查上腹部有局限性压痛，此符合半夏泻心汤证。另外，幽门螺杆菌在消化性溃疡病人的阳性率可高达80%以上，近年来有人提出"无幽门螺杆菌即无溃疡"的说法，所以，使用具有广谱抗菌作用的黄连、黄芩剂，也是适合的。消化性溃疡易于出血，一部分活动性消化性溃疡病人的大便潜血试验可呈阳性反应，黄连黄芩本可治疗血证，黄芩可重用至15克。腹痛，可配肉桂桂枝、芍药。

有实验发现黄连单服易形成耐药性，而在泻心汤等复方中用之则不易形成耐药性，且作用较单味药增强[1]，这也正说明经方的科学性和优越性。

饮酒过量可出现呕吐、上腹部烧灼感、头昏、烦躁，或者口干、口苦、口臭、舌苔黄腻等，可使用半夏泻心汤或黄连汤或葛根芩连汤。曾治疗南京一韩国餐馆老板，因喝酒过量，常常导致胃痛、腹泻，用半夏泻心汤加桂枝后，症状很快消失，十分舒适，遂介绍多人来诊，均属同类病症，也用同方，均有效果。

——以下利、腹痛为主诉的疾病：如急性肠炎、细菌性痢疾、

---

[1] 中国人民解放军第一军医大学中西医结合进展概况文献综述．1976.

溃疡性结肠炎、糖尿病腹泻等，多配伍黄芩、葛根、白芍、甘草等，方如葛根芩连汤等。

瘪螺痧

民国《相臣小志》："光绪十七年秋（1891 年）疫症盛行，呕泻螺瘪，多不治，霞柏以大黄、巴豆、川连、干姜四味定方，各重四、五钱，遍施之，病立愈，活人甚众。"龚霞柏，清代吴县人，世医。（陈道瑾《江苏历代医人志》）

晋代葛洪《肘后方》记载，治下痢腹痛，赤白痢，日夜数十行，脐腹绞痛，以黄连一斤，酒五升，煮取一升半，分两服，当止绞痛也。《备急千金要方》治热毒血痢，宜黄连一两，水二升，煮取半升，露一宿空腹热服，少卧将息一二日即止。宋代许叔微《普济本事方》治热毒血痢，黄连二两，瓦上焙，当归一两焙，为末，每服二钱，陈米饮下，佛智和尚在闽，以此济人。明代名医缪仲淳治痢疾，黄连用量较大。如其治痢要方滞下如金丸是用独味黄连制成，每次吞服四钱。缪氏方的制备有讲究，先用姜汁浸，再隔土如法炒 9 次，然后细研，用姜汁水泛为丸。服用时根据患者的体质状态配合相应的药物煎汤送服，如消化功能低下的用人参、莲子、橘红等药煎汤送服，腹痛者用白芍、甘草等。

新中国成立以来用单味黄连的各种口服制剂（粉剂、浸膏、糖浆、煎剂、片剂等）以及黄连复方治疗细菌性痢疾的病例报告达千例，证明黄连具有效果快、疗程短、副作用小的优点。有人将黄连与西药磺胺类药物、氯霉素等治疗痢疾的疗效作比较，发现临床症状改善的速度，黄连与西药相比没有差别，而大便培养转阴的时间，以黄连组为快。

葛根芩连汤是中医治疗腹泻的代表方。小儿夏季的腹泻，常常伴有发热、腹痛等，用本方最为有效。南京谢昌仁先生擅用葛根芩连汤治疗急性痢疾，症见发热腹痛，下利不止，里急后重，肛门作坠，大便夹有红白黏液，舌苔薄黄，脉象濡浮，用葛根芩连汤加木香、槟榔、藿香、马齿苋等味。此方使用多年，验证百例，疗效确切。王永炎教授介绍说，董建华先生曾对他说，葛根芩连汤、桔梗芍药汤肯定比土霉素疗法强得多，不仅可以止住痢疾、腹泻，而且肚子不胀，舌苔不腻，消化好，最终结果非常好，而且形成慢性痢疾的几率很低。有报道认为葛根芩连汤对轮状病毒感染的腹泻有预防和治疗作用。

黄连本可治消渴，《经史证类备急本草》引《海上方》："偶于乡野人处得治消渴丸方，神验不可言。方用麦门冬、黄连捣丸，服白羊头汁"。《名医类案》记载："明代南安太守松江张汝弼曾患渴疾白浊，久服补肾药不效。一日遇一道人，俾服酒蒸黄连丸，其疾顿瘳。李时珍也说："治消渴，用酒蒸黄连"。现代研究，黄连对糖尿病有效，尤其是伴有腹泻者，必效。但量应达到6克以上。葛根也有降糖作用，故葛根黄芩黄连汤为好。本人曾治疗数例，葛根用量在30克以上，黄连5克左右。

——以烦热而有吐血、衄血等出血倾向为特征的疾病：如上消化道出血、鼻衄、眼底出血、高血压病、脑卒中等，配伍黄芩、大黄、黄柏、栀子等，方如泻心汤、黄连解毒汤等。

泻心汤是治疗吐血衄血的经典方。《金匮要略》："心气不定，吐血衄血，泻心汤主之"。成都中医学院用本方制成冲剂治疗溃疡病或炎症所致的上消化道出血、肺结核咯血、支气管扩张出血，也有很好的疗效。日本广泛应用于脑出血的预防。本人常用泻心汤配合清热地黄汤（犀角地黄汤）治疗血小板减少性紫癜。

黄连解毒汤能泻火止血。《名医类案》记载："西园公，不知何郡人。曾治一妇人，年六十二岁，患血崩不止，以黄连解毒汤四帖，后服凉膈散合四物六帖，即愈”。王孟英治疗痛经，也用黄连解毒汤。有则医案为：“里中张君雪祈令正，三十七岁。于乙巳年患经行腹痛，医进胶艾汤多剂，痛乃日盛，而加以呕吐。迄今十载，诸药备尝，迩年发至益频，痛势益剧，满床乱滚，声彻比邻。乞余诊之，脉弦滑而数，曰：巅痛口渴乎？带多腰痛乎？汛色紫黑乎？病者惊以为神，惨容为之一展。余谓雪祈：此证不但温燥腻补不可用，即四物汤亦在禁例，宜乎遍访女科，而竟无一效也。与芩、连、栀、胆、茹、柏、蒿、薇、乌鲗、茅根、藕为剂。服至下月经行，即不吐，痛亦大减。此等药服逾半载，各恙悉蠲。”医案中提示的腹痛而经色紫黑、带下多、腹痛及腰、头痛口干、脉弦滑等，是黄连解毒汤在妇科应用时的着眼点。

据叶橘泉先生回忆，曾有一位休养员韩某，给出一张多年保留下来的中药方。她当年参加革命在苏北打游击时患大病九死一生，就是吃了这个药方治好的。她的病开始是月经过多，牙龈出血，后来项间发生疖子样的紫疙瘩，破头流血，涓涓不止，血异常腥臭。经多方治疗无效，一位农村医生给开了这张方子去配药，药铺里的人不肯配，说药方太凉，女人不能吃，当时因为束手无策，死马当作活马医，请他照配，不料吃了此药病就好了。隔了一年多，因与敌人艰苦战斗，转移阵地，几昼夜没有睡觉，疲劳过度，旧病复发，鼻衄、齿衄，周身发现紫斑，上半身更多，有的斑变成疙瘩出血。再去该地请那位中医诊治，服了他的药又逐渐而愈，因此把那张方子保存下来。他要叶先生研究一下，看看可不可以推广。该处方为：生石膏、鲜生地黄、黄连、牡丹皮、黄芩、栀子、赤芍、黄柏、鲜茅根、芦根，即是黄连解毒汤与犀角地黄汤合方，以大量生石膏和茅根代用犀角。从开始月经过多等症状描述上，患者的出血类似现代医学中的特发性血小板减少性紫癜慢性型，所谓“紫疙瘩”即是皮肤黏膜的血泡、血肿，黄连解毒汤与犀角地黄汤合方治疗本病有效。

叶橘泉

叶橘泉(1896—1989),浙江吴兴人。幼年从师学医,早年在苏州从事中医中药教学工作,同时开业行医并致力于本草学的研究。解放后历任江苏省卫生厅副厅长、江苏省中医研究所所长、江苏省中医院院长、中国医学科学院江苏分院副院长、中国科学院学部委员、南京药学院副院长等职。著有《现代实用中药》、《近世内科中医处方集》、《近世妇科中医处方集》、《古方临床运用》、《中医直觉诊断学》等。学术上强调在现代医学的诊断下,应用经方,同时重视民间验方的收集与应用。(黄煌《经方的魅力》)

——**以烦热、心下痞为兼有症状的疾病:如复发性口腔溃疡、白塞病、神经症、心律失常等,配伍黄芩、甘草、人参、半夏等,方如甘草泻心汤**[1]。

复发性口腔溃疡除口腔黏膜破溃,此起彼伏以外,经常伴有

---

〔1〕甘草泻心汤(《伤寒论》):甘草四两,黄芩三两,干姜三两,半夏半升,大枣十二枚,黄连一两。上六味,以水一斗,煮取六升,去滓,再煎取三升,温服一升,日三服。原书指征:伤寒中风,医反下之,其人下利日数十行,谷不化,腹中雷鸣,心下痞硬而满,干呕心烦不得安……甘草泻心汤主之。推荐剂量:黄连2~5克、黄芩6~12克、半夏6~12克、干姜6~12克、人参5~10克或党参10~15克、甘草3~10克、大枣15~30克。

睡眠障碍、头昏、上腹部不适疼痛、腹泻或大便不成形等。黄连有治疗效果。曹颖甫先生的弟子姜佐景回忆说:“昔我治一妇人,舌尖下发一白点,渐内蚀,饮食辄痛,不能触咸味,尤不可碰热菜。我曰:此属热,宜师白虎汤,服石膏。妇服之数日,腐点不动,而胃纳反差。闻人曰:服黄连可效,竟一剂而愈。”(《经方实验录》)朱良春先生治疗实火口疮,常以黄连配细辛,消炎止痛,除内服外,也可以用黄连3份,细辛1份,共研细末,蜜调外搽。从临床来看,黄连的复方甘草泻心汤应用比较多。日本现代汉方之父的大冢敬节先生,早年常有口腔溃疡之苦,后得甘草泻心汤而愈,从此,便笃志于汉方临床研究(见其所著《诊断处方与汉方疗法》)。曾治一男青年,自童年时期即患口腔溃疡,此起彼伏,久治不愈,来诊时口唇红肿,唇舌均有溃疡,大者如黄豆大小,上罩假膜,询得睡眠多梦,白天注意力不能集中,整天昏昏沉沉,口臭。后用此方21剂,溃疡虽未完全控制,但溃疡面仅如针头大或米粒大,且疼痛明显减轻。

白塞病,相当于张仲景所说的狐惑病。狐惑病的特点,一是咽喉部或阴部出现黏膜溃疡,所谓“蚀于喉为惑,蚀于阴为狐”;二是睡眠障碍,所谓“目不得闭,卧起不安”。方用甘草泻心汤。现代用于治疗白塞综合征,但甘草的用量宜大,需10克以上。

黄连治烦热而悸者,心律失常患者常常有烦悸者。患者多胸闷、烦躁、睡眠障碍等。从《伤寒论》原文以及报道看,黄连所治疗的心律失常,以快速性心律失常为有效,如葛根芩连汤证为“脉促”。促有两种情况,一是脉来急促,与脉数同;二是数中有歇止。有报道口服黄连素0.3～0.5克,日3～4次,治疗室性快速心律失常50例,结果有效率为60%,显效率为40%[1]。黄连的用量宜在5克以上。常用黄连温胆汤或黄连解毒汤。

---

〔1〕中华内科杂志,1959,7(6):514.

参考

——黄连属于中医所说的苦寒药，临床应用要严格掌握适应证：①看舌：凡舌红坚老、舌苔薄黄或黄腻者宜。所谓坚老，为其质地苍老坚敛，舌面较干。这种舌象，称为“黄连舌”。相反，舌淡胖、苔白者不宜；②看面色：面色红或潮红，有油光，唇色红或黯红者宜，面色无华，贫血貌者不宜；③望神色：精神饱满，烦躁不安，恶热者宜，精神委靡者不宜；④切脉：脉多滑数或数促，如脉迟缓者，黄连应慎用。⑤问口味：服药后感觉不甚苦，尚觉爽口，药后舒适者对证；感觉药味极苦，闻气味即呕，药后呕吐者多不对证。

——张仲景用黄连，除烦用四两，方如黄连阿胶汤；止利用三两，方如白头翁汤、葛根芩连汤；除痞仅一两，方如大黄黄连泻心汤、半夏泻心汤等。可见在烦躁不安时，黄连的用量应大，而用于胃病等，黄连取小剂量。另外，黄连味苦，不宜多服久服，应掌握中病即止的原则。凡服药以后烦热消失，心下舒适，舌苔净者即可减药。如果口感极苦，难以下咽者，也应减量或停药，多服易倒胃口。

——仲景用黄连多入汤剂，有入丸药的，如乌梅丸。临床如果黄连汤剂无法服用，可用黄连粉装胶囊。由于黄连具有广谱抗菌及抗病毒、抗原虫等作用，现代临床上除用汤剂治疗内科杂病外，还广泛用于妇科、外科、五官科、皮肤科等感染性疾病，多以外用为主，如外敷、外洗、漱口、栓剂等剂型。

——有人统计宋以前 12 部方书中黄连常用配伍药物不超过 25 种，出现频度排在前 10 位的，依次是黄芩、黄柏、甘草、当归、大黄等。《伤寒论》中黄连、黄芩的出现率也相当高。

——黄连所含生物碱在肠道吸收少，故毒性低。曾有成人每日服用 12 克连续 3 周，或连续服用总量达 100 克均未见副作用。另有黄连粉或小檗碱外用或口服偶见引起过敏性皮疹者。实验研究表明，黄连主要成分小檗碱可取代血清中的蛋白结合胆红素，使游离胆红素增高。由于红细胞葡萄糖-6-磷酸脱氢酶缺乏症及新生儿高胆红素血症在华南的广西、海南、云南等地多见，口服黄连将进一步增高游离胆红素的浓度，从而增加发生核黄疸、脑损害的危险性[1]。

---

〔1〕欧明，王宁生编. 中药及其制剂不良反应大典[M]. 沈阳：辽宁科学技术出版社，2002：157.

§13 黄芩

黄芩为唇形科多年草本植物黄芩的根。目前发现，黄芩的同属植物共有300多种，广布于世界各地，我国有101种及29个变种，但以河北北部出产者最为道地，素有“热河黄芩”之美誉。黄芩根呈圆锥形，质硬而脆，断面黄色，中间红棕色；老根中间呈黯棕色或棕黑色，枯朽成空洞。故处方名有人书“枯黄芩”者。

黄芩是中医经典方剂和现代临床常用的药物之一，具有清热、泻火、解毒、止血、安胎等作用，除在中国外，在日本、韩国、俄罗斯甚为常用。古代本草著作中记载黄芩主治“诸热黄疸，肠澼泄痢，逐水，下血闭，恶疮疽蚀火疡”(《神农本草经》)；《伤寒论》入16方次，《金匮要略》入20方次。

2003年SARS流行以后，黄芩受到关注。香港大学最新研究证实，常用作清热解毒的中草药“黄芩”，抑制SARS病毒的效果较甘草强数十倍，在实验室的杀毒表现与Ribavirin加Kaletra相若，但价钱相对极廉，若能成功研制成治SARS药物，可有助发展中国家将药疗普及。港大正研究将黄芩提炼成针药。

药证

黄芩主治烦热而出血诸证，兼治热痞、热利以及热痹。

所谓烦热，是一种难以解除的发热或发热感。患者胸闷不安、躁动、焦虑、睡眠障碍乃至精神障碍，同时具有身体的热感，或汗出，或小便灼热感，或口干苦，或舌红脉滑数等。三物黄芩汤主治"妇人在草蓐自发露得风，四肢苦烦热……头不痛但烦者"（二十一），黄连阿胶汤中黄芩配伍黄连，治疗"心中烦，不得卧"。《圣济总录》的黄芩散，以黄芩与人参相配，为散，每服1克，竹叶汤调下，不拘时服，治小儿心热惊啼。《伤寒总病论》黄芩栀子汤，用黄芩、栀子、石膏、干葛根、豆豉、葱，水煎服，治伤寒头痛壮热，心烦不安。李时珍二十岁时患咳嗽，"骨蒸发热，服如火燎，每日吐痰碗许，暑月烦渴，寝食俱废"，后其父亲嘱用黄芩一两，水二盅煎一盅，顿服，"次日身热尽退而痰嗽皆愈"（《本草纲目》）。综上所述，烦热，是其重要指征。

黄芩可治疗吐血、衄血等上部的出血。泻心汤（大黄、黄连、黄芩）主治"吐血、衄血"。《伤寒总病论》黄芩汤，为单味黄芩，主治鼻衄或吐血下血，及妇人漏下血不止。《太平圣惠方》黄芩散，即以黄芩（去心中黑腐），捣细为散，每服2克，每日2次，或水煎服，不计时候，主治吐血衄血，或发或止。《圣济总录》独圣汤，将黄芩为粗末，每服15克，水煎温服，治鼻衄或汗孔出血。《杏苑生春》取黄芩、茅花、白芍、甘草，水煎，治疗上膈极热而衄。

黄芩多用于妇人子宫出血。《本事方》单用黄芩为末，每服3克，温黄酒送下。治崩中下血。《伤寒总病论》黄芩汤，取黄芩10克，水煎服，治鼻衄、吐血、下血，及妇人漏下血不止。《瑞竹堂经验方》芩心丸，米醋七浸七炙黄芩，然后研细末，醋糊为丸，如梧桐子大，每服30丸，空腹温酒送下，日2服，治妇人49岁以后，天癸却行，或过多不止。以上三方均是单味黄芩。《女科百问》以黄芩、白术配四物汤，各等分为粗末，水煎空腹温服，治月经量多。《医垒元戎》黄芩六合汤，与前方组成相同，主治也相同。《古今医统》芩连四物汤，取黄芩、黄连、川芎、当归、白芍、生地黄，为粗末，每服15～20克，治妇人血分有热，月经先期，经来量多，色紫黑者。《医级》子芩防风散，以酒炒黄芩、防风等分，为细末，每服 6 克，治疗血崩、便血、尿血、血淋。南京谢昌仁先生就擅长使用黄芩汤治疗月经过多。胎动不安，多伴有下血，故黄芩应用尤多。《妇人大全良方》的白术散，即黄芩、白术两味为散，加生姜、红枣水煎温服，治妊娠妇人伤寒，胎动不安。《万病回春》安胎丸，为黄芩、白术加上当归、川芎、白芍，谓妊娠宜常服之，治瘦人血少有热，胎动不安，素惯于半产者。

黄芩可用于治疗便血。如《金匮要略》黄土汤，即黄芩与阿胶、地黄等相配，治疗大便出血。治疗血痢，可以与黄柏、黄连、阿胶等同用。

黄芩还可用于治疗外科病的出血。《外科正宗》有芩连二母丸，以黄芩、黄连、知母、贝母、川芎、当归、白芍、生地黄、熟地黄、蒲黄、羚羊角、地骨皮等，治疗血瘤。患处微紫微红，软硬间杂，皮肤隐隐缠如红丝，皮破血流，禁之不住者。这即是血管瘤的出血。《怪疾奇方》用黄芩治疗灸疮出血。单味黄芩煎液，配置成 10％溶液，泡洗治四肢外伤性部分坏死，可使化脓创面新生，坏死组织脱落，骨髓炎愈合，并有止血作用。

需要说明，出血是临床常见的症状，原因情况相当复杂，黄芩主治血症，但应当是烦热而出血。要注意鉴别。

黄芩兼治热痞，即心下痞而烦热者。《伤寒论》中凡治疗痞证的处方，大多是黄连、黄芩同用，如半夏泻心汤、甘草泻心汤、泻心汤等。

所谓热利，即身热下利，尤其是腹痛而血利者。《伤寒论》黄芩汤（黄芩、芍药、甘草、红枣）是治疗痢疾的祖方，后世治疗腹痛下利的处方，大都从此方演变而来。所谓的热利，常表现大便出血，而且血液黏稠结块，并伴有腹痛。如《圣济总录》黄芩汤，用黄芩、黄连锉细后水煎，空腹热服，日晚服。治下利如鹅鸭肝，腹痛不可忍。《素问病机气宜保命集》黄芩芍药汤，用黄芩、芍药各 30 克，炙甘草 15 克，为粗末，每服 15 克，水煎服，治泄痢腹痛，或后重身热，久而不愈，脉洪疾，及下痢脓血稠黏。《伤寒论》葛根芩连汤，即黄芩与黄连、葛根配伍，治疗脉促而利遂不止者。《症因脉治》有柴葛芩连汤，为葛根芩连汤加柴胡，治疗发热口渴，唇干齿燥，小便赤色，小腹一痛即泻，一泻即止，少顷复痛复泻，肛门如火，粪色多黄，脉浮大而数者。以上描述，所谓的热利，与急性肠炎、急性菌痢等疾病的临床表现十分相似。

所谓热痹，为烦热而关节疼痛，即《金匮要略》所谓的四肢烦热，患者大多有难以忍受的关节疼痛、僵硬、肿胀等。

配方

——以发热为特征的疾病，如流感、急性上呼吸道感染、风湿热、肺炎、变应性亚败血症、系统性红斑狼疮、传染性单核细胞增多症、结核病、尿路感染等，可以考虑使用黄芩，可配伍柴胡、甘草等，方如小柴胡汤加减。

小柴胡汤是仲景治疗往来寒热的方剂，有关应用经验在柴胡条下已经介绍。上述疾病多见发热，或高热，或低烧持续，均可以考虑使用小柴胡汤加减，尤其是方中柴胡、黄芩要重用，柴胡用量可达 30 克，黄芩也应在 20 克以上，还要加大剂量连翘。病情较重者，一日可服用 2 剂。

——以关节疼痛、红肿为特征的疾病，如类风湿关节炎、风湿性关节炎、强直性脊柱炎、干燥综合征等，也可用小柴胡汤加减。

临床发现，风湿性疾病的患者，对外界的气温、气压、湿度的变化反应敏感，每每天气变化时候，病情反复或加重。不少干燥综合征患者对空气的质量也很敏感，凡气候干燥或粉尘过多，常常导致眼睛、鼻子的干燥感加重。另外，此类患者容易出低热、咽痛等。因此，对有以上发病特点的患者，可以视作“往来寒热”而用小柴胡汤加减治疗。不过，小柴胡汤必须加减，其中黄芩也必须重用至20克以上；胸闷、烦躁、睡眠障碍者，加栀子、连翘；如大便干结者，加大剂量芍药；月经量多而色鲜红者，加生地黄、阿胶；关节疼痛且红肿者，加黄柏。

——以结膜充血为特征的疾病，如虹膜炎、角膜炎等，均可使用小柴胡汤。

本人已经治疗多例虹膜睫状体炎患者，用小柴胡汤加黄柏、栀子、连翘，能控制复发。其中黄芩的用量在20克以上。此病的患者多为女性，消瘦者多，唇红，便秘倾向。较长时间服用本方后，体重可能增加。

——以出血为特征的各种疾病，如上消化道出血、支气管扩张出血、鼻衄、眼底出血、颅内出血等，可以考虑使用黄芩，常配伍大黄、黄连等，代表方如泻心汤、黄连解毒汤等。

泻心汤是古代治疗吐血衄血的代表方，现在可广泛用于治疗多种出血性疾病。本人多用于以下情况：一是身体上部的出血，如因糜烂性胃炎、消化道溃疡导致的上消化道出血，以及肝硬化腹水门脉高压导致的轻度上消化道出血。曾治疗数例，均用原方加生姜、红枣，水煎，止血效果很快。二是鼻衄。无论是孩子还是中老年人的鼻出血，均有效果。三是支气管扩张出血。四是脑出血和蛛网膜下腔出血等颅内出血。这些疾病在急性发作时往往在医院抢救，最好能配合中药治疗。但本人在临床多接诊的是出院以后的患者，泻心汤可以改善症状，防止复发。

夏仲方先生体会，泻心汤控制出血主要作用在于黄芩，使用该方时黄芩用量大于大黄、黄连。他认为，对于脑出血性的中风实证，黄芩尤为需要，因为它兼具降低血压以及消除血栓的功能。曾治一男，46 岁，初春卒中，血压 160/120mmHg，形质壮实，平时多痰，给黄芩、大黄合祛痰药鼻饲，连服 5 帖，稍能张眼，10 帖后神志逐渐清醒而出语。此后黄芩服至匝月，肢瘫全复而起〔1〕。

泻心汤加黄柏内服、外用，可以治疗骨科的急性化脓性感染，如骨髓炎初起，创伤性血肿化脓感染等早期，使用指征为创面感染化脓，有坏死组织及出血者，各种部位的感染病灶见红、肿、热、痛者。（《方药传真》）

——以腹痛腹泻，或大便黏液脓血为特征的疾病，如痢疾、急性肠炎、溃疡性结肠炎、直肠炎等，可配伍白芍、甘草等，方如黄芩汤〔2〕。

黄芩汤是古代治疗热利的基本方，对于有脓血便和腹痛者，最为适合。现多用于治疗痢疾、溃疡性结肠炎、直肠炎等。对肠易激综合征，本人常用本方配半夏厚朴汤。还可用于治疗肛裂、痔疮出血等。

——以子宫出血为特征的疾病，如血小板减少性紫癜、月经过多、子宫内膜炎、阴道炎、先兆流产等，可配伍黄连、阿胶、白芍

---

〔1〕董其圣．夏仲方话黄芩疗诸失血[J]．中医杂志，1989(2)：57．

〔2〕黄芩汤（《伤寒论》）：黄芩三两，芍药二两，甘草二两，大枣十二枚。上四味，以水一斗，煮取三升，去滓。温服一升，日再夜一服。原书指征：太阳少阳合病，自下利者，与黄芩汤。推荐剂量：黄芩 10～20 克、芍药 10～30 克、甘草 3～6 克、大枣 15～30 克。

等，方如黄连阿胶汤[1]。

黄连阿胶汤原用于治疗心烦不寐的便血，现可用于上述疾病导致的子宫出血。其血量或多或少，其人多唇红，脉滑，烦躁、不眠等。

——以心下痞、呕吐为主诉的疾病，如慢性胃炎、上消化道溃疡、急性胆囊炎、妊娠反应等，常配伍黄连、半夏、党参、干姜、甘草等，方如半夏泻心汤。如同时伴有胸胁苦满，心下按之满痛者，如胆道结石、胰腺炎等，常配伍柴胡、大黄、枳实、厚朴等，方如大柴胡汤。

有关半夏泻心汤、大柴胡汤的经验，请分别见半夏、柴胡条下。

——其他。

急性热性疾患中、后期，高血压、神经症、精神分裂症等亦可应用。

参考

——适合大剂量使用黄芩的体质，大部分是中医所说的“内

---

[1] 黄连阿胶汤（《伤寒论》）：黄连四两，黄芩二两，芍药二两，鸡子黄二枚，阿胶三两。上五味，以水六升，先煮三物，取二升，去滓，内胶烊尽，小冷，内鸡子黄，搅令相得，温服七合，日三服。原书指征：少阴病，得之二三日以上，心中烦，不得卧，黄连阿胶汤主之。推荐剂量：黄芩 6～20 克、黄连 3～12 克、阿胶 10～20 克、芍药 15～30 克、鸡子黄 2 枚。

有伏热”的体质，即肌肉较坚紧，唇红舌红，目红，同时易于出现口腔溃疡、腹痛、腹泻、小便灼热、月经淋漓黏稠或有血块等症状。

——黄芩与柴胡配伍，治疗往来寒热。《本草汇言》：“清肌退热，柴胡最佳，然无黄芩不能凉肌达表”。与白芍配伍，治疗腹痛下利。与黄连配伍，疗痞。与阿胶、生地黄配伍，治疗出血。

——脉迟缓者，不宜黄芩。根据《伤寒论》“伤寒，脉迟六七日，而反与黄芩汤彻其热”（333 条）的记载来看，黄芩汤所治疗的病症，脉象应当是滑数的，不应当是迟缓的。所以，凡是脉滑数者，甚至数疾者，才可使用黄芩。

——不良反应：陈荣华报道小剂量黄芩引起大水疱样药疹1 例，表现为皮肤潮红，瘙痒异常，并出现散在性水疱或红色斑块样皮疹，伴阴茎包皮水肿，眼结膜充血水肿，畏寒，发热、咽充血[1]。大众医药网有 1 例服用黄芩导致过敏反应的报道：患者男，48 岁。因肺炎、便秘，于 1998 年 6 月 22 日经医生处方，取黄芩 50g，水煎 200 毫升，口服，每次 50 毫升。第 1 次口服 20 分钟后感觉舌麻，上嘴唇血管神经性水肿，四肢及周身皮肤明显发红，有散在丘疹样皮疹，龟头瘙痒难忍。来院经诊断为药物过敏。给予：地塞米松注射液 5 毫克，肌内注射；扑尔敏口服，每次4 毫克，一天 3 次。6 小时缓解，10 小时后症状消失。该患者既往无药物过敏史，服药前几天为普通饮食，近期未服过其他药品。患者所服药物经鉴定确系唇形科黄芩属植物黄芩的根。

---

[1] 陈荣华. 小剂量黄芩引起大水疱样药疹一例报告[J]. 江西中医药，1982(1)：32.

§14 栀子

栀子为茜草科植物栀子的成熟果实，产地较广，一般以江西所产者为通用正品，饮片以个小完整、仁饱满、内外色红者为佳。干燥果实长椭圆形或椭圆形，表面深红色或红黄色。果实薄而脆，内有多数种子，黏结成团。栀子浸水后可使水染成鲜黄色。

《神农本草经》谓栀子“主五内邪气，胃中热气，面赤，酒皰皶鼻，白癞、赤癞、疮疡”。《伤寒论》入8方次；《金匮要略》入4方次。

《神农本草经》中关于栀子主“酒皰皶鼻”的功效被后世广泛运用，如唐代孙思邈《千金翼方》栀子丸治酒渣鼻疱，用栀子仁三升，川芎四两，大黄六两，好豉熬三升，木兰皮半斤，炙甘草四两捣筛为末，炼蜜和丸，如梧桐子，以饮服十丸，日三服，稍加至二十五丸。还可用蒺藜子、栀子仁、豆豉各一两，熬，为末，以醋浆水和之如泥，夜涂之，日未出时以暖水洗之，亦灭瘢痕。宋代许叔微《普济本事方》则用栀子炒研，黄蜡和，丸弹子大。每服一丸，嚼细茶下，日二服。忌酒、麸、煎、炙。

古代方书中还记载，栀子可以治疗“汤火伤”、丹毒、疮疡及伤科等疾病，如治疗火疮未起，用栀子仁烧研，麻油和，封之。已成疮，烧白糖灰粉之；治疗火焰丹毒用栀子捣，和水涂之；治疗汤烫火烧用栀子末和鸡子清，浓扫之；治疗折伤肿痛用栀子、白面同捣，涂之甚效；治疗猘犬咬伤用栀子皮（烧研）、硫黄等分，为末，敷之，日三等。有民间验方，栀子研细末，加入1/3白芥子研合，叫做“吊惊药”，对小儿发热惊搐，用生鸡子清调敷手腕部，退热定惊搐，往往一敷见效。用酒或醋调敷软组织的扭挫伤，叫做“吊伤药”，行之有效。

栀子是制造天然色素的一种较好原料。其色素成分主要是萜类的藏红花素和黄酮类的栀子黄色素。栀子黄色素为天然色素，无毒，安全性高，具有一定的营养价值和保健功能，在国际市场上尤其是日本市场需求量较大。该色素可广泛应用于饮料、酸制酒、糖果、冰淇淋、蜜饯和果冻等食品工业。栀子花含芳香油，可提取芳香浸膏，用于化妆品和香皂、香精的调和剂。

陶弘景在《本草经集注》中记载：“（栀子）经霜乃取，入染家用，于药甚稀……”《本草纲目》曰：“蜀中有红栀子，花烂红色，其实染物则赭红色。”栀子果实还可用于染色。浙江理工大学龚熠等对栀子黄色素的提取工艺条件及其在真丝上的染色性能进行探索，得出结论认为，栀子色素具有良好的稳定性及良好的染色性能[1]。

此外，栀子还有良好的生态效益和观赏价值。

药证

栀子主治烦热而胸中窒者，兼治黄疸、腹痛、衄血、血淋、咽喉疼痛、目赤。

《伤寒论》中栀子的处方较多，如栀子豉汤（栀子、豆豉）、栀子干姜汤（栀子、干姜）、栀子甘草豉汤（栀子、甘草、豆豉）、栀子厚朴汤（栀子、厚朴、枳实）、栀子柏皮汤（栀子、黄柏、甘草）、茵陈蒿汤（栀子、茵陈、大黄）、栀子大黄汤（栀子、大黄、枳实、豆豉）、大黄硝石汤（大黄、栀子、硝石、黄柏）等，其所主治中多次提到

---

[1] 龚熠. 栀子色素的提取及其在真丝上的染色性能[J]. 丝绸，2004(6):28-29.

“心中懊憹”“烦”等。后世对心中懊憹的解释不一，有谓“心中欲吐不吐，烦扰不宁之象”的(吴谦)，有谓“烦心，热燥，闷乱不宁也”的(刘完素)，有谓“比之烦闷而甚者”的(成无已)，有谓“若有所忧闷悔恨然”(钱潢)，倒不如仲景原话“烦热、胸中窒”比较明了。烦热，即心烦不安，卧起不宁并身热汗出；胸中窒，即胸部正中有窒塞感或灼热感，按之胃脘部软而不硬满。《医方类聚》中有越桃散一方，用栀子一两，草龙胆半两，甘草三分，赤茯苓一两，为末，蜜丸，如梧桐子大，每服 20 丸。治疗上焦热，口苦咽干，胸膈痞闷。朱丹溪治疗郁证的越鞠丸(栀子、苍术、香附、川芎、神曲)，方中栀子除火郁。《医垒元戎》四物汤加栀子、黄芩，水煎，治疗妊娠伤寒，汗下后，不得眠者。叶天士擅用栀豉汤加郁金、杏仁、瓜蒌皮等治疗胸闷不饥、咳嗽、大小便难。

张仲景多用栀子治疗黄疸。《伤寒论》栀子柏皮汤主治“伤寒发黄”，栀子大黄汤主治“酒黄疸，心中懊憹或热痛”，大黄硝石汤主治“黄疸腹满”，茵陈蒿汤主治“身黄如橘子色，小便不利，腹微满者”。栀子用于治疗黄疸时多配伍大黄、黄柏等。

栀子能疗腹痛。张仲景在《伤寒论》中用栀子大黄汤治疗“心中热痛”。后世也多有此经验，如《丹溪纂要》用大山栀七枚或九枚，炒焦，水煎，入生姜汁饮之，治疗胃脘火痛。所谓火痛，即具有灼热感的疼痛。《退思集类方歌注》记载越桃散一方，用大山栀、高良姜各等分，研细末，每服三钱，米饮或酒调下，治疗下利后，腹中虚痛不可忍者。《医极》栀附丸，取炒栀子、制附子各等分，研，末为丸，茴香、木香煎汤送下，治疗疝痛攻冲胸胁，呕吐不止。《本草新编》谓其“止心胁疼痛”。有人收集了《中医方剂大辞典》中栀子单方和含栀子的二味药复方共 29 方，归纳后发现，治疗如“疝症疼痛不已者”、“诸下痢之后腹中虚痛不可忍者”、“心腹卒痛，小肠膀胱挛急极痛不可忍屈伸不能者”“腹中冷重如石白汗出者”等有 8 方，治疗便血、衄血等血证有 5 方，治疗痈疽疮疡有 5 方，其余不可归类者有 11 方。古人使用栀子治疗腹痛的经验不容忽视，还需要进一步研究这些腹痛的性质、病因，揭示栀子的作用机制，从而明确栀子的适应证。

衄血、便血、尿血也常可使用栀子。栀子治疗血证，张仲景的书中没有记载。《肘后方》有热毒血痢方："栀子十四枚，去皮捣末，蜜丸梧子大。每服三丸，日三服，大效。亦可水煎服。"唐宋以后，这些经验开始散现方书中，如《食疗本草》栀子仁烧灰，水服一钱匕治疗下利鲜血；《经验良方》生栀子末、滑石等分，葱汤下，治疗血淋涩痛。《太平圣惠方》老栀子仁焙研，每新汲水服一钱匕，治疗酒毒下血。《鸡峰普济方》有柏皮汤，即伤寒栀子柏皮汤，治疗衄血，或从口出，或从鼻出，暴出而色鲜，衄至一二斗，闷绝者。《医林纂要》有栀连四物汤，为四物汤加栀子、黄连，主治血逆上出。《普济方》有神效散一方，用栀子、槐花共研细末，每服 6 克，治疗脏毒，酒病便血、尿血、血淋。《闽东本草》：鲜栀子二两，冰糖一两，煎服。明代李时珍在《本草纲目》明确指出："栀子治吐血衄血，血痢下血血淋，损伤瘀血"。近代名医章次公认为，栀子之解热，久为世医所乐道，而止血尤为其特长。据他回忆，某杂志曾记载一商人，因操劳过度，偶晨起微感满闷，傍晚即呕血如泉涌，杂以紫黑块，约三四盆，延医诊之，见其两颧绯红，唇燥口渴，脉搏甚疾，吐后胸中反觉清爽，即为之注射某止血针，且令内服止血药，均无效，当此思穷技竭之时，偶有医者以黑栀子一两，试令煎服，一服而呕血即止，再服而诸症云散。翌年以嗔怒故，旧疾复发，乃更服栀子而止。（《章次公医术经验集》）估计此人因肝硬化门脉高压、食管胃底静脉曲张破裂导致上消化道大出血，"脉搏甚疾"说明可能存在血压下降等血流动力学不稳定情况，甚至可能出现失血性休克，而一味栀子止其血，救其命，真是功莫大焉！

栀子还能治疗咽喉疼痛，口疮，《外台秘要》有方用栀子、黄柏各一两，大青四两，水煎后去滓，下蜜更煎一两沸，含服。

眼科也用栀子。如《圣济总录》栀子汤，用栀子七枚，入塘灰火煨透，水煎，去滓，入大黄末三钱，食后旋旋温服，治目赤。《仁斋直指》泻肝散，以栀子、大黄、甘草、荆芥各等分，每服15克，治疗眼目红肿疼痛。

配方

——以焦虑、睡眠障碍、精神障碍为特征的疾病，如焦虑症、抑郁症、神经衰弱、精神分裂症、老年性痴呆、围绝经期综合征、中毒性脑病等，常配黄芩、黄连、黄柏等药，方如黄连解毒汤；或配枳实、厚朴，方如栀子厚朴汤〔1〕；或配香附、川芎等，方如越鞠丸〔2〕。

栀子是治温热病的重要药物，尤其是对于患者烦躁胸闷的时候，古代常用栀子豉汤。《名医类案》记载：江应宿治都事靳相庄伤寒十余日，身热无汗，怫郁不得卧，非躁非烦，非寒非痛，时发一声，如叹息之状，医者不知何证，迎余诊视。曰：懊侬怫郁证也。投以本汤一剂，十减二三，再以大柴胡汤下燥屎，怫郁除而安卧，调理数日而起。

有报道，使用栀子豉汤加味：栀子10～15克，香豉10～15克，丹参20～30克，生龙骨20～30克，生牡蛎20～30克，远志

〔1〕栀子厚朴汤（《伤寒论》）：栀子十四个，厚朴四两，枳实四枚。上三味，以水三升半，煮取一升半，去滓。分二服，温进一服。得吐者，止后服。原书指征：伤寒下后，心烦、腹满、卧起不安者，栀子厚朴汤。推荐剂量：栀子10～15克、厚朴10～20克、枳实10～20克。

〔2〕越鞠丸（《丹溪心法》）：苍术、香附、川芎、神曲、栀子各等分，为末，水丸如绿豆大。

12～15 克，每日 1 剂，12 小时服药一次，配合甘露醇、胞二磷胆碱，治疗 19 例神经外科脑外伤后出现烦躁、易惊、失眠、多语、健忘、思维障碍等精神症状且无昏迷的住院病人，与对照组比较，具有良好的治疗效果〔1〕。

栀子配伍黄连、黄芩、黄柏，是著名的黄连解毒汤，古代多用于温热病。如《肘后方》用此方治疗伤寒温病“若已六七日，热极，心下烦闷，狂言见鬼，欲起走”，又治“烦呕不得眠”。《外台秘要》用黄连解毒汤治疗“时疾三日已汗解，因饮酒复剧，苦烦闷，干呕，口燥，呻吟错语，不得卧”。现在多用于治疗各种感染性疾病以及精神神经系统疾病。详见黄连条下。

栀子厚朴汤原治疗“心烦腹满，卧起不安者”，据其方证，本人则多用于治疗焦虑症、抑郁症等患者见失眠、腹胀时，多配合半夏厚朴汤，并加连翘、黄芩等。服药以后能明显改善患者的烦躁、胸闷、腹胀等症状，同时，有利于睡眠。临床上见服用大量的养心安神药无效的情况下，可改用本方加味。本人常常与半夏厚朴汤、大柴胡汤等同用。

朱丹溪的越鞠丸是治疗焦虑症的有效验方。据明·朱国祯《涌幢小品》卷十九记载：叶先生朝荣……中年得奇病，不知所由来，亦无所苦，第不能睡，每睡欲合眼，则背蓬蓬然动，始如斗大，渐渐缩至背心，仅如钱孔，则涌起醒矣，以此三年不能寐，遂骨立。延医诊之，医不能名其病，第见其骨立，则以为损也，用参、苓诸药补之，愈补愈甚，且将就木……家人相对涕泣，计无所出。先生忽见一人，星冠道服，自空下，拊而告曰：“君何病，服越鞠丸，愈矣。”……遂和一剂服之，即成寐，再服则通宵安寝，三日而起矣。

〔1〕陈献明. 栀子豉汤加味治疗脑外伤所致精神障碍 19 例[J]. 现代医药卫生，2002，18(11)：1011.

炎、支气管炎、支气管哮喘、神经症等，常配伍厚朴、半夏、桔梗、甘草等。

临床可以见到某些哮喘患者胸闷气喘，但痰不多，大便往往不畅，发作时患者常常焦躁不安，凡舌红唇红、咽喉充血者，本人常用栀子厚朴汤加味，或加半夏、连翘、黄芩、瓜蒌皮等。叶天士《临证指南医案》中有肺痹一证，其特征就是胸闷、便秘、咳嗽等，用栀子、连翘、瓜蒌皮、郁金、杏仁、枳壳等，这些药物也可沿用于支气管炎、哮喘等。

《伤寒论》："发汗吐下后，虚烦不得眠，反复颠倒，心中懊侬，身热不止，烦热胸中窒，心中结痛者，栀子豉汤主之。"叶橘泉先生经验，栀子豉汤治疗夏季消化障碍而引起的急性胃炎，不一定要在发汗吐下后。病人多有发热，由于胸中窒闷而在床上翻来覆去，辗转不安，脉多浮数或滑数，而舌上有苔。根据这样的证候，投予栀子豉汤往往呕吐痰涎而愈。还适用于急性食管黏膜损伤，不论因饮热汤烫伤而起或因大口吞咽烧酒而起的，投予栀子甘草汤1～2剂而愈。日本验方甘连栀子汤(甘草、黄连、栀子)用于胃酸过多症，胃、十二指肠溃疡，胃痛如烧如灼，而有潜出血倾向时，有制酸、解痛、止血之效。

——以咽喉疼痛为主诉的疾病，如上呼吸道感染、咽喉炎、扁桃体炎、食管炎等，常配伍连翘、桔梗、甘草。

此证临床很多，栀子配合连翘、黄芩、桔梗、甘草、半夏等，效果很好，尤其是对那些喉源性咳嗽，屡用抗生素及止咳药无效者，用此方数剂可控制。

——以黄疸为特征的疾病，如胆道感染、肝炎、妊娠期肝内胆汁淤积症、新生儿黄疸等，常配伍大黄、黄柏、茵陈等，方如茵

陈蒿汤[1]。

本方是利胆退黄的专方，适用于中医所说的“阳黄”。多用于急性传染性肝炎、黄疸型肝炎、重症肝炎、新生儿溶血、钩端螺旋体病，肝损伤性黄疸、蚕豆黄、急性化脓性胆囊炎、小儿胆汁黏稠症、胆石症等。本人用本方配大柴胡汤治疗胆道急性感染屡效。也有报道本方治疗妊娠期肝内胆汁淤积症（ICP）。这是一种严重的妊娠并发症，对围生儿可导致流产、早产、胎儿宫内发育迟缓、胎儿宫内窘迫。江西省妇幼保健院用茵陈蒿汤加减（茵陈、制大黄、黄芩、黄柏、枳壳、厚朴花、白术、茯苓）治疗本病，并与西药 S-腺苷蛋氨酸进行对比，认为茵陈蒿汤与 S-腺苷蛋氨酸均能有效治疗 ICP，但茵陈蒿汤价格低廉，适宜推广[2]。

姜春华治一人，患胆石症，面目皆黄，纳差，消瘦，胆区疼痛反射到两肩背，舌红根苔黄腻，脉弦数。CT 检查示胆总管有结石呈细砂状。茵陈蒿汤加味：生大黄、生栀子各 9 克，茵陈 30 克，大叶金钱草 45 克，郁金、虎杖、枳壳各 9 克，每日 1 剂，水煎服。连服 7 剂后，黄疸退，余症显著好转。此证当为结石引起的

---

[1] 茵陈蒿汤（《伤寒论》）：茵陈蒿六两，栀子十四枚，大黄二两。上三味，以水一斗二升，先煮茵陈，减六升，纳二味，煮取三升，去滓。分三服。小便当利，尿如皂荚汁状，色正赤，一宿腹减，黄从小便去也。原书指征：阳明病，发热汗出，此为热越，不能发黄也。但头汗出，身无汗，剂颈而还，小便不利，渴引水浆者，此为瘀热在里，自必发黄，茵陈蒿汤主之。伤寒七八日，身黄如橘子色，小便不利，腹微满者，茵陈蒿汤主之。推荐剂量：栀子 10～15 克、大黄 3～10 克、茵陈蒿15～30 克。

[2] 中国医药报，2004-8-14(7 版).

阻塞性黄疸，茵陈蒿汤有退黄、利胆、排石的功效[1]。

——以鼻衄为主诉的疾病，如慢性鼻炎、血小板减少性紫癜、血友病等，常配黄芩、黄连等，方如黄连解毒汤。

小儿鼻衄单用栀子也有效。可内服，也可外用。《简易方》记载，鼻中衄血，栀子烧灰吹之，屡用有效。宋代《医说》引《普济本事方》："宋蔡子渥传云：同官无锡监酒赵无疵，其兄衄血甚，已死入殓，血尚未止。一道人过门，闻其家哭，询问其由，道人云：'是曾服丹或烧炼药，予有药，用之即活。'囊间出药半钱匕，吹入鼻中立止，良久得活。乃栀子烧存性，末之。"医案中对栀子止血功效做了肯定，但仅凭栀子灰吹鼻就能解救丹药中毒、起死回生，尚需存疑。如复方，则多配黄芩、连翘等，也可使用黄连解毒汤。

——以尿急尿痛为主诉的疾病，如膀胱炎、尿道炎、肾盂肾炎、肾炎、前列腺炎、尿路结石等，常配伍滑石、甘草、猪苓、茯苓、泽泻、车前子等。

宋代《本草衍义》记载："治心经留热，小便赤涩，用去皮栀子（火煨）、大黄、连翘、炙甘草等分末之，水煎三钱服，无不利也。"笔者经验，栀子加入六一散（滑石、甘草）治疗夏日小便黄短疼痛，很有效果。不少女性常见的尿道感染，猪苓汤配栀子，能较快消除尿路刺激症状。

——以头面部的炎症，可以使用栀子配方。

经验表明，栀子善治五官及头面部多种炎症，凡结膜发炎，

---

〔1〕戴克敏. 姜春华运用栀子的经验[J]. 山西中医，2003，19(6)：5.

目赤肿痛，口腔及鼻腔发炎肿痛，咽喉肿痛，溃疡化脓，耳道发炎，栀子均可大量应用，配合黄连、连翘等煎汤饮服。头面部若干化脓性感染炎症，如疖肿、蜂窝织炎初起，重用栀子 15～24 克，配合连翘等药甚效[1]。

——栀子可治疗急性胰腺炎。

朱良春先生在长期临床实践中体会到生栀子治疗急性胰腺炎尤为擅长。用生栀子辅以生大黄、郁金、败酱草、蒲公英、桃仁、生薏苡仁等通腑泻热之品效果更好，痛者加延胡索、赤白芍；胀者加木香、枳壳、厚朴；呕吐甚者加半夏、生姜，并可改为少量多次分服，必要时可先作胃肠减压，然后再胃管注入；病势严重、出血坏死型、禁食禁水者，可作点滴灌肠。轻者 1 日 1 剂，2 次分服；重者可 1 日 2 剂，分 2 次灌肠。他的经验被后人整理记载于《朱良春用药经验集》中。有人观察栀子对大鼠实验性急性出血坏死性胰腺炎的防治作用。在炎症早期，栀子能明显地改善胰、肝、胃、小肠的血流，尤其能使胰腺的血流基本保持正常供给，能减轻胰腺炎的胰腺病损，降低早期病死率，有效地改善急性胰腺炎的预后[2]。研究发现，栀子水煎液灌胃对胰腺炎时的胰腺细胞膜、线粒体膜、溶酶体膜均有稳定作用[3]。因此，栀子防治急性胰腺炎的作用值得重视和研究。

---

[1] 陶御风. 临证本草[M]. 北京：人民卫生出版社，2005：73.

[2] 贾玉杰. 栀子对大鼠出血坏死性胰腺炎早期内脏血流的影响[J]. 中国中药杂志，1993，18(7)：431.

[3] 贾玉杰. 急性胰腺炎时 XOD 和 GSH 的变化及栀子的影响[J]. 大连医学院学报，1993，15(4)：303.

参考

——临床所见，烦热而胸中窒者，多易患咽痛、目赤、鼻衄、小便短赤涩痛、舌红等症，其舌苔黏腻较厚，故《伤寒论》221 条提及“舌上苔”。可注意询问和观察。

——栀子、黄连、连翘均可治烦，但黄连之烦是烦悸，栀子之烦是烦闷，连翘之烦是烦汗。黄连烦悸而心下痞，栀子烦闷而胸中窒，连翘烦汗而咽中痛，此为三药的鉴别点。

——栀子配大黄、黄柏治疗黄疸，配合枳实、厚朴治疗腹满腹痛，配滑石、甘草治疗淋，配黄连、黄芩治疗烦热、心下痞，配连翘治疗烦热汗出。

——栀子久服易导致眼圈发黑或面色发青，停服后可以消退。有报道栀子内服出现荨麻疹或粟粒样丘疹的过敏反应[1]；还有一例误服大剂量(250 克)栀子煎液导致中毒，表现为头昏，心悸，腹痛，恶心，呕吐，小便量多，全身乏力，冷汗，头目眩晕不能起立，继则昏迷[2]。

---

[1]解黎波. 中药栀子内服过敏 2 例[J]. 中国皮肤性病杂志，1995(1)：57.

[2]黄锦华. 误服大剂量栀子煎液致中毒 1 例[J]. 中国中药杂志，1996(4)：251.

§15 黄柏

黄柏为芸香科落叶乔木黄柏的树皮。四川所产者皮厚、色鲜黄，药效较佳，视为道地药材。《神农本草经》谓黄柏“主五脏肠胃中热结，黄疸，肠痔，止泻痢”。《伤寒论》入 3 方次；《金匮要略》入 4 方次。

药证

黄柏主治身黄、发热而小便不利且赤者，兼治热利。

栀子柏皮汤（黄柏、栀子、甘草）主治“伤寒，身黄，发热”（261条）；大黄硝石汤（大黄、硝石、黄柏、栀子）主治“黄疸，腹满，小便不利而赤，自汗出”（十五）。两方均有栀子、黄柏，两方均主治发黄，可见发黄是黄柏、栀子主治。身黄首先是指皮肤、黏膜、巩膜黄染之类。发黄有阴阳两类，阴黄者黄色晦黯如烟熏，并有恶寒身冷，舌淡苔白腻；阳黄者黄色鲜明如橘色，并有身热汗出、舌红苔黄腻，黄柏所主者，显是后者。临床也有无身体发黄而汗出衫黄者，或小便不利而黄者，或妇人带下淋漓色黄者，或下肢皮肤溃烂或脚癣而流黄水者，或下肢浮肿，舌苔黄腻者，也可视作黄柏主治。

发热者，主要指身体恶热，汗多，或皮肤红肿热痛。小便不利，指小便量少黄短，甚至如红茶色，常有尿频尿急尿痛，或尿道分泌物色黄等表现;小便不利常伴口渴、浮肿等症。黄柏不论内服、研末撒敷,或煎水作消毒用,均能治热毒疮疡、湿疹等症。《名医类案》记载:“有人因冬月向火,两股生疮,其汗淋漓。人无识者。后一医云:‘此皆因火气入内生此,但用黄柏皮为末,糁之立愈。’过验。”后世凡身体下部之病,如阳痿、遗精、淋浊、带下、经漏、痿痹、便血、泻痢、痔瘘、丹毒流火、湿疹等病见上述诸症者,使用黄柏很多。

热利下血。《伤寒论》白头翁汤主治“热利下重者”(371条)、“下利欲饮水者”(373条)。热利者,多为腹泻而肛门灼热,患者烦躁不安等。下重,为里急后重感。下利欲饮水,指口干燥。也是热利的特征之一。《阎氏小儿方论》用黄柏半两、赤芍四钱,研细末,饭为丸,如麻子大,每服一二十丸,食前米饮送下,治疗小儿热利下血。

配方

——以黄疸为特征的疾病,如急性肝炎、胆道感染等,可以使用黄柏,并配伍栀子、大黄、茵陈等,方如栀子柏皮汤[1]。

栀子柏皮汤是清利湿热的基本方,适用于身热、黄疸、小便不利者。淄博市第四人民医院宋捍东经验,取黄柏 60 克、栀子 30 克、生甘草 15 克,共研成细末,每次 3~6 克,以米汤调服,每

〔1〕栀子柏皮汤(《伤寒论》):肥栀子十五个,甘草一两,黄柏二两。上三味,以水四升,煮取一升半,去滓。分温再服。原书指征:伤寒身黄发热者,栀子蘗皮汤主之。推荐剂量:栀子 6~15 克、黄柏 5~10 克、甘草 2~5 克。

日 3 次，主治传染性黄疸型肝炎有效[1]。本人用本方治疗胆道感染伴有黄疸，多配大柴胡汤。

——以带下色黄的女性生殖器感染、盆腔炎、滴虫性阴道炎、霉菌感染、淋菌性尿道炎等病，多用配栀子，方如栀子柏皮汤、黄连解毒汤。

古代用黄柏治疗黄带崩漏。《傅青主女科》易黄汤，以黄柏配芡实、山药、白果、车前子，水煎服，治带下色黄黏稠腥秽者。如用经方治疗黄带，可以栀子柏皮汤和猪苓汤、黄连解毒汤等。如果子宫出血不止，伴有黄水淋漓或下体湿痒者，可加重黄芩用量，并配阿胶。

叶橘泉治一青年妇女，月经过多，经前后带下亦多，小便热涩，大便干结，脉细弦数，心胸烦热，口渴，数月来曾服药打针，作为排卵性功能失调性子宫出血的治疗，少效。予以黄连解毒汤合茵陈蒿汤，3 剂见效。后每于月经期前服 3～5 剂，第 3 个月来潮时月经正常，带下亦从而治愈。

——以下肢红肿疼痛为特征的疾病，如痛风、关节炎、丹毒、湿疹等，常配苍术、牛膝、防己、薏苡仁、连翘等。

黄柏古代用于下肢红肿疼痛不能走路。如《丹溪心法》二妙丸为黄柏配苍术，主治足膝红肿、腰膝无力者。再加牛膝，即为三妙丸，方出《医学正传》，主治两脚麻木，或如火烙之热者。《丹溪纂要》用黄柏、苍术、生附子、甘草、麻黄、桃仁水煎，兑姜汁热服，治疗痛风疼痛如锻，昼轻夜重，服风药愈痛，气药不效者。

---

〔1〕宋捍东. 黄柏的临床应用[J]. 中国民间疗法，2004，12(10)：24.

《临证指南医案》中用滋肾丸（黄柏、知母、肉桂）治疗骨节"暮夜痛甚"。现代经验，用本方治疗痛风急性发作，尿酸增高者、类风湿关节炎、骨关节炎出现膝关节、踝关节肿胀或关节积液者、白塞病以会阴部溃疡为主者、湿疹性皮炎、病毒性肝炎俱湿热证候者、附件炎有黄带者、下肢静脉炎疼痛者等等，均有效。（《方药传真》）黄柏用于治疗痛风、关节炎、臁疮、丹毒、湿疹等，本人经常配五苓散、猪苓汤、防己黄芪汤等方。

——以便血为特征的疾病，如细菌性痢疾、阿米巴痢疾、溃疡性结肠炎、痔疮出血等，常配伍黄连、秦皮、黄芩、阿胶等，方如白头翁汤[1]。

白头翁汤主治出血性热性腹泻。《伤寒绪论·卷下·下利》载本方治疗"下利烦渴饮水，脐下热甚下重，及误用热药协热利者"。《伤寒绪论·卷下·便脓血》载"又治厥逆发热，屡作不止，下脓血而脉数饮水者"。《经方实验录》载以本方加味治疗一人"利下，色鲜红，日二十行，无表证，渴欲饮水，脉洪大"。《汉医神效方》言："白头翁汤治肠风下血，妙不可言"，也可以作为佐证。另外，《金匮要略·妇人产后病篇》载有白头翁加甘草阿胶汤，主治"妇人产后下利虚极"。妇人产后，本有血虚，加阿胶止血、补血，说明血虚之甚，从而反证此方所主之利当以出血为主。仲景治利之方虽多，但其他治利方并无加阿胶之法，可知"热血利"是本方主治的目标所在。福州谢宝慈经验方：白头翁 9～12 克，秦

---

[1] 白头翁汤（《伤寒论》）：白头翁二两，黄柏、黄连、秦皮各三两。上四味，以水七升，煮取二升，去滓，温服一升。不愈，更服一升。原书指征：热利，下重者，白头翁汤主之。推荐剂量：黄连 3～10 克、黄柏 5～10 克、白头翁 6～12 克、秦皮 6～12 克。

皮9～12克，黄连6～9克，黄柏6～9克，木香(后下)6克，败酱草9克，怀山药9克，台乌药9克，甘草3克，治疗急性直肠炎、慢性结肠炎发作期、湿热型赤白痢，均可用本方加减治疗，疗效可靠。使用指征为：大便次数增多，或腹痛、腹胀、里急后重，排黏液血便，舌质红，苔黄腻，脉弦；肠镜检查示黏膜充血，水肿，黏液多，有散在性出血点；大便常规示有黏液、脓细胞、红细胞。本方还可以治疗妇人病、眼病。《类聚方广义》言："治眼目郁热，赤肿阵痛，风泪不止者。又为洗蒸剂亦效"。尤其是眼睑结膜赤肿，涩痛羞明，眵多并伴大量水样分泌物，脉弦实，舌红苔黄腻者，用之最为合适。

——遗精、尿道分泌物浑黄的疾病，如前列腺炎、精囊炎、睾丸炎、性病等，黄柏多配栀子、连翘等，方如栀子柏皮汤。

《圣济总录》清心丸，用黄柏单味研细末，入少许龙脑，蜜丸，浓煎麦冬汤下，治疗热甚梦泄，怔忡恍惚，膈壅舌干。另有黄甘丸，以黄柏、甘草各等分，为丸，主治饮酒过多，内有积热，夜梦遗精。《奇效良方》封髓丹，为黄柏、砂仁、甘草按3∶1.5∶1的比例，研细末为丸，肉苁蓉酒煎送服，治疗梦遗。现代临床常见的前列腺炎、精囊炎、性病、睾丸炎等，常有遗精出现，可使用成药为知柏地黄丸。

——以目眵黄、鼻涕黄、体液发黄为主症的疾病，如鼻窦炎、结膜炎、湿疹、真菌感染等，黄柏多配栀子、黄芩，方如黄连解毒汤。

过度疲劳、经常失眠，引起巩膜充血或角膜发炎，可用黄柏加女贞子等煎成汤剂，临睡前服，颇见效果(《临证本草》)。本人用黄连解毒汤治疗高血压，常常需要询问患者有无脚气，是否出汗色黄，是否晨起眼眵多等，以此判定其体质是否属热属湿。鼻窦炎用黄柏、连翘、栀子、黄芩等，也有消除黄涕的效果。

有人用黄柏配合黄芩、栀子、甘草、连翘、金银花、蒲公英治疗湿热型肛周炎症及脓肿、肛周湿疹、肛窦炎、痔疮手术后创面出血及痔疮术后换药，有较好疗效。还有人常用黄柏配伍赤芍、车前草、蒲公英等治疗尿路感染、急慢性盆腔炎及真菌性阴道炎。(《方药传真》)

参考

——黄柏苦寒，故属虚寒体质者是不能大剂量使用和长期使用的。所谓虚寒体质，大多见面色黄，唇舌淡白，浮肿貌，皮肤松弛而无光泽，食欲不振，易于腹泻，精神委靡者，大多是肝肾功能不全、贫血者，遇此种体质，黄柏要慎用或不用。

——黄柏的配伍：在内服汤药方面，黄柏单味使用的机会不是很多，多配伍其他药物使用。如配黄连治疗热利，配栀子治疗黄疸，配连翘治疗热痹，配黄芩、阿胶治疗月经过多或漏下。

§16 石膏

石膏是一种矿物药，是天然层积矿物单斜晶系硫酸钙矿石（$CaSO_4 \cdot 2H_2O$）。石膏色白，质重，纵断面细纹短密如细针，有光泽，碎之可看出透明的结晶。石膏的主产地为我国湖北、安徽、河南、山东、四川、甘肃等地，以湖北应城及安徽凤阳产的最有名。

与大黄、附子等药物一样，石膏也常救人于危急之中，其疗效被人们所称赞。许多诗人墨客的随笔杂谈中也常常有关于石膏的记载。如清代诗人袁枚当年患“暑疟”，几乎送命，后来幸亏服用了含有石膏的汤药，才转危为安。这个事情记载在他的《随园诗话》中。清代文豪纪晓岚的《阅微草堂笔记》中，也记载着这样一件事情，即1793年京城大疫，有一位来自桐城的医生，用大剂量的石膏汤药活人无数。该书下卷十八记载：“乾隆癸丑（1793）春夏间，京中多疫。以张景岳法治之，十死八九，以吴又可法治之，亦不甚验。有桐城一医，以重剂石膏治鸿胪星实之姬，人见者骇异，然呼吸将绝，应手辄痊。踵其法者，活人无算。有一剂用至八两，一人服至四斤者。虽刘守真之《原病式》、张子和之《儒门事亲》专用寒凉，亦未敢至是，实自古所未闻矣。”清代吴鞠通治西人李姓布贾之热病，大热大渴，周身纯赤，一夜饮新汲凉水至二三担之多，汗如雨下，谵语癫狂，势如燎原。予用石膏，每剂先用八两，渐加至一斤，早晚各服一剂。每剂煮成六碗，一时服一碗……鏖战十数日之久，邪之大势方解，继清余邪，石膏每剂用四两，六七帖之后，方能脉静身凉。他多类是，不能尽述。(《医医病书·用药分量论》)近代名医张锡纯喜用生石膏，并与西药阿司匹林同用，据说疗效非常好，此方名为“阿司匹林石膏汤”。近代北京四大名医之一的孔伯华，因为擅长使用石膏，被人们雅称为“孔石膏”。北洋军阀头子吴佩孚，因暴怒而致上门牙剧痛，医易三人，经治一周，罔然无效。时北京名医陆仲安脉之，惊曰：“此特大之燥症，独秉阳赋，异于常人，真斯人而有斯症。然而，非常之燥，非非常之剂量不能制，否则杯水车薪，徒增病势耳！”陆详审吴先前所服的三张药方，对其中一方颇感兴趣：“此方用的是白虎汤，乃对症之药。”言罢，陆提笔开药四味：石膏、知母、粳米、甘草，仍为白虎汤，只是将方中石膏剂量由八钱增至八两，服后牙痛竟止。第二年，吴牙痛复发，陆又用此方治之，而石膏用量由八两升至一斤。吴服之，牙痛又止。

石膏的主要成分为硫酸钙，由于它对养殖动物有提高产蛋率和体重、增加产毛量、促进换羽、治病保健等多种功效，在养殖业中也有广泛应用。

药证

石膏主治身热汗出而烦渴、脉滑数或浮大、洪大者。

石膏的主治，可从以下三方面细说：

一是汗。石膏与知母相配为多，方如白虎汤。石膏所能治疗的这种出汗，张仲景所谓的“自汗出”(219 条)，其特点有二：一是量多，常常汗出湿衣，或者反复出汗，所谓的“大汗”；二是身体伴有热感，患者不恶寒反恶热，还有喜饮冰凉食物者。同时，患者伴有烦躁不安以及强烈的渴感，脉象必定滑或洪大。张仲景特别指出，“发热无汗，其表不解，不可与白虎汤”(170 条)。汗出，也是古代许多石膏方的主治病证，如《肘后方》石膏甘草散，两药等分为末，以米浆送服，治大病愈后多虚汗。《伤寒总病论》则用于治疗湿温多汗，妄言烦渴。《普济方》也用石膏甘草治疗“暴中风，自汗出如水者”。有报道治疗癌症多汗，在复方的基础上，加生石膏60～90克，收效较好[1]。江阴夏奕钧先生曾用白虎汤加麦冬、首乌等治疗一例横贯性脊髓炎持续66天的高热，服药5剂后，体温遂下降。这个患者的主要症状是高热伴有大量的出汗，每天衣被均湿。

二是渴，此渴是大渴、烦渴，也称大烦渴。石膏多配知母、人参。《伤寒论》形容这种所谓的“大烦渴”时这样描述：“大渴，舌上干燥而烦，欲饮水数升”(168条)。舌上干燥，为舌苔干燥缺乏津液，有的如砂皮，或干焦，是渴感的客观指征；欲饮水数升，为患者能大量喝水，提示渴感的强烈程度。与大渴相伴的，是大汗以及脉象洪大。如白虎加人参汤就主治“大汗出后，大烦渴不解，脉洪大者”(26条)。日本古方家吉益东洞认为石膏的主治是烦渴。他说：“凡病烦躁者，身热者，谵语者，及发狂者，齿痛者，头痛者，咽痛者，其有烦渴之证也，得石膏而其效核也”(《药徵》)。《圣惠方》石膏粥(石膏半斤、粳米一合)治疗风邪癫痫，口干舌焦，心烦头痛，暴热闷乱。也将口舌干燥、舌苔焦作为客观指征。

三是脉大。脉象或滑数，甚至数疾；或浮大，轻取即得；或洪大，如洪水汹涌有气势。脉滑数，为脉来流利，动数圆滑易得，脉率快，多见于高热病人。浮大、洪大，为脉来浮露易得，多见于羸瘦之人或汗出过多或出血之时。如果脉微细，就不适宜了。《冷庐医话》还记载，临海洪菉园孝廉裕封，精医理，尝言古方书如《伤寒》《金匮》，今方书如《临证指南》，诚能专心玩索，诊疾自能奏功……文参军之子头痛，大小便少。医用葛根、桔梗、制半夏、薄荷、佩兰、赤苓、通草、杏仁、芦根等药，渐觉气急神昏。菉园诊

---

[1] 刘绍亮. 于尔辛治疗癌症多汗的经验[J]. 上海中医药杂志，1994(5):23.

之，谓脉大舌黄，是白虎汤证也，投一剂，诸症皆减。改用鲜石斛、黄连、生甘草、金银花、瓜蒌实等味而痊。

张仲景用石膏有大小两个剂量段。大剂量石膏多配知母，量达一斤，相当于现代剂量50克以上，主治即为大汗、大渴、脉大。小剂量石膏多用于配伍麻黄，如麻杏石甘汤、越婢汤、大青龙汤等，其剂量在半斤以下，相当于现代剂量30克以下。使用石膏的作用是清热除烦，同时抑制麻黄的发汗作用。这个时候，临床使用石膏可不受石膏证的约束。

配方

——急性传染病以及急性感染性疾病过程中出现高热、大汗出等症状时，石膏经常与知母、甘草等同用，方如白虎汤[1]。

许多急性传染病和急性感染性疾病，中医称为温疫或温病。白虎汤是历来治疗温疫和温病的主要方剂。《伤寒论》中将白虎汤用于治疗伤寒病的极期，有“三阳合病，腹满身重，难以转侧，口不仁，面垢，谵语遗尿；下之则额上生汗，手足逆冷。若自汗出者，白虎汤主之”（224条）和“伤寒，脉滑而厥者，里有热，白虎汤主之”（350条）等记载，正是急性传染病过程中高热、昏迷、痉厥

〔1〕白虎汤（《伤寒论》）：知母六两，石膏一斤，甘草二两，粳米六合。上四味，以水一斗，煮米熟汤成，去滓。温服一升，日三服。原书指征：三阳合病，腹满身重，难以转侧，口不仁，面垢，谵语遗尿；下之则额上生汗，手足逆冷。若自汗出者，白虎汤主之。伤寒，脉滑而厥者，里有热，白虎汤主之。推荐剂量：石膏30～60克、知母10～30克、甘草3～6克、粳米20～30克或山药20～30克。

的另一种描述。明代温疫大家吴又可主张用白虎汤治疗温疫，在《温疫论》中明确指出白虎汤治疗“温疫脉长洪而数，大渴复大汗，通身发热”。缪希雍是明代擅长治疗温病的江南名医，他的处方大半出入于白虎汤、竹叶石膏汤之间。其中的生石膏的用量常在30克左右。重者一次量达100克。甚至有一昼夜连服近500克的。清代名医余师愚就是前面纪晓岚所说的那位擅长治疗温疫的桐城医士。他的石膏用量更惊人。他所创制的清瘟败毒饮[1]，即是白虎汤和犀角地黄汤、黄连解毒汤加减而成，其中石膏有大剂、小剂之分，大剂180～240克，小剂也有24～36克之多。该方效果之好，为当时目击者所折服的。据纪晓岚说，当时“踵其法者，活人无算”。

现在白虎汤主要应用的疾病有：

乙型脑炎：1954年，河北省石家庄市的中医用大剂量的白虎汤为主治疗乙型脑炎取得良好的疗效的报道，引起了人们的极大关注。这不仅使白虎汤成为后来全国各地治疗乙型脑炎的主要方法，而且在当时，使国内相当多的怀疑中医科学性的人改变了看法。据郭氏统计国内发表的有关资料，用白虎汤为主，配合一般西医抢救与一般支持疗法，治疗乙型脑炎470例，治愈率

---

〔1〕清瘟败毒饮（《疫疹一得》）：生石膏，大剂六两至八两、中剂二两至四两、小剂八钱至一两二钱，生地，大剂六钱至一两、中剂三钱至五钱、小剂二钱至四钱，犀角，大剂六钱至八钱、中剂三钱至五钱、小剂二钱至四钱，黄连，大剂四钱至六钱、中剂二钱至四钱、小剂一钱至一钱半，知母、丹皮、赤芍、黄芩、连翘、栀子、玄参、竹叶、桔梗、甘草，以上十味原书无用量。主治瘟疫热毒，充斥内外，气血两燔见大热渴饮，头痛如劈，干呕狂躁，谵语神糊，视物昏瞀，或发斑疹，或吐血、衄血，四肢或抽搐，或厥逆，脉沉数，或沉细而数，或浮大而数，舌绛唇焦。

在 80%～100%，大大降低了公认的病死率〔1〕。药理试验也证明，白虎汤对内毒素所致的发热家兔，有明显的解热作用，能显著降低流行性乙型脑炎病毒感染小鼠的病死率〔2〕。笔者的启蒙老师叶秉仁先生在 1966—1968 年间，曾参与江阴县卫生局乙型脑炎抢救小组的工作，他的基本方是白虎汤加金银花、连翘、板蓝根、大青叶。焦树德先生曾以白虎汤加减治疗乙型脑炎 9 例，收到较好疗效。其经验认为，使用白虎汤治疗后患者症状虽减，而体温却未能降至正常，或反而上升时，可以考虑使用白虎加人参汤〔3〕。

1955 年 8 月 29 日，北京医院收住了一名患乙型脑炎的苏联高级专家，虽经院内外中苏专家多次会诊，病情没有好转，此时，卫生部领导派了以魏龙骧大夫为主治的中医治疗小组来院。经过会诊，以白虎汤、银翘散为主的汤药处方，同时服局方至宝丹。病人服药后，当夜体温即下降，但仍昏迷抽风。继又开了第二次处方，仍以白虎汤为主，另加全蝎和蜈蚣等息风之品，并服安宫牛黄散。第三次处方基本同前，并加了化痰治偏瘫药。在服药第三天，病人体温逐渐下降，抽风减少，已经昏迷五天的病人逐渐清醒，眼睛睁开了，头也能转动，并能简单地言语，自此病入坦途。时北京医院苏联内科专家华格拉里教授说："这是一个曾经危及生命的重症患者，现在已有了极其明显的好转。而这个转折点是由于中医治疗的结果。"〔4〕。

1971—1975年间辽宁省乙型脑炎大流行，3个月内平均

---

〔1〕郭子光，等. 伤寒论汤证新编[M]. 上海：上海科学技术出版社，1983：162.

〔2〕中华医学杂志，1964(7)：456.

〔3〕焦树德. 治愈 31 例流行性乙型脑炎的初步观察与体会[J]. 中医杂志，1958(4)：246.

〔4〕人民日报，1955-10-11(3 版).

每天全省有284人因此而死亡，事态相当严重。为了控制疫情，沈阳等十城市之间传染病医院大协作，采用中药制剂抢救急症患者，后以白虎汤和清瘟败毒饮为基础拟定处方，临床观察总有效率为89.5%，使乙脑病症从1971年全国最高病死率，降低为1975年全国最低病死率。可以说，白虎汤起了重要的作用。

流行性脑脊膜炎：中医称为春温。1957年，在中国唐山暴发了一次大规模的流脑，各医院大都采用抗生素治疗，但是都无法控制病情的蔓延。工人医院一下子住进去200多个病人，用青霉素后烧也退不下去，河北省中医研究院高濯风先生用余师愚清瘟败毒饮，大锅熬药，第二天患者的烧就能退下来。

流行性出血热：本病发热期常常出现高热、口渴、烦躁、谵妄、颜面潮红、皮肤黏膜充血、出血等症状，与白虎汤证相符。有报告用白虎汤为主治疗130例，其中休克及肾衰者10例，死亡仅1例，治疗组以发热下降幅度大以及全身中毒症状的改善为优，40℃以上的患者两天内有91.5%降至正常[1]。李淑香报道用白虎汤加味治疗本病47例，其中发病1～2天就诊的16例病人，全部越过低血压休克期和少尿期而进入多尿期；发病3～5天服用本方者，30例中有18例未经低血压少尿期而进入多尿期，提示及早使用本方可使越期率大大提高[2]。

流行性感冒：有报道用白虎汤加板蓝根、羌活治疗流感高热50例，均在2天内退热，但是对无汗恶寒、口不干渴者，尽管有

---

〔1〕黑龙江生产建设兵团四师四十三团卫生队.白虎汤治疗流行性出血热130例分析[J].黑龙江医药，1976(1):31.

〔2〕李淑香.白虎汤加味在流行性出血热发热期的运用[J].陕西中医学院学报，1986(4):19.

高热也不可用白虎汤[1]。许多报道用生石膏治疗小儿流感高热。如用生石膏捣烂水煎4次,每次煎煮的时间不少于1小时,1岁以上每天用200克,1岁以下每天用100克,治疗婴儿流感131例,1日内退烧37例,2日内退热78例,3日退热9例,治愈率为97.71%[2]。

"西班牙女士"

历史上杀人最多的瘟疫既不是鼠疫,也不是天花,而是人人都得过的流行性感冒。1918年,一场致命的流感席卷全球,全世界大约有5亿人被传染,死亡人数在5千万。这次流感有个好听的名字叫"西班牙女士",但却是首先起源于美国。当时近1/4的美国人得了流感,50多万美国人死亡,几乎一半的死亡者是健康的年轻人。就是现在,平均每年在美国也有20多万人因病重住院,约3.6万人会死亡。尽管许多历史上流行的传染病被消灭了,但即使是医学最发达的美国,也没有能够完全避免传染病的威胁。(方舟子《科学成就健康》)

猩红热:古代称为烂喉痧。清代治疗烂喉痧的名医陈耕道的验方四虎饮(石膏、知母、生地黄、玄参、犀角、大黄、黄连、青黛,见于《疫痧草》),也是白虎汤加味而成的。

急性黄疸性肝炎:本病恢复期出现肝功能不正常,如胆红素不退、转氨酶反复不降,患者常有乏力、虚弱,又有内热不尽之

---

[1] 姚华.白虎汤加减治疗流感高热的体会[J].江苏中医杂志,1986(1):9.

[2] 杨作诗.生石膏煎剂内服治疗婴幼儿流行性感冒131例小结[J].中国农村医学,1982(6):17.

象,也可应用白虎汤加味,如竹叶石膏汤[1]。岳美中治疗一例,患者入院时谷丙转氨酶 1 360 单位,经用茵陈蒿汤加味、茵陈五苓汤治疗近一个月,谷丙转氨酶降至 172 单位。因患者于此时发生牙周脓肿,切开排脓后,谷丙转氨酶波动在 200～300 单位不降,半月后反升至 327 单位,会诊时发现患者脉数,舌质深红,有少量黄苔,胸闷气短,口干渴喜饮。用竹叶石膏汤加连翘、龙胆草,五剂后口渴止,转氨酶恢复正常而出院。(《岳美中医学文集》)

根据《方药传真》介绍,当代名中医使用白虎汤加味方的清瘟败毒散治疗多种球菌感染性疾病,流脑、乙脑、流行性出血热、猩红热等传染性疾病,败血症,大面积烧伤的感染期,变应性亚急性败血症,、肝昏迷,急性白血病,过敏性紫癜,丹毒,麻疹,痈肿疔毒等疾病,见高热神昏,剧烈头痛,抽搐惊厥,吐衄发斑,烦躁不安,舌燥口渴,舌质红绛,舌苔黄少津,脉沉细数或浮大而数等大热火盛之证。

——血液病出现汗出、口渴、脉洪大时,可以考虑用白虎汤加水牛角、生地黄、阿胶等。

急性传染病过程中出现的皮下出血,古人常称之为温毒发斑,相当于弥散性血管内凝血。消除这些皮下瘀血,叫化斑。宋

---

[1] 竹叶石膏汤(《伤寒论》):竹叶石膏汤:竹叶两把,石膏一斤,半夏半升,麦门冬一升,人参二两,甘草二两,粳米半升。上七味,以水一斗,煮取六升,去滓,纳粳米,煮米熟,汤成,去米。温服一升,日三服。原书指征:伤寒解后,虚羸少气,气逆欲吐,竹叶石膏汤主之。推荐剂量:石膏 20～40 克、人参 5～10 克或北沙参 15～30 克、麦冬 15～30 克、甘草 3～6 克、竹叶 10～15 克、半夏 6～12 克、粳米 20～30 克。

代的《活人书》化斑汤，为白虎汤加玉竹。清代《温病条辨》化斑汤[1]，用白虎汤加玄参、犀角。目前临床用白虎汤治疗的血液病有血小板减少性紫癜、血友病、白血病等。其适应证为多汗、口渴、脉洪大等。其人肤色多白，无浮肿、大便干结等。笔者曾治疗1例14岁的少女，患血小板减少性紫癜伴月经过多，血红蛋白仅3克%，虽面如白纸，但口渴异常，时值5月，但身热汗多，大瓶矿泉水一饮而尽，心悸，脉象滑数，用白虎汤加龙骨、牡蛎、生地黄、阿胶，坚持服用3个月而愈。曾治疗1例男性血友病患者，顽固性的关节腔出血，其人肤色白嫩，舌红，用白虎汤加生地黄、龙骨、牡蛎等控制了病情。曾治疗淮安一女性农民，患白血病，周身出血点，口渴喜饮，入夜盗汗，衣被尽湿，用白虎汤加水牛角、连翘、生地黄等，7剂后皮下紫癜消失。

——糖尿病、甲状腺功能亢进等内分泌疾病中出现严重渴感、出汗等症状时，石膏经常与知母、人参等同用，方如白虎加人参汤[2]。

---

[1]化斑汤（《温病条辨》）：生石膏一两，知母四钱，生甘草三钱，玄参三钱，犀角二钱，粳米一合，水八杯，煮取三杯，日三服。滓再煮一盅，夜一服。主治：症见发热，或身热夜甚，外透斑疹，色赤，口渴，或不渴，脉数等。

[2]白虎加人参汤（《伤寒论》）：知母六两，石膏一斤，甘草二两，人参二两，粳米六合。上五味，以水一斗，煮米熟，汤成去滓。温服一升，日三服。原书指征：服桂枝汤，大汗出后，大烦渴不解，脉洪大。伤寒，若吐，若下后，七八日不解，热结在里，表里俱热，时时恶风，大渴，舌上干燥而烦，欲饮水数升者。若渴欲饮水，口干舌燥者，白虎加人参汤主之。推荐剂量：石膏30～60克、知母10～30克、甘草3～6克、粳米20～30克或山药20～30克、人参5～10克或党参10～15克。

糖尿病见烦渴多饮，口舌干燥，形体消瘦者，可以使用本方。方中人参易为党参、沙参。国内外有关报道较多。药理实验也证明白虎加人参汤有显著的降血糖作用[1]。根据传统经验，属于养阴药的生地黄、枸杞子、玄参，属于清热药的苦参、黄连、地骨皮等，属于化湿药的苍术等，常作为本方的加味药使用。本人治疗糖尿病见大便干结如栗、口渴感明显者，用白虎汤加生地黄、白芍、牛膝、玄参、麦冬、石斛。

甲状腺功能亢进所表现的烦躁、口渴、多汗、消瘦者，可以使用白虎汤。本人曾治疗数例，有较好效果。其主要适应证为口渴，多汗，方中的知母用量宜20克以上，另外加牡蛎等。有报道用白虎加人参汤成功救治甲状腺危象2例，认为本病临床所出现的身大热、汗大出、口大渴、脉虚大无力，符合白虎加人参汤证[2]。根据传统经验，属于定悸、软坚药的龙骨、牡蛎，以及养阴药的玄参、麦冬等，是本方常用的加味药。

小儿夏季热也有使用白虎汤的机会。其临床特点是口渴、多尿、无汗或少汗。如果患者形体消瘦，多汗，可以用本方。方中人参用太子参。

关于原方中的人参究属当今何种参，目前学者的结论不一，有认为是五加科植物人参者，也有认为是桔梗科植物党参者。本人临床常根据传统的用药习惯，如汗出较多，精神委靡，气喘，脉虚无力者，以吉林人参为宜；如口干舌燥者，用西洋参为宜；如食欲不振，形体消瘦者，用党参为宜；如伴有干咳、便秘者，用北沙参、玄参为宜。

〔1〕木村正康. 第一回和汉药讨论会记录. 1967:14.

〔2〕张博明. 白虎加人参汤救治甲状腺危象二例[J]. 湖南中医杂志，1990(3):39.

状时，可以考虑使用白虎汤加味。

皮肤科的常用药消风散，其中就有石膏、知母，可用于治疗风热痒疹。白虎汤则是眼科的重要药物，老中医姚和清先生的经验为，凡见眼部红肿较甚，刺激症状较重；舌红少津或舌红苔黄燥，脉滑数、洪数或洪大有力，身体壮实，面红，鼻干灼热，口唇干燥，烦渴喜冷饮者，不论何种眼病，均可使用白虎汤。口腔科疾病中牙周炎、牙髓炎等如见口渴、大汗者，也可使用白虎汤或玉女煎（石膏、知母、牛膝、地黄、麦冬）等。

——临床使用麻黄剂治疗呼吸道疾病、皮肤病时，如果伴有烦躁、出汗者，可以配用小剂量石膏。

石膏配麻黄杏仁甘草，治汗出而喘，方如麻杏石甘汤；配麻黄桂枝甘草，治疗无汗而烦躁，方如大青龙汤；配麻黄、甘草治疗汗出而一身尽肿，方如越婢汤。因石膏用量较小，配伍不同，临床可不受大汗出以及大渴等应用指征的限制。

参考

——大剂量使用石膏的客观指征：①面白而皮肤憔悴。虽身热汗出，但无健康时的红光，而现憔悴之态。临床可见，黄胖人则多身体困重、脉象沉迟，黑胖人则不易汗出，均少石膏证，可以鉴别。②舌面干燥，舌苔薄。大量出汗导致体内水分大量丢失，故出现舌面干燥；患者肠胃内无有形的积滞物，故舌苔薄。如舌苔湿润或厚腻，均非石膏主治。③脉形浮大、洪大。因为只有这种脉象的人，才能出现大渴、大汗出，并出现烦躁不安、易于兴奋等症。如果脉象沉微，则必精神委靡、畏寒无汗，与石膏证恰恰相反。

——《伤寒论》在白虎汤主治中两次提到“腹满”。此腹满与大黄、厚朴、枳实所治的腹满是完全不同的。彼为肠胃有形积热之腹满，而此为无形气热，故腹皮较急而按之缺乏底力。

——石膏所治的多汗，与黄芪所治疗的多汗不同。黄芪所治疗的多汗多伴有浮肿、面色黄；石膏所治疗的多汗多伴有烦渴感和身热感。简单地说，黄芪治汗出而肿，石膏治汗出而渴。黄芪的汗出不烦，石膏的汗出必烦。石膏所治的多汗，与桂枝所治疗的多汗也不同。桂枝所治的多汗多伴有心悸、腹痛等，是汗出而动悸，而且，两者在脉象上有明显的区别。石膏证脉滑而数，桂枝证脉缓而迟。

——石膏的大渴，与白术茯苓所治的口渴不同。石膏所主治的口渴，其渴感不仅仅是自我感觉，而且并能大量喝水，甚至喜喝冷饮，而不是像白术、茯苓、泽泻证的口渴，为渴而不欲饮水，或虽饮不多且喜热饮。另外，舌象也不同。石膏舌苔干燥或焦，白术、茯苓舌苔薄白而润，舌体胖大，边有齿痕。

——张仲景使用石膏有两个剂量段，1 斤的大剂量和半斤以下的小剂量段。两者的主治是不同的：大剂量石膏主治身热汗出而烦渴、脉滑数或浮大、洪大者，方如白虎汤；小剂量石膏多配麻黄，治汗出而喘，或无汗而烦躁，或汗出而一身尽肿，方如麻杏石甘汤、越婢汤等。临床应用，也可以遵循仲景的这个惯例，大剂量可在 50 克以上，小剂量则在 30 克以下。

——石膏的煎法：张仲景多配粳米。张锡纯先生有石膏粳米汤，用生石膏二两轧细，生粳米二两半，用水三大碗，煎至米烂熟，可得清汁两大碗，趁热尽量饮之，使周身皆汗出。

——生石膏的服法：石膏甘淡而无异味，病人易于接受。张锡纯对热病中儿童不肯服药，或闻药即吐者，均用生石膏细末煎取清汤，徐徐温服，多次服用。对于温病壮热，呕吐不能服药，甚至饮水也呕吐者，为避药味，将梨切片，蘸生石膏末，细细嚼之。

——石膏方的使用，必须坚持有是证用是方的原则，《温病条辨》提出的白虎汤“四禁”可供参考。“若其人脉浮弦而细者，不可与也；脉沉者，不可与也；不渴者，不可与也；汗不出者，不可与也。”这为正确使用白虎汤指出了重要的客观依据。清《思闻录》记载这么一件事：浙江鄞县徐姓，以白虎汤偶愈朱姓伤寒，此后人咸以为神医也，不可貌相。谢银十两，由是名声大振，延者有人。徐欣欣得意曰：白虎一汤，能起死回生，况病而未死之人乎？凡遇病者就之医，即开白虎汤与之。不及两月，医死者十余人，被人拷打数次。医道仍然不行。可见白虎汤的应用有个辨证的问题。

李畴人治温病

李畴人（1900—1951），苏州名医，少入同邑侯子然门下。日寇入侵后，疫疠盛行，李以擅长治疗温病著称，求诊者日以百计。治疗温病心传为：适当表散透达，及时清凉通利，随证养阴生津，自始至终突出“祛邪”“存阴”两大法门。他于风温热重或湿温已化燥火之证，皆及时应用辛凉重剂，以白虎汤主之。但对湿温病用黄连、黄芩等苦寒剂须俟舌苔转黄之陈规并不固执，如里热已炽，壮热、口渴、烦躁、不寐，邪转阳明，有化火燎原之势者，虽舌苔尚白，亦常放胆用之。李氏曾示徒辈：“温病常须虑其伤阴，然亦不可妄施滋腻滞邪之品。要知表散透达，清凉通利，虽为攻逐邪热之法，用之得当，正是存阴之计；必见舌糙、少液等伤阴见症，方可随证议用养阴生津之剂。”（杨寿元．苏州李畴人先生的温病学术经验介绍[J].上海中医药杂志，1963，〈4〉:7）

——某些产地出品的石膏含砷量高，过量服用会导致砷中毒，出现腹泻、腹痛、呕吐甚至死亡[1]。

〔1〕朱照祥. 含砷石膏入药致死三例报道[J]. 中国中药杂志, 1986,(5):58.

§17 人参

人参入药的历史悠久，武威汉简《治百病方》中有用人参的配方。《神农本草经》将人参列为上品，并有该药"主补五脏，安精神，定魂魄，止惊悸，除邪气，明目，开心，益智，久服轻身延年"的记载。

人参的品种很多，有根据产地不同而命名的，如吉林人参、高丽人参、东洋参、西洋参，也有按照栽培加工方法而命名的，如移山参、生晒参、红参、白糖参等。它们的功用有一定差异。一般认为吉林人参作用最强。由于人参价格昂贵，中医临床上习惯将桔梗科的党参作为人参的代用品。

现在野生人参被国家定为一级保护植物。中国市场上见到的"野山参"，大多是栽培品。随着市场的开放和宣传，西洋参、高丽参等就理所当然地变成了替代品，成为商家和消费者的新宠。"20 世纪 60 年代中叶开始，美国农业部开始统计西洋参的出口状况。到 1994 年达到顶峰，一年出口西洋参 237 万磅，按金额算，最高的是 1992 年，达到了 1.04 亿美元。据美国农业部不久前发布的资料，在 2001 年，美国西洋参出口金额为 2 514 万美元(包括栽培参 1 441 万，野生参 1 073 万)，90%以上出口到东亚，特别是香港。"(方舟子《参的历史与神话》)西洋参原生于大西洋沿岸的加拿大和美国东部的低山丛林中，在欧洲殖民者到美洲之前，生活在那里的印第安人伊洛魁民族就已使用西洋参，并将其视为珍贵药材。据介绍，西洋参原名"Garent——Oquen"，其意思是"人类分开的大腿或小腿"，因此它与中国人参名称"人之根部"十分类似。与中国古人对人参的崇拜相似，伊洛魁族的巫医把西洋参根部奉为祖先的神灵。

二战期间，德国外长向前来考察访问的孔祥熙透露，希特勒正搜集世界各地的养命酒以求延年益寿，并询问，中国是文明古国，必有神秘奇效之药。孔即介绍中国的人参可以返老还童，并即嘱中国驻德大使致电国内采办后相赠[1]。

查阅古代方书，单味人参多数情况下是用于呼吸、循环衰竭时的急救药物。东晋·葛洪《肘后方》人参散：人参，为末，每服方寸匕，一日五六次。主治猝上气，鸣息便欲绝。宋代王璆《是斋百一选方》破证夺命丹：人参一两(去芦，薄切)，水一大升，银石器内煎至一盏，以新水沉之，取冷一服而尽。汗不自他出，只在鼻梁尖上，涓涓如水，是其应也。主治伤寒坏证，元气大亏，阳气暴脱，喘息脉微，吐血咯血等。

现代研究，人参的有效成分人参皂苷具有防治缺血性疾病、抗休克、抗肿瘤等多种作用，还可振奋精神，减轻疲劳，提高工作效率，有增强机体免疫功能和延缓衰老的作用。美国东卡罗莱纳大学 Brody 医学院主要从事肿瘤放射和病理研究的科研人员通过综述近年各国文献提出，人参除抗肿瘤作用外，对放射治疗的肿瘤病人也是一个有效的放射保护剂[2]。

科学配伍的人参复方制剂更发挥着不可替代和不可估量的价值，如小柴胡汤、生脉散、炙甘草汤、参苓白术散等。

药证

人参主治气液不足。

---

[1] 周树嘉. 孔祥熙送希特勒人参[J]. 纵横，2003(12)：58.

[2] 同光李. 人参的放射保护作用[J]. 新乡医学院学报，2005，22(1)：59.

根据对《伤寒论》和《金匮要略》原文的考证，张仲景主要在患者经过大汗、大吐、大下之后的气液不足。一般出现以下四种情况时使用人参：

1. 呕吐不止、心下痞硬、不欲饮食者。呕吐不止者，指呕吐的程度比较严重，时间长，患者体液和体力的消耗都相当严重，尤其在无法补液的古代，反复的呕吐对机体造成的伤害是相当严重的。心下痞硬，为上腹部扁平而按之硬，且无底力和弹性。故患者必食欲不振，或进食必吐，同时患者的精神状态较差或委靡。上两书中人参用量最大的是木防己汤，量至4两。主治“膈间支饮，其人喘满，心下痞坚，面色黧黑，其脉沉紧，得之数十日，医吐下之不愈”（十二）。经过了药物的催吐和泻下，患者的面色黧黑，心下痞坚。再如人参配合半夏、白蜜的大半夏汤，主治“胃反呕吐者”（十七）“治呕，心下痞硬者”（十七，附录《外台》）。人参、干姜、半夏组成的干姜半夏丸主治“妊娠呕吐不止”者（二十）。两方皆用于呕吐，皆有人参与半夏。因半夏原治呕，则两方证中心下痞硬与呕吐不止可认为是人参证。干姜黄芩黄连人参汤主治“伤寒本自寒下，医复吐下之，寒格，更逆吐下，若食入口即吐”者（359条）。

2. 身体疼痛、脉沉迟者。如《伤寒论》对“发汗后，身疼痛，脉沉迟者”（62条），主张在桂枝汤的基础上，芍药、生姜各加一两，并且加人参三两。在汗、吐、下以后体液不足的状态下，其疼痛多为全身不适感，似痛非痛，烦躁不安，其脉多沉迟而无力。

3. 烦渴、舌面干燥者。如：白虎加人参汤主治“服桂枝汤，大汗出后，大烦渴不解，脉洪大者”（26条），“伤寒，若吐若下后，七八日不解，热结在里，表里俱热，时时恶风，大渴，舌上干燥而烦，欲饮水数升者”（168条）；小柴胡汤条下有“若渴，去半夏，加人参，合前成四两半，栝蒌根四两”（96条）。从以上原文分析，人参是可以用来治疗口渴的，不过这种渴感，往往比较强烈，而全身的精神状态较差。其诱因为大量的出汗，其人必头昏眼花，其舌必嫩红而不坚老，舌色不绛。《本草纲目》记载，消渴引饮，用人参为末鸡蛋白调服 3 克，每日三四次。

4. 恶寒、脉微者。如四逆加人参汤[1]主治“恶寒脉微而复利”者（385 条）。复利，提示原来就有下利，现在再次出现。通脉四逆汤条下有“利止脉不出者，去桔梗，加人参二两”（317 条）。脉不出，是指脉象沉伏而微弱。患者恶寒，常常精神委靡，四肢蜷缩，是一种功能低下的状态。其人多有呕吐、食欲不振、下利不止等临床表现。

根据古人应用人参的经验，笔者认为使用人参的客观指征有以下三方面：第一是脉象，由大变小，由浮转沉，由弦滑洪大转为微弱。第二是体型，逐渐消瘦，古人所谓的虚羸，就是对身体极度消瘦的一种描述。消瘦之人，其上腹部才变得扁平而硬，所谓“心下痞硬”。第三是舌面，舌面多干燥，患者有渴感。根据笔者经验，其舌苔多光剥，舌体多瘦小而红嫩。再就是面色，面色萎黄或苍白，并无光泽，即为枯瘦。

总的来看，人参多用于消瘦或枯瘦之人。瘦人腹肌本偏紧张，又兼心下部疼痛不适；瘦人本不干渴，而反见烦渴，舌面干燥；瘦人的脉搏本来应该浮大，而反沉伏微弱者，均应当考虑人参证。若是肥胖体型，舌体大而舌苔厚腻，面色红润或晦黯或腻滞者，虽有心下痞硬、口干渴、脉沉迟，亦非人参证。

---

[1] 四逆加人参汤（《伤寒论》）：甘草二两，炙附子一枚，生，去皮，破八片，干姜一两半，人参一两。上四味，以水三升，煮取一升二合，去滓，分温再服。原书指征：恶寒，脉微而复利，利止，亡血也，四逆加人参汤主之。推荐剂量：人参 3～6 克或党参 10～20 克、附子 10～30 克、干姜 5～15 克、甘草 5～15 克。

配方

——以严重呕吐、食欲不振、消瘦、乏力为特征的疾病，如长期不能进食、手术后虚弱、肿瘤化疗后等，人参可单独使用，方名独参汤。

据史料记载，明代蓟辽总督洪承畴，1642年被清兵俘虏，绝食数日，气息奄奄，后饮皇太极妃子所送人参汤一小壶，顿时精神大振。

据朱良春先生回忆，1955年，林伯渠同志术后呃逆不止，病情十分危重，周总理责成当时任卫生部中医顾问的章次公先生为中医抢救小组组长，章次公先生用独参汤转危为安，得到了总理的赞赏。据说，相声大师侯宝林在患晚期胃癌完全无法进食的情况下，也每天服十毫升红参液以延长生命。岳美中先生曾治2例重症尿毒症呕吐患者，脉搏极其微弱，以移山参一两切，炖汤服，不吐，后以四逆汤和六君子汤收功。

药理研究发现，人参具有抗休克作用。对失血性急性循环衰竭动物，可使心搏振幅及心率显著增加，在心功能衰竭时，强心作用更为显著。人参可促进狗从失血或窒息的垂危状态中恢复健康。武汉同济医院刘沛霖教授经验，人参治疗血证，不论何部位出血，不论何种病因引起的出血，皆可用人参治疗；人参可用于抢救危重病人，包括大出血及失血性休克。如他常用人参（另煎）15～20克，配合黄芪30克、阿胶（烊化）15克、当归15克治疗子宫出血，重症改用人参注射液2毫升肌注。

人参虽然在短期治疗剂量下，对正常生理功能无明显影响，但可增强机体对各种不良刺激的非特异性抵抗力，提高机体适应性，促进病理过程恢复正常。现代有人发现，应试前1小时服少量人参及咖啡，可提高应试水平。沪上名医陈存仁"一生除行医外，每天至少花两个小时写作，从不中断"，为的是"著书以教人"。他一生著作等身，除《中国药学大辞典》外，尚编有《皇汉医学丛书》、《中国药学大典》、《中国医学史》等。为编《中国药学大辞典》，他规定自己每天写两千字，白天出诊，晚上写书，有时一晚只睡5小时，足足写了4年，总计320万字。后期为了赶稿出版，他日夜不停地赶写，待交稿之后，竟大病一场，每日发烧不退，并且患上了神经衰弱，整夜失眠，体重由65千克减至48千克。无奈每天喝参汤，移居无锡休养3个月才告愈[1]。

肿瘤患者晚期常常形销骨立，人参可作为辅助疗法之一。1979年，日本学者研究发现，人参皂苷中的Rh2等稀有皂苷不仅具有抑制所有癌细胞的生产、诱导分化癌细胞和抗转移的功能，同时对人体无毒性。但这一成分在人参中含量极低，在野山参中含量也只有十万分之几。人参能明显提高机体免疫力，促进骨髓造血，有明显提升癌症患者白细胞的作用，且能减轻抗癌药物的毒副作用，常用于中晚期癌症及癌症放化疗后引起的白细胞减少症。本人对肿瘤化疗期间的患者，常嘱服用人参汤，或配合炙甘草汤，以改善症状，增强体力。

独参汤的参必用质量较好的生晒参或红参，用量应30克以上，甚至可达100克。病情危急时，可先将人参轧碎急煎20分钟后即取汁灌服，边煎边服，约1小时后再取所煎浓汁大口服下。如脉微细，肢冷汗出，血压不升者，人参可配合附子、甘草、五味子、山萸肉等。

——以食欲不振、消瘦为特征的慢性消化道疾病，如慢性肝炎、慢性胃炎、胃溃疡、慢性肠炎等，人参常配合干姜、甘草等，方如人参汤（理中汤）、四君子汤。

[1] 中国中医药报，2004-12-6(8版).

许多消化道疾病都导致食欲不振，消瘦。《伤寒论》《金匮要略》中几张治疗呕吐、痞、下利的处方，都配有人参，如半夏泻心汤、甘草泻心汤、旋覆代赭汤、理中汤等。

理中汤由人参、干姜、白术、甘草四味药组成，其方证为：腹泻或呕吐，排泄物清稀或有不消化物或呈水样，伴有腹胀或腹痛、食欲不振、精神委靡、面部缺乏光泽、畏寒等，舌质淡舌苔白。可用于伴有消化道症状的多种疾病。加附子，名附子理中汤。

四君子汤由人参、白术、茯苓、甘草组成，其方证为食欲不振、大便不成形或腹泻，消瘦或肌肉松软无力，口干渴而喝水不多，舌淡苔白等。本方是健脾的基本方，应用范围非常广，可用于多种消化道疾病、免疫低下性疾病、肿瘤放化疗以后等。加味方也很多，如六君子汤、八珍汤、参苓白术散等。

——以气短、自汗、脉搏微弱为特征的疾病，如肺气肿、心脏病、休克等，方如独参汤、四逆加人参汤、人参蛤蚧汤、生脉散[1]等。

宋代验人参的真伪，使用以下方法："当使二人同走，一与人参含之，一不与，度走三五里许，其不含者必大喘，含者气息自如，其人参乃真也。"可见，人参可以减轻运动以后的气促、气短、大汗。其实，许多心肺疾病导致的气短、自汗，也可使用人参，常用独参汤。如休克，可用人参。多用于失血性休克，患者冷汗，脉微弱，气短，用吉林人参 10～30 克，煎汤服。月经过多、产后出血过多、便血过多引起的头晕、心慌、气短、自汗等，都可用人

---

〔1〕生脉散（《内外伤辨惑论》）：人参五分，麦冬五分，五味子七粒，长流水煎，不拘时服。推荐剂量：人参 5～10 克或党参 10～20 克、麦门冬15～30 克、五味子6～12 克。

参汤内服。如果属心源性休克，可用四逆加人参汤，即吉林人参10～30克、制附片12克、干姜10克、甘草6克，水煎服。但应以脉搏微弱为主要特征。有报道一产妇视力急剧下降，瞳孔扩大，对光反应消失，伴见面色苍白，神疲乏力，自汗，脉虚弱。后每天用红参5克，煎汤频服，最后嚼服红参，2天后好转，自汗减轻，续服4剂，视力基本恢复正常〔1〕。这属于中医所说的“气脱”，人参有大补元气的功效。

肺气肿喘息持续状态，多见张口抬肩，气喘吁吁，大汗淋漓，中医称此为“虚喘”，此时正是应用人参的指征，可用独参汤。也有人用吉林人参10克、蛤蚧1对，煎汤服用，名人参蛤蚧汤。一些心脏疾病出现气短、自汗者，也可使用。

人参还可用于在缺氧、高温、环境工作的宇航员、潜水员、石油或高温作业工人以及其他在较恶劣条件下工作的人员，有抗疲劳、提高工作效率和保护身体的作用。有报道人参能防止和减轻进藏后出现的急性高原反应，可每天服用红参粉20克，进藏前两天开始，有一定疗效〔2〕。

生脉散载于李东垣《内外伤辨惑论》，可治疗暑天热伤元气，气短倦怠，口渴多汗，以及肺虚而咳，脚软眼黑。现在临床可用于治疗心脏病、肺气肿、神经衰弱等见气短、多汗、头昏眼花者。现代研究表明，生脉散能减低心肌耗氧量，改善冠脉血流量和稳定血压，对缺血心肌有保护作用，临床证明对心脏病患者确有较明显的治疗作用，现有静脉滴注剂。岳美中先生经验，本方合保元汤（人参、肉桂、黄芪、炙甘草）加麻黄、附子、枸杞子对老年慢性气管炎有效，对老年肺气肿、肾虚作喘及心气虚作喘者均可

---

〔1〕王林静.独参汤治愈产后暴盲[J].四川中医，1992(9):49.

〔2〕方中.人参预防急性高原反应90例观察[J].浙江中医杂志，1996(5):231.

用，还可酌加葶苈子、大枣。他曾治疗一例老年妇女，患常年咳喘，感冒或劳累后即发作，夜间常不能平卧，平卧时即咳嗽气喘，曾用延年半夏汤，略有好转，用玉屏风散合六君子汤加补骨脂、紫河车也未控制，改用此方得以控制，停药又作，服药则好转，屡经验证，后以此方配成丸药缓调。先生还有一经验，用人参五钱，三七五钱，琥珀二钱半，共为细末，调匀，装入胶囊，每次一分半至二分，每日 2～3 次，用于老年人"心脉痹阻"、心气虚而心悸、胸痛、胸闷、气短、失眠等。其中，偏重化瘀者，三七生用；偏重补虚者，三七用芝麻油拌至半干后炒如虎皮色；气阴不足者，用西洋参；喘者，加蛤蚧尾研末服用。(《岳美中老中医治疗老年病的经验》)

——以消瘦、口渴为特征的疾病，如糖尿病、甲状腺功能亢进等，人参常配生石膏、麦冬、甘草等，方如白虎加人参汤。

白虎加人参汤是治疗口渴名方。原文所说的"大汗出""大烦渴不解，脉洪大者"(26 条)"大渴，舌上干燥而烦，欲饮水数升者"(168 条)等与糖尿病等代谢病的临床表现相似。日本多用白虎加人参汤治疗糖尿病。本人经验，凡肤色较白而细腻，伴有消瘦、口渴、大便干结等症状者，用下列处方：党参 20 克、北沙参 20 克、生石膏 30 克、知母 12 克、山药 30 克、甘草 5 克、生地黄 30 克。本方中人参具有降糖作用。1958 年已知人参能降低狗的血糖，后来发现人参也能降低一些糖尿病病人的血糖。人参最好切片口含，这样吸收率可达 80%，如服用人参汤，则吸收率仅 20%。人参须和人参根一样，亦有降血糖作用。别直参、白参和红参有同样疗效果，但加入白虎汤后，效果应该更好。

甲状腺功能亢进的患者多伴有消瘦、多汗，多饮等，严重时导致心律失常。这与《伤寒论》白虎加人参汤证相同。心悸动者，配伍牡蛎、龙骨；如甲状腺肿大、胸闷烦躁者，合小柴胡汤。

——以消瘦、贫血、经常感冒为特征的疾病，如血液系统疾病的白血病、肿瘤、老年性痴呆、神经衰弱等，常配伍甘草、麦冬、地黄等，方如小柴胡汤、人参养荣汤[1]、炙甘草汤。

小柴胡汤中有人参，配合甘草、生姜、大枣、半夏，可用于呕吐而食欲不振者，人参配合柴胡、甘草，则对虚人的寒热往来有效。所以，小柴胡汤可用于治疗一些慢性的发热性疾病以及消耗性疾病，如肿瘤、白血病、结核病等。笔者治疗许多慢性粒细胞性白血病，常常使用小柴胡汤。此外，许多虚弱体质的感冒、变态反应疾病等，也用小柴胡汤。国外，尚使用小柴胡汤治疗艾滋病。

人参养荣汤是所谓气血双补方，并有安神功效。可用于贫血、老年性痴呆、神经衰弱等，特别适用于体质虚弱的高龄患者服用。《红楼梦》主人公林黛玉从小就常服人参养荣汤。上方去五味子、远志、陈皮即十全大补汤，二方均出自《太平惠民和剂局方》，属于强壮剂，日本常用此二方治疗肿瘤，尤其是化疗放疗以后的体质调理。

人参与甘草、麦冬、地黄、阿胶等同用，是经方养阴的基本组合，炙甘草汤就采用这种组合。人参能让人肥胖，能让人口内生津，所以，陈修园说人参能补阴。炙甘草汤是中医补阴名方。对

---

〔1〕人参养荣汤(《太平惠民和剂局方》)：白芍三两，当归一两，陈皮二两，黄芪一两，桂心一两，人参一两，白术一两，甘草一两，熟地七钱半，五味子七钱半，茯苓七钱半，远志半两。上剉散，每服四钱，水一盏半，生姜三片，枣子二枚，煎至七分，去滓温服。主治：劳积虚损，呼吸少气，行动喘息，心虚惊悸，咽干唇躁等。推荐剂量：人参、白术、陈皮、当归、白芍、远志、肉桂各10克，熟地、茯苓、黄芪各15克，川芎、五味子、甘草各6克，生姜三片，大枣10枚。

于羸瘦者、气短者、心悸者、吞咽困难者，可用炙甘草汤浓煎后少量频服。本人多用于治疗食管癌、胃癌等消化道肿瘤的晚期，体质极度虚弱者。

参考

——人参的毒性很低，但大量服用也有不良反应。如国外曾有服用人参酊 500 毫升而致死亡的报道。国内也有 1 例成人内服 40 克人参煎剂和 1 例婴儿内服大量人参煎剂致死的报道。长期服用人参(1 个月～2 年)，可发生人参滥用综合征(10%)，主要变现为血压升高、咽喉刺激感、欣快感、烦躁、体温升高、皮疹、出血、晨泻、水肿，少数病人表现为性情抑郁。近代名医余听鸿的《诊余集》有关于误服人参出现副反应的记载。如食参目盲案：有一广东郑姓，在申营业，将上好人参二两，用老鸭一只，煮而食之，五日后目光模糊，十日后两目不能视物，后就诊于费伯雄先生，嘱每日服梨汁一碗，使大便每日泻两三次，服至一个月，视力才恢复。又治疗常熟北乡某，年约十六七，体丰盈，服人参两许，其童忽变痴状，所读之书，俱不能记忆。余诊之，脉弦实而滑，问其言，但微笑而已。面白体肥，后得知服参缘由后，用羚羊角、川贝母、天竺黄、竹沥、胆南星、栀子、菖蒲、远志、连翘、白金丸之类，再饮以甘蔗浆、梨汁等，服数十剂，始好转，但总不如服参以前玲珑。在明代，逢病必用参、芪、术、草、地等，形成了滥用温补的不良风气。医书记载，明代名医王肯堂年逾八旬，患脾泻经年不愈，医投温补而转剧。延名医李士才诊之，用巴豆霜下痰涎数升而愈。

人参导致的不良反应多与使用剂量过大、长期连续使用、使用指征不明确有关。有人总结了人参的毒性反应，为：神经系统可出现头痛、发热、烦躁不安、失眠、欣快感甚至意识混乱、神志不清等症，个别报道出现脑动脉炎、瞳孔调节障碍等；心血管系统可发生心律失常、心房纤颤、高血压甚至心力衰竭；内分泌与代谢系统可见低血钾、男子女性型乳房等；血液系统可见中性粒细胞增多；消化道、子宫、颅内及鼻出血，有报道较长时间服用人参可致绝经后阴道出血；还有腹胀痛、顽固性呃逆、恶心呕吐，呼吸急促、哮喘等消化系统、呼吸系统的表现。过敏反应有皮肤瘙痒、红色丘疹或小水疱样丘疹、过敏性休克。还有报道可诱发多型糜烂性红斑（Stevens-Johnson 综合征）。此外，人参与地高辛合用，易出现洋地黄类强心苷中毒症状；与华法令合用可延长出血时间；与大剂量阿司匹林、噻嗪类、长春碱、自力霉素、美沙酮等合用可能导致急性肺水肿；与激素类如肾上腺皮质激素、黄体酮、甲基睾丸素等合用可能使浮肿加重；与解热镇痛药如消炎痛、保泰松等合用有可能使浮肿加重；与类固醇、β 受体阻滞药等合用可能导致高血压；与利多卡因、乙胺碘呋酮、心得安、地塞米松、速尿、碳酸锂、左旋多巴等合用可能导致心律失常或传导阻滞[1]。以上仅供临床医师参考。

——人参的脉象与腹证。脉象无力者，不管浮沉迟数，可用，脉象有力者，不宜。腹部可按者可用，不可按者不宜。腹部扁平，缺乏底力者宜，大腹便便，腹部胀痛者不宜。

——人参的保健服法：①噙化：切成薄片，分数次放入口中，缓缓噙化咽下。适宜于老年人，每天服 1 克左右。②清炖：取 10 克左右人参切成薄片，放入盅内，加适量开水，盖上盖后，再入锅内开水中炖 2～3 小时。要注意加添开水，以防锅内水干。③泡酒：取人参约 10 克，切成小块或片，放入 1 000 克白酒中浸泡。

---

[1] 欧明，王宁生. 中药及其制剂不良反应大典[M]. 沈阳：辽宁科学技术出版社，2002：20-21，92.

一般浸泡4～5周即可饮用，每周宜振动搅拌1～2次。每次可饮10～15毫升，1天2～3次。④煲鸡：老母鸡1只，去内脏洗净。将人参5～10克、陈皮10克、砂仁5克放入鸡腹腔内，用线扎好，盛砂锅内，加水适量，用文火慢煲至肉熟汤浓，饮汤食肉。⑤煮粥：取人参3克，盛砂锅内，加水文火慢煮20分钟，再加入大米适量，煮至粥稠，放入适量蜂蜜或冰糖调味即可。

——人参被古人视为神药，民间一直相信人参可以续命延生，复杂的社会心理使人参颇具文化色彩。孙思邈的《备急千金要方》中就载有独参汤可吊气延生之说；金庸的《天龙八部》中更是以大把的长白山野参挽救了原本已死的阿紫。这一切很难说是临床事实。清代对人参近乎迷信，权贵豪富之家多喜服之。清代大官僚和珅，家有“人参四十余斤”。李绂《穆堂别稿》卷九《人参考》云：“今世好服人参，京师尤甚，价倍兼金，愚者破家买服，然有疾者服之致不起者十常八九，而无疾者服之尝因以致疾。”可见当时之社会风气。徐灵胎先生曾在《医学源流论》中撰写“人参论”一文，将人参视为破家杀身之物，尖锐地批评过这种社会风气。有的名医，为应对当时的风气，不得不采用心策。近代四川名医冉雪峰在20世纪20年代末治疗某高官的老母，高烧不退，曾请日本、德国医生治疗不效。详询病情诊脉后，冉开处方：北柴胡、牡丹皮、鲜生地、玄参、天花粉、知母。另加药引：“上好野山参一两，瓦上煅为白灰，煎汤作引”。老太太服药后果然奏效，继经调理，不数日痊愈。事后，同仁多有不解。冉解曰：这位老太偶然感冒发烧，本非大病，我用的药物本很普通，但这些贵人不信贱药，我就把野山参烧灰作引，老太太一看价钱贵，就认为是好药，其实真正起作用的是草药。众人叹服。（中国中医药报）可见，在研究古代人参应用资料时，不能忽略人参的这种社会文化现象。

§18 当归

当归为伞形科植物当归的根。我国甘肃、四川、云南、贵州等地均有出产，其中产于甘肃岷县者称西当归、秦当归，品质最佳。

当归是妇科的重要药物，《神农本草经》记载当归治疗“妇人漏下绝子”。德国1899年将当归制成流浸膏，名优美露，用于妇科疾病，据说相当有效。日本妇科名药“中将汤”、外科名药“紫云膏”中皆有当归。

科学家研究发现，当归的水溶液有极强的抑制酪氨酸酶活性的作用，这种酶具有多种作用，其中之一便是能产生致人雀斑、黑斑、老年斑的黑色素，其活性越高，则老年斑等越早出现，而且数量也多。不仅如此，当归还具有调整皮肤天然分泌物、充分保湿、保持皮肤清洁、防治皮肤粗糙和皲裂、预防皮肤老年斑等多种美容功效。由于在熏晾、干燥和贮藏的过程中，当归的易挥发成分充满在空气中，长期生活在这种环境中的人们的皮肤便受到当归的保护，据说岷县人不长老年斑[1]。现在，当归美容药膳也普遍受到欢迎，如当归咖喱饭、当归羊肉羹等。

---

〔1〕纪换平. 当归在现代化妆品中的应用[J]. 甘肃中医，2003，16(6)：37～38.

药证

当归主治腹痛，兼治崩漏、疮毒。

《金匮要略》中用当归的最大量方是内补当归建中汤，用量为四两。治“妇人产后虚羸不足，腹中刺痛不止，吸吸少气，或苦少腹中急，摩痛引腰背，不能食饮”（二十一）。配伍最简单的方是当归生姜羊肉汤，连生姜仅两味药。治“寒疝，腹中痛及胁痛里急者”（十）“产后腹中疞痛”“腹中寒疝虚劳不足”（二十一）。均是治疗腹痛的。其他含有当归的配方，大多治疗腹痛或伴有腹痛的疾病，如当归芍药散治“妇人怀娠，腹中疞痛”（二十）。温经汤治“妇人少腹寒，久不受胎，兼取崩中去血，或月水来过多，及至期不来”（二十二）。“少腹寒”即为少腹冷痛。芎归胶艾汤治“妊娠腹中痛”（二十）。奔豚汤治“奔豚，气上冲胸，腹痛，往来寒热”（八）。乌梅丸治“蛔厥”“久利”（338）。综上所述，当归诸方大多用于腹痛，尤其是妇人腹痛。

当归所治疗的腹痛，其部位多在少腹，多与妇人的月经、胎产有关，即月经期、围产期、产后的少腹痛，大多属于当归证。其疼痛多为刺痛、绞痛、急痛，而且疼痛的程度较重，前人常常用“刺痛不止”“不可忍”等词语来表述。如《妇人良方》治疗产后腹痛如绞，用当归末五钱，白蜜一合，水一盏，分为二服。未效再服。治疗产后血肿，腹痛引胁，用当归二钱，干姜炮五分，为末。每服三钱，水一盏，煎八分，热服。

当归所主治的腹痛，其部位多在少腹，但也可牵引到腰背，所以，古代许多当归方用于治疗妇人的腰痛。如《女科百问》有方治妇人腰痛如折，用当归三两，水蛭三十枚，桃仁三十粒，为细末，以酒煮面糊丸如桐子大，每服十丸，以温酒送下。《太平圣惠方》用当归、阿胶、甘草各一两，每服四钱，加葱白水煎，温服不拘时，治妊娠腰痛。实际上，这些腰痛多伴有腹痛。

现在临床以腹痛为特点的妇科疾病，如痛经、月经失调、经前期综合征、先兆流产、胎位不正、盆腔炎、子宫肌瘤、不孕症、产后恶露不尽、上环或取环出血等，可以考虑使用当归。

适用于当归者，可见羸瘦状，皮肤多干枯，或如鱼鳞状，所谓的肌肤甲错，甚至有脱屑，其脉多细。如果体形肥胖丰腴，或无腹痛而腹满便溏者，则当归慎用。

当归兼治崩漏。古代产科常用当归止血。如《圣济总录》治疗堕胎下血不止，用当归焙一两，葱白一握，每服五钱，酒一盏半，煎八分，温服。南昌市洪都中医院王家瑞救治一产妇，在市某院分娩，产后出血约 1 500 毫升，仍出血不止，血压测不出，处于严重休克状态。已使用麦角等止血药，输血千余毫升，仍出血不止。会诊见正进独参汤，面色苍白无华，表情淡漠，呼吸急促，脉沉滑。触诊少腹有一包块质硬。即令停服独参汤，急取当归 30 克，川芎 15 克，当即在病房内炭火煎好喂服。5 分钟后子宫开始收缩，15 分钟后助产士报告出血已停止，血压也逐渐回升〔1〕。当归水溶剂或醇溶剂具有兴奋子宫平滑肌作用，对于产后子宫收缩乏力导致的出血不止有效。

根据后世应用经验，当归也可用于痢疾腹痛及疮毒脓血。《太平圣惠方》用当归、黄连、炮姜、阿胶蜜丸，治腹痛，下痢不止，方名内补丸。《圣济总录》用当归、黄连、干姜、黄柏各一两，为细末，每服三钱匕，治疗里急后重、下痢赤白及下腹部绞痛。

---

〔1〕江西名老中医经验选编委会，江西省卫生厅. 杏林医选——江西名老中医经验选编[M]. 南昌：江西科学技术出版社，1987：485.

配方

——以腹痛而伴有月经不调为特征的疾病，常配伍川芎、白芍，方如当归芍药散[1]、芎归胶艾汤[2]、温经汤[3]、当

[1] 当归芍药散（《金匮要略》）：当归三两，芍药一斤，茯苓四两，白术四两，泽泻半斤，川芎半斤。上六味，杵为散，取方寸匕，酒和，日三服。原书指征：妇人怀娠腹中疠痛，当归芍药散主之。推荐剂量：当归6～12克、芍药20～60克、川芎6～12克、泽泻15～30克、白术10～20克、茯苓10～20克。

[2] 芎归胶艾汤（《金匮要略》）：川芎、阿胶、甘草各二两，艾叶、当归各三两，芍药四两，干地黄六两。上七味，以水五升，清酒三升，合煮取三升，去滓，内胶令消尽，温服一升，日三服，不差更作。原书指征：妇人有漏下者，有半产后因续下血都不绝者，有妊娠下血者，假令妊娠腹中痛，为胞阻，胶艾汤主之。推荐剂量：当归10～20克、川芎6～15克、芍药12～20克、干地黄15～30克、甘草3～6克、阿胶10～20克、艾叶10～15克。

[3] 温经汤（《金匮要略》）：吴茱萸三两，当归、川芎、芍药各二两，人参、桂枝、阿胶、牡丹皮、生姜、甘草各二两，半夏半升，麦门冬一升。上十二味，以水一斗，煮取三升，分温三服。原书指征：妇人年五十，所病下利数十日不止，暮即发热，少腹里急，腹满，手掌烦热，唇口干燥，当以温经汤主之。推荐剂量：当归6～12克、吴茱萸5～10克、川芎6～12克、人参5～10克或党参10～15克、麦门冬15～30克、炙甘草3～6克、桂枝6～12克或肉桂3～6克、半夏5～10克、白芍10～15克、牡丹皮5～10克、生姜10～15克、阿胶10～20克。

归散[1]等。

当归对女性腹痛的效果，古代早已发现。1948 年中华医学杂志就报告用当归治疗痛经患者 129 人，先后试用 257 次，证明对痛经确有疗效，且能促进子宫发育，无不良反应。后西药中有当归片及当归流浸膏。其实，古代应用当归的，更多是复方。当归、芍药、川芎是张仲景用于治疗妇人腹痛的基本配伍。以此为基础，可以配成几张临床常用方。

如伴有子宫出血者，加地黄、阿胶等，方如芎归胶艾汤。此方即是妇科常用方四物汤[2]的源头，由于加上了地黄、阿胶，芎归胶艾汤的止血作用明显。现在多用于治疗月经过多、功能失调性子宫出血等。

如产妇腹中疼痛，并见浮肿小便不利者，加白术、茯苓、泽泻，方如当归芍药散。当归芍药散原治"妇人怀娠，腹痛疠痛"。后世多用于妇女胎前产后的腹痛以及杂病腹痛，但因方中有白术、茯苓、泽泻等利水药。则本方证除腹痛以外，常常伴有下肢

---

〔1〕当归散(《金匮要略》)：当归、黄芩、芍药、川芎各一斤，白术半斤。上五味，杵为散，酒饮服方寸匕，日再服。原书指征：妇人妊娠，宜常服当归散主之。推荐剂量：当归 6～12 克，芍药 6～12 克，川芎 6～12 克，白术 3～6 克，黄芩 6～12 克。

〔2〕四物汤(《太平惠民和剂局方》)：当归、川芎、白芍、干地黄各等分。上为粗末，每服三钱，水一盏半，煎至八分，去渣热服，空心食前。主治：月水不调，脐腹疼痛，崩中漏下；血瘕块硬，时发疼痛；妊娠胎动不安，血下不止，及产后恶露不下，结生瘕聚，少腹坚痛，时作寒热。推荐剂量：当归 6～12 克、白芍6～12 克、川芎 6～12 克、地黄 6～12 克，水煎服。

浮肿、眩晕、白带多者。现本方多用于胎位不正、滑胎、先兆流产、妊娠高血压、痛经、特发性水肿、经前期紧张症、不孕症等。此外,自主神经功能失调、尿路结石、心脑血管病等也可用之。岳美中先生当年在唐山行医,遇一妇女怀孕3个月,腹痛如刀绞,诊其脉涩,知为瘀血作祟,遂用当归芍药散合桂枝茯苓丸治之而愈,后足月顺产一女婴。叶橘泉治一患者病习惯性流产,六年来已有四次,常在妊娠五六个月自然流产,痛苦万分。患者体格中等,皮肤细白,疲劳困倦,伴有胃内停水证和腰冷感。初诊时月经延迟,32～40天,未怀孕,经来时轻度腰酸腹痛,带下稀薄如水。投本方,服药10日,精神振作,嘱每次经期前服药7～10剂。3个月后又怀孕,仍嘱每月服药(当归、白芍各四钱,川芎二钱,白术、茯苓、泽泻各三钱,研细混匀,每日三钱,分2～3次服)10～15日,经过平顺,预产日分娩,产一女孩。其后怀孕即每月服本方7～10剂,又顺产一男孩。

当归芍药散治孕妇腹痛

妇人怀孕,全恃养胎之血。因怀孕之故,周身气血,环转较迟,水湿不能随之运化,乃停阻下焦而延及腹部,此即腹中痛所由来。方用芎、归、芍以和血,并用茯苓、泽泻、白术以泄水而去湿,但令水湿去而血分调,痛自止。盖治病必伏其所主。宿食腹痛,则治以承气,得下则痛止;寒利腹痛,则治以四逆、理中,寒去则痛止;肝脾腹痛,则治以小建中,脾安则痛止;蛔虫腹痛,则治以乌梅,虫下则痛止,皆不泛用止痛之药。当归芍药散之治孕妇腹痛,亦犹是耳。世多不识病原之医士,乃有通治之方,而古法荒矣(曹颖甫《金匮发微》)。

研究发现,当归芍药散可以抑制子宫收缩、诱发排卵、改善黄体功能不全等作用,不仅作用于中枢,还可直接作用于卵巢,促进雌激素、黄体酮的分泌。在大鼠的卵巢培养细胞中加入当归芍药散，可直接或间接地趋化因子生成增加，促进排卵。日本中岛聪子报道，对希望妊娠的重症痛经患者应用芍药甘草汤与当归芍药散交替周期性疗法诱发排卵，其中以痛经为主诉的10例患者服药1个月后症状改善或消失，勿需服用非甾体类抗炎药；与排卵有关的9例中，服药后排卵者6例。其中1例曾10次习惯性流产的患者应用此法后第11次妊娠，改用柴苓汤继续治疗后避免了再次流产[1]。

河北省人民医院妇产科王秀丽等临床观察发现，中药复方当归芍药颗粒对于抗心磷脂抗体阳性致妊娠丢失患者具有较好的治疗和预防作用，且明显高于泼尼松和阿司匹林的治疗效果。观察组32例中有24例分娩，6例妊娠，2例再次流产，而对照组33例中21例分娩，4例妊娠，8例再次流产[2]。日本也有报道，柴苓汤对自身免疫性习惯性流产有效，当归芍药散对同种免疫异常引起的不明原因的习惯性流产有效。研究发现，当归芍药散和柴苓汤可激活外周血单核细胞的Th1反应，抑制自身抗体的产生。因此认为当归芍药散和柴苓汤使母体的免疫应答细胞不拒绝胎儿，在自身免疫性习惯性流产中调整Th1/Th2平衡的异常[3]。

与当归芍药散相似的配方有逍遥散。逍遥散是当归芍药散去川芎、泽泻，加柴胡、甘草、薄荷、生姜，是治疗女性腹痛、胸胁

---

[1] 张丽娟. 对希望妊娠的重症痛经患者应用芍药甘草汤与当归芍药散交替周期性疗法诱发排卵[J]. 国外医学·中医中药分册，2002，24(5)：288.

[2] 王秀丽. 当归芍药颗粒治疗抗心磷脂抗体阳性致妊娠丢失的临床观察[J]. 河北医科大学学报，2005，26(3)：212-213.

[3] 张苗海. 当归芍药散、柴苓汤对自身免疫性习惯性流产的作用[J]. 国外医学·中医中药分册，2002，24(6)：344.

苦满、月经不调的常用方。现可用于经前紧张综合征、黄褐斑、慢性肝病、慢性肠炎等。

如痛经、闭经、不孕、漏下见皮肤枯黄、唇干者，可加桂枝、人参、麦冬、阿胶、牡丹皮、吴茱萸等，方如温经汤。本人视温经汤为女性的美容方，能使那些月经不调女性肌肤润泽。但本方对那些体形丰满、面色潮红的女性无效。岳美中先生体会，温经汤治疗妇女围绝经期综合征见月经淋漓不断，少腹疼痛，腰痛臂疼，二便不利，手足心热，唇口干燥，精神抑郁，舌紫苔黄，脉弦而乍疏乍数等症，辨证属寒凝胞宫，瘀积下焦，营血不布，而生虚热者，常获良效，将温经汤改丸剂内服亦验。

甚至古代将当归、川芎、芍药加上黄芩、白术，制成散剂，每日用酒送服两次，可作为妇人怀孕后的保健方，《金匮要略》说"孕妇常服即易产，胎无苦疾"。这便是当归散。

如少腹痛甚或痛如锥刺，且便秘、面部黯红、肌肤甲错者，可服用折冲饮。这是日本汉医验方，收载于贺川玄悦所著《产论》一书。组成是当归、芍药、川芎、桂枝、桃仁、牡丹皮、红花、牛膝、元胡。此验方在日本已行之有年，现在用于痛经、子宫内膜异位症等。

——产后腹痛，常配生姜等，方如当归生姜羊肉汤[1]。

---

〔1〕当归生姜羊肉汤（《金匮要略》）：当归三两，生姜五两，羊肉一斤。上三味，以水八升，煮取三升，温服七合，日三服。原书指征：产后腹中㽲痛，当归生姜羊肉汤主之；并治腹中寒疝虚劳不足。寒疝腹中痛，及胁痛里急者，当归生姜羊肉汤主之。推荐剂量：当归 10～20 克、生姜 15～30 克、羊肉 50～100 克。生姜切片，羊肉洗净，与当归一起置砂锅内，放足清水，待水开后撇去血沫，倒入黄酒，并可放入葱白、胡椒、食盐适量，文火煨至羊肉熟烂，吃肉喝汤。

《太平圣惠方》用当归散治疗产后败血不散，结聚成块，疼痛发歇不可忍：当归一两(锉，微炒)，鬼箭羽一两，红蓝花一两。上药捣筛为散，每服三钱，以酒一中盏，煎至六分，去滓，不计时候温服。

当归生姜羊肉汤是传统的女性产后保健药膳。古代方书中有不少同名方。《金匮要略》当归生姜羊肉汤(当归三两、生姜五两、羊肉一斤)治"产后腹中疠痛"。《外台秘要》羊肉当归汤，为当归五两，黄芪四两，生姜六两，肥羊肉(去脂膜)一斤，水煎羊肉，取汁入药煎，温服，治产后虚弱腹痛，或见恶露不尽。另有一方，为当归配芍药甘草，也与羊肉同煮，治产后内虚，寒气入腹，腹中绞痛，谵语。《洪氏集验方》也有类似处方，为当归、川芎各半两，生姜一两，精羊肉四两，水煎，空腹热服，一日服尽，治产后虚眩，不能支持，两胁当脐急痛，气上冲，前后引痛。范文虎先生曾治一产后腹痛，脉弱舌淡，前医认为气滞血瘀，久治无效，范用当归生姜羊肉汤：当归三钱、生姜四钱、精羊肉一两。病家疑之曰：特从远道请范老先生高诊，并非到小菜场买小菜，处方为何用生姜、羊肉？一味当归，能治病乎？范氏答："此仲景法，治虚寒腹痛甚效，服之当愈。"果如其言。(《范文甫专辑》)。岳美中亦使用本方治疗一例产后发烧，经常38℃以上，用过多种退热药无效，脉虚数，处方当归生姜羊肉汤(熟羊肉二两熬汤加药)，羊肉也吃，服三剂后烧就退了。

当归生姜羊肉汤的现代用法：当归60克，生姜150克，羊肉500克。生姜切片，羊肉洗净，与当归一起置砂锅内，放足清水，待水开后撇去血沫，倒入黄酒、并可放入葱白、胡椒、食盐适量，文火煨至羊肉熟烂，吃肉喝汤。适合妇女产后恶露不尽，腹痛，乳汁不畅，营养不良者。有人先后介绍百余人服用，大多数服药后恶露能在一两周内干净，腹痛消失[1]。此方不仅用于妇人产

---

〔1〕王伯章. 产后调养最宜当归生姜羊肉汤[J]. 上海中医药杂志，1991(12)：17.

后腹痛，也可用于治疗痛经、月经不调、闭经、产后恶露不尽、乳汁不通、营养不良等，即对于男子羸瘦腹痛，胃寒胃痛，也有效果。

——痢疾腹痛，当归常配白芍、黄连、阿胶等，方如驻车丸。

当归还可用于痢疾腹痛。《外台秘要》卷二十五引《隐居效验方》：当归、黄连、黄柏、干姜各二两，研粉，乌梅汁送服，日三，治疗下腹部绞痛，重下，下赤白。并“若腹中绞痛加当归，下赤加黄连，下白加干姜，大效神良，秘之”。另引《延年》驻车丸一方，用黄连、当归、阿胶、干姜组成，主治“赤白冷热痢，腹痛”。《圣济总录》中有当归散两方，均用于痢疾，一用当归三分、黄连一两、龙骨二两，为细末，每服二钱匕，不拘时调下，治血痢，里急后重，腹痛疼痛。另一方用当归、黄连、干姜、黄柏各一两，为细末，每服三钱匕，治疗里急后重、下痢赤白及下部疠痛。

范文虎先生治一例男孩患赤痢虚脱，家人欲为后事，范氏处方用七味药，余药不明，但方中当归、芍药各用三两(90克)，患儿遂获救。上海中医药大学裘沛然教授曾治疗一例赤白痢患者，多方无效，下利加剧，日夜登厕近百次，病人已危，无可奈何中抄录了一张奇方：当归三两、白芍三两，枳壳、槟榔、甘草、车前子各三钱，依样画葫芦，不料服后次日泻痢次数减半，再服一剂而病愈。正如其书上所说的“一剂即止，二剂全安，可用饮食”的效果(《壶天散墨》)。本人学医时曾遇一例痢疾病人，服用马齿苋、地锦草、石榴皮等无效，后江阴夏奕钧先生用当归、阿胶、芍药、白术等，数剂即愈。

痢疾多为血痢，但不是痢疾的上消化道出血也可使用当归。有报道用单味当归粉，每次4.5克，每天3次吞服，治疗上消化道出血。有一报道治疗40例，30例大便潜血检查4天转阴，4

例6天转阴，6例无效〔1〕；另一报道治疗50例，治愈44例〔2〕。

——当归也能治疗疮毒外伤。

古代方书记载用当归治疗烧烫伤、痈疽肿毒等。如《太平圣惠方》"神效白膏"治疗汤泼火烧疮，疼痛甚者：白蜡一两，麻油四两，当归一两半(生锉)。先将油煎当归令焦黑，滤去滓，次入蜡，候消，相次急搅之，放冷入瓷盒中收，以故帛子涂贴。《本草纲目》认为，当归"治痈疽，排脓止痛"。

《串雅内编》治疗无名肿毒，用当归八钱、黄芪五钱、甘草二钱、金银花一两，用水一大碗，陈酒一碗，合煎，空腹服，名"四金刚"。《验方新编》治疗脱疽，见患肢黯红微肿灼热，溃烂腐臭，疼痛剧烈，相当于血栓闭塞性脉管炎等。用当归二两、金银花三两、玄参三两、甘草一两，水煎服，一连十剂。原书并强调"药味不可少，减则不效"。

《岳美中医话集》载雷公保命汤治疗现代医学中的炭疽病有捷效，方为：金银花三两，蒲公英、当归各一两半，荆芥、防风各三钱，生甘草五钱，水煎服。临床上以皮肤型炭疽最为多见，表现为在裸露部位的皮肤出现红斑样丘疹，继而出现水疱，数天后形成坏死性溃疡和黑色焦痂，周围有肿胀，无触痛，较硬，压之无凹陷，及时采用较大剂量的青霉素治疗是关键，而上方当具有效力相当的杀灭炭疽杆菌的药理作用。

成都罗禹田老中医经验方奇效散，组成有黄芪、当归、桔梗、金银花、黄柏、怀山药、谷芽、甘草，以本方加减治疗指(趾)骨创

〔1〕蒋一鸣.当归粉治疗上消化道出血40例[J].辽宁中医杂志，1982(6):4.

〔2〕李文浩.当归粉治疗上消化道出血50例[J].浙江中医杂志，1984(7):304.

伤、蛇腹疗(外伤感染)、附骨疽、胃肠道术后伤口不愈以及分娩术后的伤口懈大等疾病,配合使用清热解毒、提脓生肌的丸散膏丹外用,疗效满意[1]。

江苏省中医院诸方受先生经验,用当归配伍丹参、川芎、红花等治疗各种急性外伤,配伍续断、杜仲等治疗损伤后期、慢性劳损等症。药理研究也证实了当归油不仅对急、慢性炎症有明显的抑制作用,而且具有一定的镇痛效果。

参考

——适合用当归者,其人可见羸瘦虚弱干枯状,其脉多细,且易腹痛。如果肥胖丰腴,或无腹痛而腹满便溏者,则当归慎用。

——章次公认为,当归自宋元以来,以为补血妙药,实则当归之用全在和血,如循环障碍,当归之治子宫病尤以痛经为专长,夫月经至期不至,或至而排泄困难,或子宫壁为欲排出子宫腔内蓄积之血液而进行收缩以致腹痛者,当归均能治之。若子宫发生炎症而起疼痛,则当归非其治也。

——前人说当归有润肠作用,如《圣济总录》用当归、白芷等分,为末,每服二钱,米汤下,治疗大便不通,故可以用于便秘,尤其是体质虚弱者或产后、老人的便秘,但剂量宜重,可用至20克以上,并常配伍肉苁蓉等。

---

〔1〕兰作书.奇效散治验[J].云南中医杂志,1988,9(1):15.

§19 芍药

芍药为毛茛科植物川赤芍、芍药、草芍药的根。白芍以产于浙江杭州以及东阳、磐安、缙云等地者品质最优，前者称杭白芍，后者称东白芍。赤芍产地较多，大多以内蒙察哈尔盟、昭乌达盟、哲里木盟所产者品质最优，统称西赤芍。

芍药是我国传统名贵花卉之一，有 3 000 余年的栽培历史。早在《诗经·郑风》中有“维士与女，伊其相谑，赠之以芍药”一句，意思是男女相聚，又说又笑，互相赠以芍药。后来在男女交往中，常相赠芍药相赠表达结情之约或惜别之情，故芍药又因此得名“将离草”。百花中，芍药花可与花王牡丹相媲美，王观在《扬州芍药谱叙》中称“洛阳之牡丹，淮扬之芍药”都是“奇容异色”。芍药花形态硕大，色彩艳丽，正如宋人王梅溪所咏“千叶扬州种，春深霜众芳”。

芍药也是我国传统名药之一。《神农本草经》谓芍药“主邪气腹痛，除血痹，破坚积，寒热疝瘕，止痛，利小便，益气”。经方中芍药的配方也很多，《伤寒论》入 34 方次；《金匮要略》入 35 方次。其中芍药甘草汤、桂枝汤、小建中汤、枳实芍药散、四逆散、真武汤、大柴胡汤、黄连阿胶汤等，均以确切的疗效为后世医家所爱用。许多名医擅长使用芍药，如近代名医张锡纯《医学衷中参西录》196 方中 58 方用白芍，其所用白芍多为杭芍，且多生用，量也很大。他说白芍味苦有黄芩清泄之力，其味酸有山萸肉收敛之能，其味甘有人参补益之用，其脂液有山药滋养之功，其甘淡有泽泻渗利之性。故其能滋能利，能收能开，能止能通，能补能泄，能降能升，集数功于一身。并说大黄为药中之将，白芍则为药中之相，能坐镇中帐，从容和缓，助君以安帮治乱，率臣以抑恶扬善。可谓推崇备至。他曾治一大滑泻无度而烦热昏愦谵语者，用生山药、滑石、生杭芍、甘草，一剂泻止。

芍药的有效成分为芍药苷、芍药内酯苷、羟基芍药苷、苯甲酰芍药苷等。现在市场销售的帕夫林胶囊，其成分就是芍药总苷。对免疫细胞的增殖、免疫活性物质的产生具有低浓度促进和高浓度抑制的双向调节作用。现在用于治疗类风湿关节炎、系统性红斑狼疮、强直性脊柱炎等自身免疫性疾病。

《神农本草经》谓芍药“益气”，《经史证类备急本草》记载服白芍满300日能“登岭绝谷而不饥”，虽不免夸大，但芍药的营养价值可以是肯定的。20世纪80年代，广州就曾兴建过一座以白芍为主要原料的饮料厂。

药证

芍药主治急痛。

所谓急痛，是指疼痛呈痉挛性，有紧缩感，并有阵发性的特点。胃痉挛、肠痉挛、腓肠肌痉挛、膈肌痉挛、脏器平滑肌痉挛、括约肌以及躯干骨骼肌痉挛等引起的疼痛均属于这种疼痛。具体而言，有以下几种：

脚挛急。芍药，古时候是治疗脚挛急的特效药。《伤寒论》记载：“脚挛急……芍药甘草汤与之，其脚即伸”。可见仲景对芍药甘草汤解除肌肉痉挛的作用是相当肯定的。《朱氏集验方》记载芍药甘草汤治疗脚弱无力，行步艰难，又名去杖汤。这是一种肌紧张导致的脚弱。脚挛急，为脚屈伸不利，或经常出现下肢肌肉痉挛，特别是腓肠肌痉挛。患者经常诉说下肢肌肉疼痛，步履困难，或下肢深部肌肉的酸胀不适。或者表现为腰腿疼痛，下肢不能屈伸、不能行走。对这一特征，患者称之为“芍药脚”。

腹痛。小建中汤、桂枝加芍药汤与桂枝汤药物基本相似，但只因为芍药的量倍于桂枝汤，其作用就变成止痛。小建中汤主治“腹中急痛”(100 条)“虚劳里急，……腹中痛”(六)桂枝加芍药汤主治“腹满时痛”(279 条)，所谓的时痛，为阵发性的疼痛，多半为痉挛性的疼痛。所谓的腹中急痛，为腹痛呈痉挛性、阵发性，其部位有在上腹部者，有脐周者，也有下腹部者，或腹痛连及腰背者，或腹痛连及阴部者。《医药心悟》谓芍药甘草汤“治腹痛如神”。《类聚方广义》记载：“小儿夜啼不止，腹中挛急甚者”。《伤寒论》小柴胡汤条下有“若腹中痛者，去黄芩，加芍药三两”的记载。枳实芍药散治疗妇人产后腹痛，都提示芍药能治疗腹痛。

配方

——以脚挛急为主诉的疾病，如腓肠肌痉挛、不安腿综合征、下肢静脉血栓、坐骨神经痛、糖尿病足等，常配伍甘草、附子、牛膝、石斛等，方如芍药甘草汤[1]、芍药甘草附子汤[2]。

---

[1] 芍药甘草汤(《伤寒论》)：白芍药四两，甘草炙四两。上二味，以水三升，煮取一升五合，去滓，分温再服。原书指征：伤寒脉浮，自汗出，小便数，心烦，微恶寒，脚挛急，反与桂枝，欲攻其表，此误也。得之便厥，咽中干，烦躁吐逆者，作甘草干姜汤与之，以复其阳。若厥愈足温者，更作芍药甘草汤与之，其脚即伸。推荐剂量：芍药 20～60 克、炙甘草 10～20 克。

[2] 芍药甘草附子汤(《伤寒论》)：芍药、甘草各三两，附子一枚。上三味，以水五升，煮取一升五合，去滓，分温三服。原书指征：发汗病不解，反恶寒者，虚故也，芍药甘草附子汤主之。推荐剂量：芍药 10～30 克、甘草 3～10 克、附子 15～30 克。

芍药甘草汤为治疗脚挛急的经典方。方中芍药甘草的比例,《伤寒论》为 1∶1,但根据后世用药经验看,以 12∶1 为多。如《魏氏家藏方》及《传统适用方》等书均称芍药甘草汤为六半汤者,即芍药 6 两,甘草半两,治疗脚痛不能行走。以脚挛急为表现的疾病较多,可根据不同的疾病适当加减。腓肠肌痉挛的原因有脱水、过劳、受寒、营养不良、缺钙等,但在针对诱因治疗以后不能缓解的时候,可以使用本方,应用时可加生姜、红枣。

芍药甘草汤的腹证

其腹证现腹直肌挛急,故认此腹证而处本方时,曰"治腹痛如神"。其治"脚挛急",泛指肌肉挛急,不仅主治下肢肌肉挛急而已,即上肢肌肉之挛急、面部肌肉挛急、颈项挛急,及其他因一般脏器肌肉组织之紧缩急剧而发诸症,均可治疗。此东洞翁所以谓本方以治拘挛急迫者为定义也(汤本求真《皇汉医学》)

不安腿综合征表现为小腿难以名状的酸、麻、胀、痛之感,静坐休息时反而加重,拍打按捏稍能缓解,可用芍药甘草汤配合柴胡、枳实等治疗,方如四逆散。

下肢静脉血栓见腓肠肌疼痛、肿胀、压痛或牵拉痛,可用赤芍,并配牛膝、石斛等治疗。

坐骨神经痛,因沿着臀部、大腿后侧、小腿后外侧和脚的外侧面疼痛,而且患者常有一些特殊的减痛姿势,如病侧下肢的髋膝部微屈,就属于脚挛急。只要脚挛急,就可以使用芍药。《怪疾奇方》记载:"大腿肿痛,坚硬如石,足系梁上差可,否则其疼如砍,肿渐及臀,不容着席。用生甘草一两,白芍三两,水煎服,即效。"书中症状的描述与坐骨神经痛、腰椎间盘脱出症极为相似。对于坐骨神经痛,本人常在芍药甘草汤的基础上加味,加附子,镇痛作用更强,方如芍药甘草附子汤。另外,如患者面色黄黯,恶寒身痛，可再加麻黄、细辛，能发汗止痛。

芍药甘草汤可用于治疗糖尿病。据《陈日华经验方》记载，治疗消渴引饮，用白芍、甘草等分为末，每用一钱，水煎服，日三服。据现代报道，芍药甘草汤用于糖尿病有效。有人将芍药甘草汤制成全浸膏片，每片含有生甘草约0.66克，生芍药约3.3克，每次4～8片，每天3次，口服。单服本品180例，均经饮食控制月余，病情稳定时给药，一般用药3个月以上，结果有效率为74.8%[1]。由于糖尿病经常导致下肢皮肤发黑、坏疽，疼痛，妨碍行走，也可考虑使用芍药甘草汤，方中芍药应用大剂量的赤芍，同时还应加大剂量石斛、牛膝、丹参等。日本医生山口正明报道，芍药甘草汤对于糖尿病神经病变所致的四肢疼痛、麻木同样有效，观察3例中2例疼痛及麻木症状较重，但疗效明显，1例症状表现轻反而无效，提示芍药甘草汤更适用于急性、重度疼痛及麻木。还有，芍药甘草汤治疗脑血管病后遗症所致疼痛、麻木有效，发现本方不仅对肌肉痉挛、疼痛有效，而且可改善因肌肉僵硬所致的肩、肘、膝、手指关节的活动受限，且在一周内见效，而给予镇痛药往往只能暂时缓解症状。观察的4例中3例伴有麻木感的患者全部改善，其中2例明显改善[2]。

用芍药甘草汤治疗腰腿疼，全身体质状态的辨别也很重要。吉益东洞提出了"腹皮挛急，按之不弛"的腹证。如《建殊录》记载："云州医生祝求马，年可二十，一日，忽苦跟痛如锥刺，如刀刮，不可触近，众医莫能处方者。有一疡医，以为当有脓，刀劈之，亦无效矣。于是迎先生。诊之，腹皮挛急，按之不弛，为芍药

---

〔1〕王宗根，等．甘芍降糖片治疗214例糖尿病患者的疗效初步观察[J]．中西医结合杂志，1986(10)：593.

〔2〕柽坤．芍药甘草汤用于脑血管意外后遗症所致疼痛、麻木的效果[J]．国外医学·中医中药分册，2003，25(4)：230-231.

甘草汤饮之。一服，痛即已。"腹皮挛急，是指腹肌比较紧张。

——以肌肉痉挛为特征的疾病也可考虑使用芍药甘草汤。

三叉神经痛常表现为面肌痉挛，曾治疗数例，均为形体消瘦、舌苔光、大便干结如栗者的老年妇女。江西万友生先生曾治疗一例老年女性的左侧偏头痛，时发时止已二三年，日轻夜重，痛时头如火灼，用白芍 30 克、甘草 30 克、川芎 15 克，当夜即未发作，后守方长服而愈〔1〕。南京中医药大学陈亦人教授经验，三叉神经痛者，可用芍药甘草汤大剂顿服；面肌痉挛者，以汤送服全蝎散；泻痢者，加全当归，且当归、芍药均重用；便秘者，加炒枳壳、火麻仁；痛经、闭经者，加卷柏；陈老常用的芍药是白芍，用量在 3～90 克，常用的剂量有 10 克、15 克、30 克三种；甘草多用蜜炙的，用量在 3～20 克，常用剂量有 3 克、6 克、9 克三种。芍药小剂量（20 克以下）养阴活血，中等剂量（20～40 克）治腹痛腹泻，大剂量（40 克以上）则有镇痛作用〔2〕。山东省淄博市第五人民医院田明萍报道，用白芍 30 克、细辛 3 克、甘草 10 克，每日 1 剂水煎服，共治疗 38 例患者，其中牙痛 26 例，头痛 8 例，痉挛性腹痛 4 例，一般用药 1～3 剂可获效，最多用药达 6 剂，所有患者全部获效。笔者体会，上方适用于各种原因引起的牙痛、头痛、痉挛性腹痛等症〔3〕。重庆李寿彭先生经验，本方治疗平滑肌痉挛而致的疼痛，用之必效。但运动系统、代谢系统、胶原纤维性疾病不宜用，对风湿性关节炎、外伤性疼痛、痛风病效果不

〔1〕万兰清. 万友生临证特色[J]. 江西中医药，1995(5)：2.

〔2〕何永明. 陈亦人教授运用芍药甘草汤的经验[J]. 上海中医药杂志，2004，38(1)：14-15.

〔3〕田明萍. 白芍细辛甘草汤治疗牙痛[J]. 中国民间疗法，2002，10(10)：56.

好。(《方药传真》)

哮喘为支气管痉挛,有报道用白芍、甘草研末,以 2∶1 配比,每次用 30 克水煎 3～5 分钟,共治疗哮喘 35 例,药后 30～120 分钟显效者 8 例,有效者 23 例,药后 2 小时以上仍无效者 4 例。本人经验,用枳实或枳壳、白芍、桔梗研成细末,用开水冲服或米粥、酸奶等调服,可用于治疗支气管哮喘、慢性阻塞性肺气肿的胸闷、痰咯不出。

属于骨骼肌痉挛的疾病,也可使用芍药甘草汤。山东李克绍先生曾治疗一例中年女性,两上肢乱动,昼夜不止,患者自己也说:累死我了,累死我了。家人强按其手方能诊脉,服养血息风方无效。后来服用一位老药工所开之方而愈,其方为芍药 30 克、甘草 30 克。此事载于李先生所著《伤寒解惑论》一书中。夜间磨牙,可用芍药甘草汤,或配合四逆散,严重的可用血府逐瘀汤。本人曾用血府逐瘀汤治疗青少年顽固性磨牙,有效。

还有人用芍药甘草汤治疗阳痿,用芍药 60 克,甘草 60 克,蜈蚣 18 克,当归 60 克,共研细末,每次 5 克,空腹用白酒送服,15 天为一疗程[1]。其疗效机制值得研究。

——**以腹痛为主诉的疾病,如胃及十二指肠溃疡、小儿腹痛、胆石症、泌尿系结石、肠道易激综合征、痢疾、习惯性便秘、痛经等,多配甘草、枳实、柴胡、黄芩等,方如芍药甘草汤、小建中汤、枳实芍药散[2]、黄芩汤、四逆散。**

---

[1]陈玉梅."亢痿灵"治疗阳痿 737 例疗效观察[J].中医杂志,1981(4):36.

[2]枳实芍药散(《金匮要略》):枳实、芍药等分。上二味,杵为散,服方寸匕,日三服,并主痈脓,以麦粥下之。原书指征:产后腹痛,烦满不得卧,枳实芍药散主之。推荐剂量:芍药 10～30 克、枳实 10～30 克。

常熟陶君仁先生有一治疗胃及十二指肠溃疡的验方，为生白芍、生甘草、生麦芽，具有柔肝止痛的功效。本人治疗腹痛，尤其是对小儿腹痛，常常使用小建中汤，也可用桂枝加芍药汤。日本东京女子医科大学新井信的一项研究显示，桂枝加芍药汤所治，不论是便秘型、便秘腹泻交替型、腹泻型，均可显著减轻症状[1]。研究者观察了80例肠道易激综合征病程在1个月以上的患者，用桂枝加芍药汤治疗2周后，结果显示，7例便秘型患者中有效5例，19例腹泻型患者17例有效，51例便秘腹泻交替型患者40例有效，3例胀气型患者1例有效，总有效率为79%。芍药甘草汤灌肠可明显抑制肠平滑肌收缩，解除肠痉挛，可作为结肠镜检前的有效肠收缩抑制剂，适用于抗胆碱药禁忌证、非抗胆碱药禁忌患者结肠松弛不完全或检查过程中出现肠痉挛者[2]。

日本高雄隆报道，用芍药甘草汤治疗中重度功能性痛经患者15例，患者均从青春期开始在每次月经来潮时都必须服用镇痛药，但经检查未发现明确器质性病变。在月经来潮前7天开始给药(7.5克/日)，连服14天为一个周期。服药一个疗程时，有效6例，效果不肯定2例，无效7例。以后各周期均有变化，有效的6例效果持续，效果不肯定的2例在服药两个疗程时转为有效，无效的7例仍无变化。表明，对功能性痛经服用芍药甘草汤有效者，一个疗程即可见效，最多2～3个疗程即可确定有无疗效。初次服药无效者，反复用药仍然无效的可能性很大，建议改服其他方药[3]。有经验表明，对妇女痛经、外科手术后疼

---

[1]日本医学论坛报，2002，(35)：12.

[2]张丽娟．结肠镜检前给予芍药甘草汤的解痉作用[J]．国外医学·中医中药分册，2005，27(3)：173.

[3]张丽娟．芍药甘草汤对功能性痛经的镇痛效果及疗效判定时间[J]．国外医学·中医中药分册，2002，24(5)：289.

痛等病证，如果在处方中按常用量 9～15 克应用白芍效果不显著，则可重用至 60 克或 90 克，效果更佳，且没有发现不良副作用[1]。

芍药配枳实，是解痉止痛的经典组合，名枳实芍药散。《金匮要略》用于治疗妇人产后腹痛。有人用枳实芍药散配合红花等治疗宫外孕。《思考中医》一书记载，一妇人怀孕 40 天，突发宫外孕破裂出血。当时由于诸多因素，选择了中医保守治疗。某医处方一：藏红花 10 克，水煎服；处方二：白芍 180 克，淫羊藿 30 克，枳实 15 克，水煎服，每日 1 剂。经用上述两方，至第 3 日 B 超复查，不但出血停止，腹腔原有出血大部分吸收，且意外发现宫内还有一个胎儿。其实，枳实芍药散不仅仅用于妇人腹痛，所有的痉挛性腹痛，均可应用。如胆道疾病引起的胆绞痛，可重用枳实芍药散，并配合柴胡、大黄、半夏、黄芩等，方如大柴胡汤。治疗泌尿道结石发作期，腹痛难忍，并重用芍药，并配合大柴胡汤、当归芍药散、桂枝茯苓丸、怀牛膝等，往往能迅速止痛，并能排石。

黄芩汤是芍药甘草汤加黄芩、大枣，是古代治疗热利方，相当于急性肠炎、细菌性痢疾等，现在多用于肠易激综合征、溃疡性结肠炎等见腹痛而唇舌红者。

其他疼痛性疾病也可使用芍药，如癌症晚期疼痛。有报道用芍药甘草汤加味治疗 40 例，效果满意，生芍药的用量达 250 克，炙甘草 60 克，常加生地黄、三七等。报道者发现，个别患者服用大剂量芍药可以出现腹泻，但分次服用或者加罂粟壳可以减轻副作用，并能提高镇痛效果。赤芍加甘草对治疗肝癌经肝动脉化疗栓塞术后疼痛也有一定疗效，且无明显毒副作用。

使用大剂量芍药，以大便干结如栗者为最适宜。江西万友生先生曾治疗一例中年男性左下肢阵发性游走性肌肉间如火

---

〔1〕陶御风. 临证本草[M]. 北京：人民卫生出版社，2005：490.

灼，逐渐集中到左髋部，大便结如羊屎，用白芍 60 克、赤芍 30 克、生甘草 30 克，2 剂大效，10 剂痊愈[1]。故芍药甘草汤也用于习惯性便秘及肛裂等。有报道用芍药 40 克、甘草 10 克治疗便秘肛裂，药后可使排软便。本人经验，如肛裂出血者，可加黄芩等。

——肝硬化，常使用芍药甘草汤加味，方如真武汤、小建中汤、四逆散等。

《神农本草经》有芍药"利小便"的记载。张锡纯认为"芍药为阴虚有热小便不利者之要药"，并说"必重用之始能建功"。现代也有重用赤芍 30～90 克，配合牛膝、当归等药物治疗特发性水肿的报道[2]。根据中国人民解放军 302 医院的汪承柏教授的经验，重用赤芍 60 克，治疗慢性肝炎、失代偿肝硬化病人见大量腹水，高血清胆红素者，取得较好效果，并开发了赤丹退黄颗粒，成为国家三类新药[3]。

肝硬化患者大多伴有腹皮挛急，按之不弛，或者有顽固性的腓肠肌痉挛，尤其是腹水者更为多见，可使用大剂芍药，量达 60 克。曾治疗 5 例，或用真武汤，或用小建中汤，或用四逆散加减，或配合五苓散，本人经验，均有一定效果，表现为药后腹水消退，肝功能逐渐改善，但不是对所有腹水均有效。

据本人经验，芍药动大便。肝硬化腹水病人在使用大剂量芍药中，经常发现大便次数增多，如果平时大便干结如栗者，最为适宜。服用以后，不是大便变软，就是大便次数增加，也并不

---

〔1〕万兰清. 万友生临证特色[J]. 江西中医药，1995 (5)：2.

〔2〕丁二可. 赤芍消肿汤治疗特发性水肿 26 例[J]. 四川中医，1997，15(8)：26.

〔3〕中国中医药报，2002-3-7：(中药商务周刊).

感到倦怠。如果平时经常腹泻者，白芍不能多用。

——芍药也能用于止血，配生地黄、三七。

清代《芷园医话》载治肺痨咳血验方：白芍四钱至一两，藕节一两，汉三七一钱，生地黄四钱至六钱，水煎服，称方中主要是白芍，其止血之效力，乃至神妙而不可思议，放胆用之，率皆一剂即有奇效。药理研究发现，白芍能升高血小板，缩短凝血时间，白芍所含的芍药苷能收缩毛细血管，对口、鼻、子宫、肛门等多部位的出血皆有止血作用[1]。

参考

——关于白芍和赤芍：《伤寒论》中芍药不分赤白，宋代以后方有赤芍白芍之分。习惯认为，白芍以养血柔肝为主，用于肌肉痉挛性疾病为主；赤芍以活血化瘀为主，用于舌质黯紫，或血液黏稠者较多。

——瘦人多见芍药证。吉益东洞提出的"腹皮挛急，按之不弛"的特征，提示患者的体型偏瘦。肥胖者、大腹便便者慎用。另外，大便干燥如栗者用芍药更为适宜。

——舌象与脉象无明显特异性指征。只要是痉挛性疼痛，不论是胖大舌、瘦小舌，不论是苔腻或舌红苔光，均可使用芍药。

---

〔1〕李艳青．白芍在出血证中的应用[J]．时珍国医国药，2005，16(3)：228.

§20 枳实

枳实为芸香科植物酸橙的幼果。酸橙的栽培变种及甜橙幼果亦作枳实用。产地较多，以产于江西者品质较佳，称江枳实。

枳实是传统的治疗胸腹闷痛的药物，有“破胸槌”的雅号。其作用比较快捷，《本草衍义补遗》谓“枳实泻痰，能冲墙倒壁”。又苏轼《物类相感志》记载，用枳实煮鱼则骨软等。所以，前人也将枳实视为猛药之列。《红楼梦》就写到贾宝玉看到胡庸医给外感风寒的晴雯开的处方中有枳实、麻黄，便说：“该死，该死！他拿着女孩儿们也像我们一样治，如何使得！凭她有什么内滞，这枳实、麻黄如何禁得起！”直至太医将麻黄、枳实换了当归、陈皮、白芍等药，又减了分量才罢。

枳实有破气消积、化痰散痞、理气宽中、行滞消胀之功。《神农本草经》谓枳实主“除寒热结，止利，长肌肉”。张仲景多用枳实来止痛和除痞。如枳实芍药散是治疗妇人产后腹痛方，枳术汤是除上腹部坚满方，桂枝生姜枳实汤是治疗心痛胸痹方，枳实薤白桂枝汤是治疗胸痛方，四逆散是治疗肢冷腹痛方，以攻下为主的大、小承气汤也均使用枳实。枳实在后世还用来治疗消化不良。如金元医家常用的枳术丸、枳实导滞丸等。后来发现枳实可用于治疗胃下垂。

枳实还能用于妇人的疾病，古人使用枳实(枳壳)帮助难产产妇顺利产下胎儿。据《名医类案》引《重修政和经史证类备用本草》：湖阳公主难产。方士进枳壳四两、甘草二两为细末，每服空心一钱匕，如茶点服。自五月后，一日一服，易产，无胎中诸患。此与富室安逸、奉养厚者宜耳。方书记载此方名瘦胎散，古人认为富家产妇胎前不知节食脂肪，以致胎儿营养过甚而肥大造成难产，所以要服用上述瘦胎散。此说是否科学，需存疑，但药理试验确也表明，枳实或枳壳煎剂对已孕、未孕家兔离体、在位子宫均呈兴奋作用，能使其收缩有力。所以，在“文革”期间的发现治疗子宫脱垂的民间验方就是重用枳实。

20 世纪 70 年代初国内医学工作者在筛选治疗冠心病的中药中，发现枳实给麻醉犬静脉注射有明显升压作用。经研究发现枳实中起主要药理作用的有效成分为交感素（synephrine 又名辛弗林，脱氧肾上腺素）和 N 甲基酪胺（Nethyltyramine），并制成“枳实注射液”应用于临床，有明显的升压和抗休克效果。这一发现为临床升压、强心、抢救休克病人提供了副作用小、安全性好的天然药物。实验还发现辛弗林还具有较强的收缩血管，扩张气管和支气管作用。

近期研究发现枳实可减肥。其减肥可能是通过消耗多余热量，降低食欲和提高饱足感来实现的。枳实减肥比较安全，不会出现麻黄对心血管方面的不良反应。古老的枳实正焕发出生机和活力。

药证

枳实主治胸腹痞满而痛而且按之硬、大便不通者。

古代用枳实是专用来治疗胸腹疼痛的。先说胸痛，《金匮要略》中配桂枝、生姜等，治疗“心中痞，诸逆心悬痛”；配橘皮、生姜，治疗“胸痹，胸中气塞，短气”。《肘后方》单用枳实治疗胸痛。《圣济总录》用枳实配薤白、桔梗、橘皮等，治疗胸痹，心下气坚，不可俯仰，气促咳唾，引痛不可忍，方名枳实桔梗汤。《苏沈良方》枳壳汤，用枳壳、桔梗各一两，煎服，治疗伤寒痞气，胸满欲死。《医学入门》在此方上加甘草，治疗结胸痞气，胸满不利，烦闷欲死，不论寒热通用。《温病条辨》用枳实配伍黄连、半夏、瓜蒌，治疗发热性疾病中出现的一种痰热结胸证，其主要表现为胸脘部痞闷疼痛。

再说腹痛，《金匮要略》枳实配芍药，专治"产后腹痛"，方名枳实芍药散。《伤寒论》中的大小承气汤，为枳实与大黄、厚朴等同用，主治"腹满痛""腹胀不大便""痛而闭""胸满"等。《症因脉治》治疗食积不化的腹痛，用枳实、厚朴、大黄、甘草、陈皮，名枳朴大黄汤。其对症状的描述为："食积腹胀，一条杠起，痛而欲利，利后稍减，脉右关多滑，或见沉实，或见滑动，或见弦急。"《卫生宝鉴》枳壳丸，用枳壳、木香、麻仁、大黄，研细末，蜜丸，如梧桐子大，每服 30 丸，主治产后大小便涩滞及饭食不化。如果痢疾腹痛腹胀，舌苔厚腻，枳实与大黄、黄连、黄芩等药同用，为著名的枳实导滞丸，方见于《内外伤辨惑论》。

根据这些古典的描述，可以理解为枳实所主治的胸腹痛，或为胸闷而痛，或为气逆而痛，或为胸腹部牵拉痛，或为腹满而痛，但必有疼痛。

用于治疗胸腹痛的药物较多，枳实所主治的胸腹痛，有以下三种附加条件：一是痞满感，痞是不适感，满为胀满。即患者感觉胸腹部胀闷感、疼痛感、堵塞感。二是痞硬感，用手按压剑突以下，可以明显地感到腹壁有抵抗感，患者可诉说不适感或气塞感，但并无肌卫，即不拒按，这就是张仲景所谓的"心下坚""心下硬"。《金匮要略》枳术汤（枳实、白术）主治"心下坚，大如盘"。三是便秘。所谓"腹大满不通"、"脾约"等，大便干燥难解，或数日一行，或便秘与腹泻交替出现等。后世都用枳实枳壳治疗便秘。《传信适用方》用枳壳粗末、生姜、葱白，水煎服，加阿胶 2 片，治疗老人大便风秘不通，或用蜜煎导不能通者。

配方

——以胸痛、胸闷为主诉的疾病，如冠心病、心绞痛、支气管哮喘、慢性阻塞性肺气肿、乳腺小叶增生等，配半夏、瓜蒌、薤白、白芍等，方如枳实薤白桂枝汤[1]、排脓散[2]、四逆散等。

冠心病、心绞痛以及心肌梗死等疾病中，如见体型壮实、胸闷痛、腹胀、便秘、舌苔厚，或症状在饱食后加剧者，可使用枳实薤白桂枝汤。此方原主治“胸痹心中痞，留气结在胸，胸满，胁下逆抢心”。是治疗胸痛胸闷的经方。报道用于心血管病常常加半夏、厚朴、丹参、赤芍等。此外，含有枳实的温胆汤、大柴胡汤等也可使用。如舌红烦躁，可加黄连。

支气管哮喘、慢性阻塞性肺病常常出现胸闷，咳痰不出，两胁疼痛或腹胀，可用《金匮要略》排脓散（枳实、芍药、桔梗），以散剂配合相应汤剂，有利于痰液的排出。辽宁名中医周耀群用枳壳加入麻杏石甘汤中治疗慢性支气管炎、支气管哮喘。

---

[1]枳实薤白桂枝汤（《金匮要略》）：枳实四枚，厚朴四两，薤白半斤，桂枝一两，栝楼实一枚。上五味，以水五升，先煮枳实、厚朴，取二升，去滓，内诸药，煮数沸，分温三服。原书指征：胸痹心中痞，留气结在胸，胸满，胁下逆抢心，枳实薤白桂枝汤主之。推荐剂量：枳实10～20克、薤白15～30克、桂枝6～12克、厚朴10～20克、瓜蒌实20～40克。

[2]排脓散（《金匮要略》）：枳实十六枚，芍药六分，桔梗二分。上三味，杵为散，取鸡子黄一枚，以药散与鸡子黄相等，揉和令相得，饮和服之，日一服。推荐剂量：枳实15～30克，芍药15～30克，桔梗5～10克。

乳腺疾病也有使用枳实、枳壳的机会。江苏名中医李保民、王启宽经验，治疗乳腺小叶增生，用枳壳配柴胡、香附、青皮、夏枯草、鸡血藤等。李氏认为凡胸胁疼痛以胀为主者，王氏认为小叶增生以扪之能移动者，为使用枳壳的指征(《方药心悟》)。

——以腹痛、腹胀为主诉的疾病，如胃下垂、消化性溃疡、胃炎、消化不良、厌食症、泌尿道结石、胆道疾患、便秘等。常配伍白术、厚朴、芍药、柴胡、大黄等，方如枳术汤、枳实芍药散等。

枳实配伍白术，为枳术汤。此方张仲景原用于治疗“心下坚，大如盘，边如旋盘，水饮所作”的水气病。现用于治疗上腹部胀满疼痛，心下有振水声的消化道疾病，如胃下垂、消化不良、胃炎、胃溃疡等。有报道，腹腔镜胆囊切除术后腹胀满闷异常，经常规对症处理无效的情况下，用枳实 24 克、白术 12 克，煎服，服药 4 小时后症状减轻，7 小时后全部消失[1]。也有报道枳实配合生白术、肉苁蓉，大多在服药后 11 小时排便。枳术汤在后世有不少变化。金代张元素、李东垣将此方剂型改为丸剂，并重用白术，名枳术丸，治疗脾胃虚弱，饮食不消，心下痞闷。现在市售有几种枳术丸的加味方，如加木香、砂仁，为香砂枳术丸；加橘皮、半夏，为橘半枳术丸，均用于消化系统疾病。西安黄保中经验，用白术 15～60 克、枳壳 10～30 克治疗老年人便秘，及配合麻黄、杏仁、桂枝、茯苓治疗肾性水肿，配合疏肝活血软坚药治疗肝硬化腹水效果均较好。

枳实配伍芍药，为枳实芍药散，原用于治疗“产后腹痛，烦满不得卧”。邓铁涛先生早年曾亲见其父使用仲景治产后腹痛的枳实芍药散，治愈一例需注射吗啡才能止痛几个小时，药力过后

---

〔1〕陆永才. 枳术汤治疗腹腔镜胆囊切除术后腹胀痞满 117 例[J]. 浙江中医杂志，1996，3：107.

又复剧痛的产妇，才体会到这个既简单而又不属于止痛之剂的药散，却有惊人的效果（邓中炎整理. 万里云天万里路. 见《名老中医之路》）。此方在消化道疾病中应用相当多，可以说是促胃肠动力剂。不过，临床以上腹部胀痛为特征。如在柴胡条下介绍的四逆散，就是枳实芍药散和柴胡甘草的合方，可以用于治疗多种腹痛性疾病。胆道疾病常用的大柴胡汤，其中就含有枳实、芍药。枳实芍药散还可以用于治疗习惯性便秘。

泌尿道结石发作常常导致腹部剧痛，按传统经验，可以使用大量枳实。浙江嵊泗县人民医院张东海经验，当肾脏结石下移输尿管时，如果结石直径小于1厘米，服枳壳能使其排出。取枳壳20克，加水1 000毫升，煎20分钟后嘱患者在1小时内服完，然后多饮水，尽量留住小便，待膀胱十分充盈时解尿，以增强输尿管的扩张性，另嘱患者解尿时屏气，以增加腹内压力，促进排石。7天为一疗程。治疗14例，除1例服药200毫升后因难忍绞痛要求转手术治疗外，其余13例均在1～5天内排石。结石最小0.2厘米×0.3厘米，最大0.3厘米×1.1厘米，平均0.25厘米×0.52厘米。此外，用于胆囊结石患者也有效，一般在几分钟至数小时内能使疼痛减轻或消失，5天为一疗程。临床观察16例，均在几分钟至数小时内见效，结石小于0.5厘米能使其排出，大于0.5厘米能使其退回胆囊中[1]。枳壳排石的治疗效果可能与其兴奋和收缩输尿管、胆囊平滑肌有关。

甘肃省静宁县人民医院王继东等报道，枳壳、厚朴具有较强的胃肠平滑肌兴奋作用，尤其对术后肠胀气有良好的作用，无明显泻下作用。腹部手术患者，因为麻醉及手术刺激，肠道平滑肌处于松弛状态，因此缩短患者术后腹胀、腹痛不适反应持续时间，早日排气对患者的康复具有重要意义。他们观察了两组在

---

[1] 张东海. 枳壳的临床新用[J]. 实用中西医结合杂志，1997，10(3)：277.

全麻下行腹腔镜胆囊切除术患者，术前皆清洁灌肠，禁食8小时，禁水6小时。观察组给予枳壳、厚朴各20克，煎汁120毫升，手术麻醉清醒后，每4小时各服用50毫升，共3次。服用枳壳、厚朴组均于手术后当天排气，最早术后6小时，最迟18小时，平均术后9小时排气。未服用枳壳、厚朴组平均40小时排气，用药组比对照组提前18小时，两组排气时间有显著性差异，证明服药组确有促进肠功能恢复作用〔1〕。

枳实配厚朴、大黄，为小承气汤；再加芒硝，即为大承气汤，都是经方中的著名泻下方。请见大黄条下。

——以下腹部坠胀疼痛为主诉的疾病，如膀胱炎、子宫下垂、脱肛等，常配伍柴胡、芍药、甘草等，方如四逆散。

枳实可用于治疗下腹部疼痛坠胀的疾病。比如古人有用枳壳二两治产后生肠不收的经验。近人有用枳壳30克，治愈子宫下垂的案例(《实用经效单方》)。南京中医药大学孟澍江教授经验，枳壳配黄芪、陈皮，可治疗久泻脱肛。四川老中医范中林治疗肾盂肾炎、膀胱炎等，就有用四逆散的。他认为，凡尿频、尿急，欲出不尽，或闭塞不通，排尿涩痛；小腹、两胁、腰部或胀或痛或酸，上述诸症，不必悉具，皆可以使用四逆散。本人常常根据其经验，用四逆散合猪苓汤治疗膀胱炎、泌尿道结石。

参考

——江苏名中医徐则先的经验：凡结胸、腹满、舌苔厚腻者，必用枳实，如果舌苔厚腻渐退，枳实用量宜逐渐减少。其用量范

---

〔1〕王继东. 枳壳、厚朴在腹腔镜胆囊切除术后的应用体会[J]. 中国社区医师，2005(7)：38.

围为 5～20 克。常用开水磨枳实汁，兑入汤剂服用。（《方药心悟》）

——枳实与枳壳同为一物，未成熟的为枳实，接近成熟的果实（去瓤）为枳壳。按照目前临床的习惯用法，大便秘结者用枳实，腹胀者用枳壳。但据文献考证，古今枳实同名而异物，仲景所用枳实，即今之枳壳。《千金》“枳实若干枚者，去穰毕一分准二枚”，可见这里所说的枳实当为现在的枳壳。宋代沈括《梦溪笔谈》也发现这个问题，他说：“六朝以前医方，惟有枳实，无枳壳，故本草亦只有枳实，后人用枳之小嫩者为枳实，大者为枳壳，主疗各有所宜，遂别出枳壳一条……古人言枳实者，便是枳壳。《本草》中枳实主疗，便是枳壳主疗”。此说可以存考。

§21 厚朴

厚朴为木兰科植物厚朴或凹叶厚朴的干燥树皮或根皮。我国四川、湖北、浙江、贵州、湖南等地均产厚朴,但以四川所产者质量为优。但湖北恩施地区所产的厚朴,断面深紫色,油足,香味浓,品质尤佳,故有紫厚朴、油厚朴之名。厚朴为我国特有的珍贵树种。在北亚热带地区分布较广,由于过度剥皮和砍伐森林,使这一物种资源急剧减少,分布面积越来越小。野生植株,已极少见。目前尚存的小片纯林或零星植株,多系人工栽培。

厚朴是传统的理气药,多用于腹痛、腹胀类的疾病。张仲景用厚朴来除满、平喘、下气。《伤寒论》《金匮要略》的厚朴生姜甘草人参汤、厚朴麻黄汤、厚朴三物汤、栀子厚朴汤、半夏厚朴汤、大承气汤、小承气汤等,均以疗效确切而流传至今。后世的厚朴配方也很多,著名的有平胃散,为宋代《太平惠民和剂局方》,以厚朴与苍术、陈皮、甘草相配,治疗腹胀不食,身体困重。清代温病学家在治疗发热性疾病中也常常使用厚朴,如王孟英的连朴饮、吴鞠通的五加减正气散等,也很好用。

厚朴的经济价值极高。厚朴与麝香、甘草、杜仲同为国家计划管理的四种重要药材之一,全国制药业采用厚朴配方的中西成药多达200余种,常见的藿香正气水、麻仁丸、香砂养胃丸等均有厚朴。有人用厚朴提取物对致龋病原菌——变形链球菌进行抑菌试验,发现有高效快速杀菌作用。近年来,将厚朴提取物制成厚朴牙膏,能较好地防治龋齿、牙周炎、除口臭、止痛脱敏,可作为健齿洁牙卫生日用品。还有人将厚朴酚或厚朴酚配以其他药物制成厚朴含漱液，经临床对照观察，能有效地降低龋齿病的发生，并有止痛、止血、消炎的作用，对于牙周炎和牙髓炎均有较好疗效。此外，厚朴干皮含芳香油，浸提得油率为4%～5%，故可用于调制香皂用，还可作为化妆品香精[1]。

药证

厚朴主治胸满、腹满，兼治咳喘、便秘。

厚朴是除满药。满，是一种胀闷感、饱满感。从部位来说，不外腹满与胸满两种。

腹满，即自觉腹部胀气，按之有抵抗感，与按捺橡胶气枕的感觉差不多，叩之有鼓声。嗳气或放屁以后患者常常觉得轻松一些。

张仲景对于腹部胀满，主要使用厚朴，如"腹满痛"或"腹胀不大便"，或"腹满不减，减不足言"，用大承气汤；对"病腹满，发热十日，脉浮而数，饮食如故"，用厚朴七物汤，两方均使用大剂量（半斤）厚朴，并配合大黄、枳实以泻下除满。如果经过发汗以后，体质虚弱的"腹胀满"者，则用大剂量半夏配合生姜、人参、甘草、半夏等以健胃而除满。

后世的方书中也有许多用厚朴除满方。如《斗门方》记载，用厚朴放火上烘烤，然后蘸生姜汁再炙烤，直至焦黑，研细末，调服，可以治疗心腹胀满，还能止泻和治疗反胃。《博济方》有方用厚朴、甘草、苍术、陈皮为散，和生姜、红枣同煎，治疗脾胃气不和，不思饮食。这就是著名的平胃散。笔者的启蒙老师叶秉仁

---

〔1〕王承南. 厚朴药理作用及综合利用研究进展[J]. 经济林研究，2003，21(3)：80-81.

先生曾以此方治疗乙型脑炎患者在昏迷状态中的胃液潴留。清代沈金鳌有香朴丸一方，用厚朴四钱，附子二钱，木香一钱，研末为丸，主治老人脾胃虚寒，气滞腹胀，食欲不振而恶寒者。清代的温病学家在治疗一些发热性疾病过程中的胸闷腹胀，常常使用厚朴，如和黄连同用为连朴汤；与薏苡仁、杏仁、白蔻仁同用为三仁汤。

近代名医张锡纯在《医学衷中参西录》中介绍，他年轻时每午后3～7点腹胀，后单独嚼服厚朴2克后，两天即消失。岳美中先生治疗顽固性腹胀，自诉心下胀满，日夜有不适感，投《伤寒论》厚朴生姜半夏甘草人参汤原方，厚朴用12克，两诊而愈。有报道，对针刺麻醉手术中的鼓肠现象，厚朴有较好的疗效。手术前12小时一次吞服厚朴粉，体重50千克以下者5～7.5克，50千克以上者7.5～10克。按此剂量用于36例针刺麻醉下子宫切除术，结果仅1例在手术过程中肠曲鼓出，使手术无法进行而改用硬膜外麻醉，其余在切开腹膜后肠曲不鼓，少数轻度鼓起，但轻轻一推可将肠曲推上。术后一般24～36小时间有肛门排气现象出现，自诉无其他不适(《中药大辞典》)。

再说胸满，即胸膈间有一种气塞满闷感，多伴有咽喉异物感，咳逆、气喘痰鸣等。胸满都伴有咳喘。厚朴大黄汤(厚朴、大黄、枳实)主治“支饮胸满”。支饮是一种古病名。其主要表现为“咳逆倚息，气短不得卧。其形如肿”，与现代所谓的支气管哮喘十分相似。所以，厚朴是可以治疗咳喘的。正如元代名医王好古所说，厚朴“主肺气胀满，膨而喘咳”。经方中治疗喘病的桂枝加厚朴杏子汤、咳喘的厚朴麻黄汤，均有厚朴。后世治疗咳喘下虚上实的苏子降气汤，也离不了厚朴。特别是咳喘痰多，兼有腹满便秘、舌苔厚、脉实而滑等症状者，效果尤为明显。但如果咳喘而大便溏薄，冷汗淋漓，头昏眼花，心悸脐跳，脉虚浮无力者，则厚朴就不适合了。

从临床可见，胸满与腹满是难以截然划分的，两者常常同时出现。咳喘者常常腹胀而大便不通，腹胀饮食不化又常常诱发咳喘，而导致胸满。

总之，厚朴是消胀除满药。明代《本草汇言》说得很全面：厚朴治“一切饮食停滞，气壅暴胀，与夫冷气、逆气，积年冷气入腹，肠鸣，虚吼，痰饮吐沫，胃冷呕逆，腹痛泄泻，及脾胃壮实之人偶感风寒，气实人误服参芪致成喘胀，诚为要药。”

配方

——以腹胀、便秘为特征的疾病，如肠梗阻、帕金森病、神经症、消化不良等，常配伍枳实、大黄、栀子等，方如小承气汤、半夏厚朴汤、栀子厚朴汤等。

厚朴配枳实、大黄，为小承气汤。可用于治疗肠梗阻、便秘等。有报道用厚朴35克、枳实30克、大黄20克，治疗肠梗阻130例，有效率85.3%[1]。

厚朴配半夏、紫苏、茯苓等，为半夏厚朴汤。《金匮要略》原治“咽中如有炙脔”的妇人杂病，后多用于治疗梅核气、神经症、咽喉异物症、慢性胃炎等。患者除咽喉异物感以外，常常伴有胸闷、腹胀、嗳气等症状。用本方可以消除改善患者的躯体症状，并有一定的抗忧郁的作用。有报道用厚朴9～15克，水煎分2次服，治疗肌强直，疗效较好[2]。本人试用半夏厚朴汤和温胆汤治疗帕金森氏病，重用厚朴，能改善震颤、腹胀便秘等症状。

厚朴配枳实、栀子，为《伤寒论》栀子厚朴汤，原用于治疗“心

[1]芦金清.中药厚朴的化学成分及临床研究进展[J].中医药学报，1989(5)：39.

[2]钱可久.厚朴治疗肌强直[J].中医杂志，1985，(6)：419.

烦腹满，卧起不安者”，本人用于治疗神经症、胃炎、失眠等见腹胀、舌苔厚者。常配合连翘、半夏、苏梗等。

——以胸满、咳喘为特征的疾病，如支气管哮喘、支气管炎等，常配伍半夏、紫苏、茯苓、麻黄、枳实、杏仁等，方如半夏厚朴汤、厚朴麻黄汤等。

厚朴本可平喘止咳，在复方中使用，还可较快排出痰液，提高疗效。四川李恒明经验，厚朴治疗气喘，肺气肿 X 线提示双肺透光度增强者用之效显。本人经验，半夏厚朴汤对支气管哮喘症状较轻，患者精神紧张，心理诱导可引发哮喘者有效。有明显腹胀胸闷者效果尤为好。如哮喘持续发作状态时无效。如果烦躁、睡眠障碍者，常加栀子、黄芩、连翘、甘草等。日本常用半夏厚朴汤与小柴胡汤相配治疗支气管哮喘，方名柴朴汤。

如果患者气喘痰多，胸闷腹胀，哮鸣音明显，大便不同而体质较充实者，可用厚朴、麻黄、半夏、干姜、细辛、五味子、杏仁等，方如厚朴麻黄汤(厚朴 15 克，麻黄 10 克，半夏 10 克，干姜 8 克，细辛 6 克，五味子 10 克，杏仁 12 克，生石膏 30 克)。

参考

——厚朴大剂量用于治疗腹满。张仲景常用至半斤。如厚朴生姜半夏甘草人参汤中人参与厚朴的比例为 1∶8，如以一两为 3 克计算，则厚朴的剂量应达到 24 克为宜。张锡纯曾治一少妇腹胀食不化，短气，张处方用苓桂术甘汤加干姜四钱、厚朴二钱，病家自作主张，将干姜加至一两二钱，厚朴八钱，才感到舒适，毫无满闷之苦，可见厚朴用至 24 克是完全可行的。而小剂量则用于治疗咳逆胸满、咽喉不利，量仅 2～4 两，方如桂枝加厚朴杏子汤。

——厚朴与枳实两者经常同用于腹满、腹痛等症，方如小承气汤、栀子厚朴汤等。现代中医学也将两者归属于理气药。但两者各有特点，厚朴除胀满，枳实除坚满；厚朴除满可平喘化痰，枳实除满而通便止痛。

——厚朴的安全使用问题近年来引起关注。1990—1992年间，比利时的一家减肥诊所给当地妇女用含中药防己、厚朴的减肥制剂，导致了接二连三的肾脏中毒病例。病人从23～65岁不等，临床呈渐进性贫血，轻度肾小管蛋白尿，最后肾功能衰竭。停药后，肾衰进程仍持续数月至数年，以至一半病人需透析治疗，先期发现的48例中有18例做了肾移植手术。病理上发现肾小管坏死、萎缩、消失。少数可见不典型肾乳头癌。这家诊所所用的防己，经验证是马兜铃科广防己（马兜铃酸中毒），厚朴所含的厚朴酚亦被证实有毒性。1993年首次被西方权威医学杂志"柳叶刀"《Lancet》报道。前后发现中毒病例超过80人，被命名为"中草药肾病"(Chinese Herbs Nephropathy CHN)。[1]东南亚国家反馈信息指出，长期使用厚朴的病人肾功能有不同程度损害。我国也有动物试验发现长期服用厚朴对小鼠肾脏具有损害作用，肾损害程度与鼠体内厚朴酚的浓度呈正相关。济南军区总医院药学部袁成等[2]调查临床发现确有此损害发生，但为可逆性损害。提示临床应用该药物时，应尽量减少使用时间。如必需长期应用，则应定期检查肾功能，或者与肾功能保护药物联用。

---

[1] 王树.安全使用中草药的进展[J].澳大利亚中医网.

[2] 袁成，贾暖，等.厚朴提取物长期灌胃对小鼠肾脏的损害作用[J].药学服务与研究，2003，(3)：156～159.

§22 半夏

半夏为天南星科植物半夏的干燥块茎。每年的夏至时节，在山坡溪边、桑田等阴湿处，常常可以看到一种翠绿的小草，长而细的叶柄，开始是一片叶子，以后变为三片，花苞特别长，开白色的小花。这种小草就叫半夏。“五月半夏生，盖当夏之半”，半夏就是根据其生长时节而命名的。半夏的药用部分是它的根茎，圆圆的，犹如小芋头，所以，江南一带的老百姓又叫它野芋头、老和尚头等。

半夏入药的历史悠久，半夏之名始见于《礼记》。《黄帝内经》中已记载有半夏秫米汤一方，治疗失眠。汉代半夏已经作为重要药物应用于临床，《神农本草经》谓半夏主“伤寒，寒热心下坚，下气，喉咽肿痛，头眩胸张，咳逆肠鸣，止汗”。《伤寒论》入18方次，《金匮要略》入36方次。半夏作为止呕药，应用范围极广。小半夏汤、大半夏汤、半夏厚朴汤、半夏泻心汤、小柴胡汤等半夏配方，均沿用至今。宋代以后，半夏被视为燥湿化痰的药物，在消化道疾病、呼吸道疾病、精神神经系统疾病方面应用较多，如二陈汤、导痰汤、温胆汤、半夏白术天麻汤均为重要半夏类方，其效果肯定。清代黄坤载撰《本草求真》曾这样总结半夏功效：“下冲逆而除咳嗽，降浊阴而止呕吐，排决水饮，清涤涎沫，开胸膈胀塞，消咽喉肿痛，平头上之眩晕，泻心下之痞满，善调反胃，妙安惊悸。”

半夏味辛辣，粉嗅之呛鼻，嚼之发黏。生半夏有毒，中毒症状为口舌麻木，胃部不适、口腔咽喉及舌部烧灼疼痛，肿胀、流涎、恶心及胸前压迫感，音嘶或失音，呼吸困难，痉挛甚至窒息。所以，民间又称半夏为蝎子草。中医认为生姜、蛋清、白蜜、甘草等可解半夏毒。宋代张杲《医说》引《名医录》："浙人王夫人忽面上生黑斑数点，日久满面俱黑，遍求医治不效。忽遇一草泽医云：'夫人中食毒尔，某治之，一月平复。'后觅其方，止用生姜一斤，切碎研汁，将滓焙干，却用姜汁煮糊丸。问其故，曰：'夫人日食斑鸠，盖此物日尝食半夏苗，是以中其毒，故用姜以解之。'"（《历代无名医家验案》）据说，近代宁波名医范文虎曾治疗一位天童寺的小和尚，忽然声哑来诊，以手指喉抚胸，作无可奈何状。陪同来诊的和尚说他在山上看笋，见山中鲜草鲜果必欲食。范文虎断为生半夏中毒，以生姜三钱、白蜜两匙煎汤服之，三服而瘥。所以，药房使用的半夏，都为经过用生姜、明矾等炮制加工过的半夏，处方名制半夏、法半夏等。

药证

半夏主治呕而不渴者，兼治咽痛、失音、咽喉异物感、心下悸、咳喘等证。

古时候呕吐分论，有声无物谓之呕，有物无声谓之吐。半夏所主治的就是那些呕恶有声的恶心与呕吐。半夏在中医称为治呕的圣药。《金匮要略》小半夏汤及大半夏汤，均用于呕吐。许多加减法也提示半夏止呕。如厚朴七物汤条下有"呕者加半夏五合"，竹叶汤条下有"呕者，加半夏半升"，白术散条下有"心烦、吐，痛不能食饮，加细辛一两，半夏大者二十枚"，以上加减均可见半夏主治呕吐。

但是，按照张仲景的经验，并非所有呕吐均使用半夏，仲景提出必须是呕而不渴。如小半夏汤主治"呕家……不渴"。所谓的不渴，为口腔无明显干燥感，也没有明显的口渴感，甚至经常泛吐清稀的唾液或胃内水液，其舌面也可见湿润的、黏腻的舌苔。相反，如果患者有严重的口渴感，或者舌面干燥无津，虽然有呕吐，也不宜使用半夏。例如，《伤寒论》中柴胡去半夏加瓜蒌根汤治"疟病发渴者"，因为病人口渴，而去半夏。这是张仲景使用半夏的原则。

半夏兼治咽痛、失音、咽喉异物感，如《伤寒论》有半夏散及汤（半夏、桂枝、甘草）治"少阴病，咽中痛"（313 条）。《伤寒论》苦酒汤（半夏、苦酒、鸡子白）治"咽中伤，生疮，不能语言，声不出者"（312 条）。"妇人咽中如有炙脔，半夏厚朴汤主之"（二十二）。

半夏还用于治疗心下悸、咳喘等，如半夏麻黄丸治"心下悸"。小青龙汤、厚朴麻黄汤、射干麻黄汤等治疗咳喘的处方中，均有半夏、麻黄。

从半夏主治及兼治的病症来看，具有两个特点：一是感觉异常样症状。半夏所主治的呕吐，本是一种异常的反射。半夏厚朴汤主治咽中如有炙脔，实无炙脔，纯属一种感觉异常。此外，麻木感、冷感、热感、堵塞感、重压感、痛感、痒感、悸动感，失去平衡感、恐怖感、音响感。由感觉异常导致的异常的反射和行为，如恶心、呕吐、食欲异常、性欲异常、语言异常、睡眠异常、情感异常等，都有使用半夏的可能。对此，中医认为是体内的"痰"在作怪，将半夏视为化痰药。可见，中医所说的"痰"，并不是指气管里面的分泌物，而是指感觉、行为的异常，所谓"无形之痰"。二是咽喉部症状。恶心、呕吐、咽痛、失音、咽中如有炙脔，均为咽喉部的症状。咽喉部是人比较敏感的部位。所以半夏证多集中在咽喉部。

配方

——以恶心、呕吐为主诉的疾病，如神经性呕吐、妊娠呕吐、服药呕吐、肿瘤化疗副反应等，常配伍生姜，方如小半夏汤[1]、小半夏加茯苓汤[2]。

小半夏汤是止呕的基本方。《类聚方广义》："诸病呕吐甚，或病人恶汤药，呕吐恶心，不能服对证方者，皆宜兼用此方。"半夏止呕，生姜也止呕，而且，半夏有小毒，而中医传统经验认为生姜能解半夏毒。所以，小半夏汤的配伍是比较安全的。目前市售半夏均用生姜汁加工过，所以，我们在处方上写的饮片商品名"姜半夏"或"制半夏"，实际上就是小半夏汤。

有报道，用小半夏汤预防造影剂副反应。取半夏、生姜各250克，加水5 000毫升，文火煎1小时，煎取2 500毫升，供25个患者服用。每人每次100毫升，在做CT增强扫描前半小时口服，共观察800例。对照组800例在CT增强前10分钟静注10毫克地塞米松。结果应用半夏、生姜组副反应率为6%，对照组为11.2%，有统计学意义[3]。

对神经性呕吐，要配伍心理疏导。据说，蒲辅周先生临床曾治一反胃病者，一闻药味，立即作呕。蒲老深思后，以小半夏汤加红糖治之。他首先向病家解释说这不是"药"，而是生姜红糖汤。其次说药后

---

[1] 小半夏汤(《金匮要略》)：半夏一升，生姜半斤。上二味，以水七升，煮取一升半，分温再服。原书指征：呕家本渴，渴者为欲解，今反不渴，心下有支饮故也。小半夏汤主之。推荐剂量：半夏10～30克、生姜10～30克。

[2] 小半夏加茯苓汤(《金匮要略》)：半夏一升，生姜半斤，茯苓五两。上三味，以水七升，煮取一升五合，分温再服。原书指征：卒呕吐，心下痞，膈间有水，眩悸者，小半夏加茯苓汤主之。推荐剂量：半夏10～30克、生姜10～30克、茯苓15～30克。

[3] 鲁西. 脑CT增强扫描应用姜半夏预防造影剂副反应[J]. 中国中西医结合杂志，1992(5)：299.

两脚心可能要发烧，如果脚心发热，病就痊愈。病者服后，用意于两脚心，结果一口也没呕，待药力发挥作用后，反胃呕吐就此止住。

小半夏汤加茯苓，即是《金匮要略》小半夏加茯苓汤，其止呕作用也十分明显。《太平惠民和剂局方》载："胸膈满闷，气短恶心，饮食不下，或吐痰水。茯苓半夏汤：用半夏（汤浸）五两，茯苓三两，每服四钱，姜七片，水一钟半，煎七分，去滓空心服，甚捷径。"此方即小半夏加茯苓汤。近代名医张锡纯曾治疗一位英国医生患顽固性呕吐，患者不能进食物多日，日本医生和美国医生共同会诊，呕吐依然不止，以为不救，遂决死生于张。张用半夏加茯苓、生姜，一二服后奇效忽显，数日后竟然康复，令洋大夫赞叹不已。张锡纯所用的妙方，就是《金匮要略》中的小半夏加茯苓汤。

翟冷仙，江苏省东台市已故名老中医，擅用经方，他于 1932 年 3 月曾治疗一例中年女性，呕吐痰沫清水，甚则昏厥，日夜不休，久绝饮食，翟老用制半夏 120 克，云茯苓 135 克、干姜 6 克，服头煎后呕吐稍止，随服二煎，呕止得寐。醒后知饥，即渐进粥浆。后原方药量减半，另加西洋参炖服而愈[1]。

根据近代无锡名医张聿青的经验，本方对呕吐痰水的效果最好。《张聿青医案》记载：停饮呕吐，呕出物为黏痰涎水，且二便不利，脉象沉弦者，用制半夏二钱（6 克），云茯苓八钱（24 克），老生姜一钱（3 克），配来复丹一钱（3 克），药汁送下获愈。

此外，有人用小半夏加茯苓汤治疗口中清涎。江某，年 40 余岁，经常口内涌吐清涎，遍医无效。独高某老医生书本方与服，立愈。后每年必复发 1～2 次，自购此方服之。后连服数剂，竟不复发。有人认为单味半夏煎服，或加入复方之中，治疗青壮年流涎效果很好。

小半夏加茯苓汤主治呕吐而眩悸者。有人用本方治疗妊娠呕吐，以心下不适，动悸，稍有眩晕为指征，宜冷服。张锡纯《医学衷中

[1] 封太来．翟冷仙运用经方医案选析[J]．江苏中医，1993(3)：3.

参西录》载薯蓣半夏粥治疗恶阻，即妊娠反应，称“无论呕吐，如何之剧，未有不止者”，但须按其制法而服。有报道，治疗重症妊娠恶阻，用清半夏30克，文火煎45分钟，去渣取药液约100毫升，调入生山药细末30克，再煎三四沸，成粥糊状，调入白砂糖适量，稍冷后频频食之。每日一剂。烦躁口干舌红者以鲜芦根60克加入半夏中共煮。共治18例，均治愈。服药最短1日，最长6日，平均3日[1]。但动物试验证明，半夏具有显著的胚胎毒性，可导致流产及致畸，所以，妊娠期慎用为宜，尤其是不宜大剂量长期使用。

半夏可以预防和减轻血吸虫病口服锑剂的副反应。有人观察，口服锑剂治疗血吸虫病过程中，呕吐是常见的毒性反应，往往迫使治疗中断，如于口服锑剂同时加服法半夏粉与甘草粉，则有预防或减轻中毒反应的作用。每口服锑剂1次，服半夏粉3.2分，生甘草粉4.8分。据12例观察，一般服药期间都能照常工作，精神愉快，食欲正常；仅4例有轻微不适：略感恶心呕吐，或短暂的腹痛或腹泻，均不影响工作。

——以恶心呕吐、眩晕、心悸为特点的疾病，如眩晕症、偏头痛、高血压、冠心病、心绞痛等，常配伍茯苓、竹茹、枳实、生姜等，方如温胆汤[2]等。

---

[1] 陈超. 薯蓣半夏粥治疗重症妊娠恶阻——附18例资料分析[J]. 江苏中医，1987(3)：16.

[2] 温胆汤（《三因极一病证方论》）：半夏、竹茹、枳实各二两，陈皮三两，甘草一两，茯苓一两半。上锉散，每服四大钱，水一盏半，姜五片，枣一枚，煎七分，去滓，食前服。主治：虚烦不眠，或呕吐呃逆，以及惊悸不宁，癫痫等。推荐剂量：半夏12～20克、茯苓12～20克、陈皮5～10克、甘草3～6克、枳实10～20克、姜竹茹6～12克、生姜10～20克、大枣10～20克。

温胆汤为小半夏加茯苓汤合橘皮竹茹汤而成。除治疗恶心、呕吐以及眩晕、心悸外，还能治疗胸闷腹胀、便秘等。现多用于心脑血管疾病伴有眩晕、失眠者。如果面红、口苦者，可加黄连，名黄连温胆汤。蒲辅周先生治疗冠心病，常常用加减十味温胆汤：西洋参 3 克，茯神 6 克，枣仁 9 克，远志 3 克，九菖蒲 2.5 克，法半夏 6 克，橘红 4.5 克，枳实(炒)3 克，竹茹 3 克，川芎 2.5 克，丹参 4.5 克，柏子仁(炒)6 克，大枣 3 枚。主治：冠心病见胸闷气短，胸痛彻背，心慌心跳，汗出，头晕头痛，睡眠不佳，唇紧，舌淡苔薄黄腻，脉沉细涩者。海军总医院李炳文擅长使用温胆汤加味治疗脑卒中、冠心病、心绞痛、癫痫、慢性阻塞性肺病、肺源性心脏病、百日咳等。

——呕吐呈慢性化，患者全身状况差的疾病，常配伍人参等，方如大半夏汤[1]。

大半夏汤由半夏、人参、蜜组成，原治疗胃反呕吐者。方中半夏用量最大，达二升，主治“胃反呕吐者”。胃反，也是呕吐，只不过是呈慢性化的呕吐。由于长期的呕吐，不能进食，病人必定消瘦，所以，《外台秘要》说本方治“呕、心下痞硬者”。心下痞硬者，多见于羸瘦之人。有报道本方治疗一枪伤腹部手术，因肠粘连先后六次手术，但经常腹痛呕吐，迁延十多年，患者面色萎黄，形体消瘦，大便干结七八日一行。用半夏 15 克，高丽参 15 克、白蜜30克，先以蜜水1000毫升，扬300余遍，加半夏、人参煎

[1] 大半夏汤(《金匮要略》)：半夏二升，人参三两，白蜜一升。上三味，以水一斗二升，和蜜扬之二百四十遍，煮药取二升半，温服一升，余分再服。原书指征：胃反呕吐者，大半夏汤主之。《外台秘要》：治呕，心下痞硬者。推荐剂量：半夏 15～50 克、人参 10～15 克或党参 15～30 克、白蜜 30～60 毫升。

为300毫升，频服，服用13剂治愈。8年后随访未再复发[1]。临床此方很少单独使用，配伍最多的是甘草、大枣、生姜。

——以呕吐、往来寒热、胸胁苦满为主诉的疾病，如胆囊炎、胰腺炎等，常配伍黄芩、柴胡等，方如小柴胡汤、大柴胡汤等。

小柴胡汤本治疗“呕而发热者”。刘渡舟治疗一李姓女，呕吐兼有发热，服用百余剂不效，舌苔白滑，时有进修医生陈某在侧，问曰：此何证也？刘先生曰：呕而发热者，小柴胡汤主之。果服三剂而呕止热退。现代多用于胆囊炎、胃神经症的呕吐。

大柴胡汤主治呕吐而心下按之满痛者，胆囊炎、胆石症、胰腺炎等经常出现本方证。往往大便得快利后，呕吐、腹痛等症状也随之减轻或消失。

——以恶心呕吐、心下痞、腹痛、腹泻为特点的疾病，如胃炎、消化性溃疡、肠炎、神经症等，常配伍黄连、黄芩、干姜、甘草等，方如半夏泻心汤、黄芩加半夏生姜汤。

传统经验认为半夏燥湿健脾，可以治疗湿盛脾虚所致的呕吐、腹泻等病证，所以古代本草中记载半夏有和胃气、开胃健脾等功效。

“呕而肠鸣，心下痞者，半夏泻心汤主之”。半夏泻心汤治疗胃炎、胃溃疡、肠炎等引起的呕吐、上腹部疼痛闷胀等，有效。本方以痞为主症，呕吐并不剧烈，多表现为恶心感。同时伴有口苦、心烦、失眠等，望诊可见舌苔黄、口唇黯红等。“干呕而利者，

---

[1]胡遵达. 胃反治验[J]. 北京中医学院学报，1986(3)：封三.

黄芩加半夏生姜汤主之”。利，为腹泻，呕吐而腹泻者，在黄芩汤的基础上加上半夏、生姜，黄芩汤本治疗热利，多用于肠炎、痢疾等。现在临床上慢性肠炎、胃肠神经症，见腹胀、恶心者，多用黄芩汤配合半夏厚朴汤。

——咽喉疾病，如以咽喉疼痛、失音、咽喉异物感为表现的慢性咽喉炎、声带水肿或麻痹、咽喉异物症、神经症等。常配伍厚朴等，方如苦酒汤[1]、半夏厚朴汤[2]等。

有报道用制半夏15克，加水400毫升，煎20分钟去渣，加醋20毫升，待半冷时再加鸡子儿清两个，搅匀，徐徐含咽，每天1剂，治疗突发性音哑33例，服药2～3天痊愈[3]。这就是《伤寒论》的苦酒汤。有报道用苦酒汤改良剂型治疗急性咽喉病，如咽部生疮、糜烂、声嘶、失音以及异物刺伤咽喉、食管，日久不愈，伤

---

〔1〕苦酒汤(《伤寒论》)：半夏洗，破如枣核，十四枚；鸡子一枚，去黄，纳上苦酒，着鸡子儿壳中。上二味，纳半夏，著苦酒中，以鸡子壳置刀环中，安火上，令三沸，去滓。少少含咽之。不差，更作三剂。原书指征：少阴病，咽中伤，生疮，不能语言，声不出者，苦酒汤主之。

〔2〕半夏厚朴汤(《金匮要略》)：半夏一升，厚朴三两，茯苓四两，生姜五两，干苏叶二两。上五味，以水七升，煮取四升，分温四服，日三，夜一服。原书指征：妇人咽中如有炙脔，半夏厚朴汤主之。推荐剂量：半夏10～20克、厚朴10～20克、茯苓10～20克、苏叶6～12克、生姜10～20克。

〔3〕邵桂珍.苦酒汤治疗金实不鸣33例[J].湖北中医杂志，1985(5)：39.

处糜烂肿痛化脓者,效如桴鼓[1]。有报道单用制半夏加食醋浸泡24小时后,加热三四沸,每天口服2～3次,也能治疗慢性咽炎。

半夏厚朴汤主治的"妇人咽中如有炙脔",这是对咽喉异物感的形象描述。此外,胸闷、压迫感、堵塞感、痰黏感等,也可归于咽喉异物感。咽喉异物感常常导致恶心呕吐,所以半夏有效。本人经验,在全身体征无明显病理改变,各种检查排除器质性病变的情况下,患者出现的以上异常感觉,可以使用本方。神经症、围绝经期综合征、慢性咽喉炎、声带疾病、哮喘、小儿厌食症、结肠炎、帕金森病、胃肠型感冒等,均可出现食管异物感。用半夏厚朴汤常能较快地缓解症状。

脑血管障碍患者吞咽反射功能低下,易并发吸入性肺炎。日本内藤真礼生观察半夏厚朴汤预防吸入性肺炎的效果,并与血管紧张素转化酶(ACE)抑制药进行比较。对象:多发性脑梗死、脑出血等脑血管障碍,伴有吸入性肺炎,或为预防肺炎服用ACE抑制药(依那普利5～10毫克/日)患者5例(男4例、女1例,年龄56～84岁)。所有病例CT、MRI检查提示多发性脑梗死,吞咽反射减弱,服用依那普利期间(6～20个月)出现2～5次吸入性肺炎者住院治疗。确认无肺炎表现后停用依那普利,饭前30分钟给予半夏厚朴汤(4例口服12片/日,1例鼻饲7.5克/日),用药6个月以上。结果:病例1服药28个月间发生1次吸入性肺炎;病例2～4在服药17～18个月间未出现肺炎;病例5服药6个月间未出现肺炎,呛噎减少。其中病例1、2吞咽反射功能改善,呛噎消失。5例服用半夏厚朴汤后均未见副反应。表明,半夏厚朴汤与ACE抑制药对吸入性肺炎具有同等的预防效果,可增强吞咽神经的反射能力、改善吞咽功能。与

[1] 王淑珍. 苦酒汤改良剂型治疗急性咽喉病53例[J]. 河南中医,1998(5):319.

ACE抑制药不同，半夏厚朴汤对血压和肾功能无影响，安全可靠。另外，对吞咽功能低下的患者应注意剂型的选择，给予散剂较危险，应选用片剂[1]。

日本东洋医学杂志报道，久永明人用半夏厚朴汤治疗一例睡眠呼吸暂停综合征(SAS)有效的病例。患者为32岁男性，21岁出现睡眠呼吸暂停，27岁行悬雍垂腭咽成形术但无改善，以后白天工作时也明显嗜睡。多导睡眠图(PSG)记录，呼吸暂停低通气指数(AHI)为19.2次/小时(5～20次/小时为轻度)，诊断为阻塞性睡眠呼吸暂停综合征。汉方医学诊察：咽喉部有异物感，二便无异常，体格中等，双眼少神，乏力，表情淡漠，舌质红，苔微白，脉弦有力。腹部稍充实，考虑属于气郁之“咽中炙脔”，给予半夏厚朴汤提取剂，每天服7.5克，分别在晚饭后服2.5克，睡前服5.0克。两周后咽部不适感消失，一个月后打鼾、白天嗜睡自觉改善，五个月后PSG检查提示，呼吸暂停及呼吸不足的次数减少，AHI减低至12.8次/小时，动脉血氧饱和度也较前稳定，服药未见副作用。作者认为半夏厚朴汤可能改善了睡眠时上呼吸道下部的气道阻塞，认为本病(SAS)若有明显“咽中炙脔”的咽部不适症状时，则为半夏厚朴汤的适应证[2]。

---

[1]郭恒岳.半夏厚朴汤对伴有脑血管障碍的吸入性肺炎的预防作用[J].国外医学·中医中药分册，2004，26(6)：343.

[2]张苗海.半夏厚朴汤治疗睡眠呼吸暂停综合征[J].国外医学·中医中药分册，2002，24(4)：200.

气管炎、支气管哮喘等，常配伍麻黄、甘草等，方如厚朴麻黄汤[1]、小青龙汤。

半夏可治疗咳嗽痰多，经常配伍麻黄、杏仁、厚朴等。有一成药半夏露，用于咳喘效果很好。孟河名医马培之《青囊秘传》有止嗽散，用法半夏八两，冰糖六两，食盐一两，为末，以开水冲服。经方中半夏止喘，多配麻黄，主治咳喘而呕，痰多者，方如厚朴麻黄汤、小青龙汤、射干麻黄汤。厚朴麻黄汤主要用于支气管哮喘、支气管炎、花粉症等，其人多见咳喘胸满、倚息不得卧、喉中唏吼有声，腹胀、脉浮者。患者一般体质较好，舌苔较厚。小青龙汤虽以干姜、细辛、五味子为主药，但半夏与麻黄配伍，也是方中重要组合。

——以失眠为主诉，伴有多梦、恶心、心悸、易惊者，可单用，或常配茯苓、甘草、枳实等，方如温胆汤。

半夏可用于治疗失眠。《黄帝内经》中有半夏秫米汤一方，治疗失眠。云以流水千里以外者，扬之万遍，用半夏与小米同煎，这实际是一种药粥。明·徐树丕《识小录》中记载："姑苏张濂水，名康忠，尝治董尚书浔阳不眠。用百部一两，半夏一两，董即得美睡，酬之百金。董即睡，梦为役夫牵船，赤日中甚疲劳，忽

〔1〕厚朴麻黄汤（《金匮要略》）：厚朴五两，麻黄四两，石膏如鸡子儿大，杏仁升，半夏半升，干姜二两，细辛二两，小麦一升，五味子半升。上九味，以水一斗二升，先煮小麦熟，去滓，内诸药煮取三升，温服一升，日三服。原书指征：咳而脉浮者，厚朴麻黄汤主之。推荐剂量：厚朴 15 克、半夏 10 克、麻黄 12 克、干姜 6 克、细辛 6 克、五味子 10 克、石膏 12 克、杏仁 12 克、小麦 20 克。

见凉树美荫，甚乐，大叫而寤。人谓张君二味药即得百金，而董公百金乃得役夫一息”。《冷庐医话》也有记载：一人患不睡，心肾兼补之药遍尝不效……以半夏三钱、夏枯草三钱，浓煎服之，即得安睡。半夏用于催眠，需大量，吴鞠通有“一两降逆，二两安眠”的经验之谈。吴鞠通曾治秀氏产后不寐，用《灵枢》半夏汤，半夏一两不应，次服二两得熟寐，又减至一两仍不寐，加至二两又得寐，再减又不寐，于是竟用二两，服七八帖后，用《外台》茯苓饮收功(《吴鞠通医案》)，就生动地说明大剂量半夏可以用于失眠。

半夏所治疗的失眠，多伴有多梦、恶心、胸闷、心悸、易惊、磨牙等症状，患者常常多疑多虑，神经过敏。其舌苔常常黏腻。岳美中曾治一青年男性，夜间磨牙，震震有声，可闻于户外，同屋之人往往惊醒。望其体，肥壮面色火亮，脉滑，断为痰饮为患，予二陈汤加味：法半夏三钱，云茯苓三钱，化橘红三钱，炙甘草二钱，焦荷叶三钱，水煎服10剂以观后效。服5剂后磨牙声即减少，10剂服完，同屋之人已不复闻其齿牙相击声了。本人常用温胆汤(制半夏20克，茯苓15克，陈皮5克，甘草3克，竹茹6克，枳实10克，生姜3片，红枣10粒)，这是一张著名的治疗不寐的验方，尤其适用于治疗因惊导致的多梦易醒，恶心呕吐等，也可说是中医的壮胆药。山东烟台一病人因车祸大惊，遂心悸，不敢上街，不敢独居一室，嘱服温胆汤加厚朴、酸枣仁数年，现已上班。《古今医鉴》高枕无忧散，即用温胆汤加人参、石膏、麦冬、酸枣仁、龙眼肉而成，主治心胆虚怯，昼夜不睡，百方无效者。如果患者烦躁、面红，可加黄连。如胸闷、焦虑不安者，再加栀子，效果也好。而对于神志恍惚，百般无奈，而脉不滑、舌不红者，可用温胆汤合酸枣仁汤，对于围绝经期综合征、神经症有效。

参考

——关于半夏体质——“呕家”:“呕家”,是张仲景的说法,这是指某种经常出现恶心、呕吐等症状的体质。张仲景没有详细解释,本人试做如下描述:营养状况较好,肤色滋润或油腻,或黄黯,或有浮肿貌,但缺乏正常的光泽;形体并不羸瘦,肥胖者居多,所谓“肥人多痰”。主诉较多而怪异,多疑多虑,易于精神紧张,情感丰富而变化起伏大,易于出现恶心感、咽喉异物感、黏痰等。脉象大多正常,或滑利。舌象多数正常,或舌苔偏厚,或干腻,或滑苔黏腻,或舌边有两条由细小唾液泡沫堆积而成的白线,或有齿痕舌。

——张仲景用半夏有两个剂量段,大量(二升),主治呕吐不止,小量(半升),主治咳喘、失音、心悸、恶心等,或配麦冬。现代有人认为小量(15 克左右)止呕,中量(20～30 克)催眠,大量(40 克)止痛。半夏最大用量是多少,据笔者所知,日本京都高雄病院的江部洋一郎医生用半夏至 120 克,他说只要久煎,并未发现不良反应。

——关于生半夏。生半夏有毒,所以药房一般无售。但无锡孙砚孚先生说过这么一件事。1969 年他用生半夏,药店拒配,他特地去药店,煎生半夏三钱,加少量干姜,亲口当众试服,安然无恙。他说当年陆渊雷先生治疗重证呕恶,生半夏用至 24 克,同时用生姜 15～30 克,处方上注“医生负责,药铺照配”,从未出过乱子[1]。常熟李葆华先生因常用生半夏治疗食管癌等,所以,常熟市中医院药房备有生半夏。朱良春常以生半夏为主

[1]江一平. 中医辨治经验集萃[M]. 北京:人民卫生出版社,1996:714.

药治疗妊娠恶阻，恶心呕吐不止，胸闷不舒，不能进食者，煎法是用单味生半夏先煎30分钟，至口尝无辣麻感后，再下余药，若与生姜同捣，然后入煎效更好。其学生称，遵循这些经验临床30余年，亦用生半夏治愈妊娠恶阻甚多，从未偾事。在日本使用的大多是生半夏。可见，生半夏也不是不能使用的。只要煎煮时间长些，不会有明显毒性。

——上海中医药大学修彦凤等对国内外有关半夏毒性的研究进行了回顾和总结，认为半夏的毒性主要表现为对黏膜的刺激作用；其中毒的靶器官主要是肝、肠和肾脏，但一般不会引起各脏器的明显病理形态学改变；对胚胎有毒性，有可能致畸，并有一定致突变效应。半夏经过炮制或煎煮后，确实能降低半夏的毒性，但在用药时，要考虑特殊和敏感人群(如儿童、孕妇等)。对于普通人群，可以采用生半夏入汤剂，而对于孕妇等应持谨慎的态度。半夏入丸散一定要用炮制品[1]。

---

〔1〕修彦凤. 半夏毒性的研究进展[J]. 时珍国医国药，2004，15(5)：305.

§23 茯苓

茯苓为担子菌纲、多孔菌科植物茯苓菌的干燥菌核，靠吸收松木中的水分和营养物质生长。嫩时白棉绒状，成熟后呈棕褐色皮状。李时珍说："茯苓有大如斗者，有坚如石者，绝胜。其轻虚者不佳，盖年浅未坚故耳。"现仍有野生，但主要靠人工培养。

茯苓产地颇广，以云南所产者质量较佳，视为道地药材，称为云茯苓。据史料记载，我国在南北朝时期即有人工栽培茯苓的记载，南宋的《癸辛杂识》中已经知道用小茯苓做种，把脂液渗入破开的大松树根中，并选择沃土埋藏，这种栽种茯苓的方法至今还在应用。

茯苓这个名字，经常出现在古代文人的诗文中。西汉《淮南子》："千年之松，下有茯苓"。唐代诗人李商隐有"碧松之下茯苓多"的诗句。因与青松相伴而生，所以，茯苓自古以来被视为延寿之品。魏晋时期，服用茯苓已经成风。南朝陶弘景（456—536）辞官隐退后，梁武帝令"每月赐给茯苓五斤，白蜜二斤，以供服饵"（《梁书·陶弘景传》）。茯苓被制作成糕点。宋代文学家苏东坡就是制作茯苓饼的能手。他在《服茯苓赋》及《东坡杂记》中这样记载："以九蒸胡麻，用去皮茯苓少入白蜜为饼食之，日久气力不衰，百病自去，此乃长生要诀"，"莫道长松浪得名，能教覆颜两眉清。便得径天同千尺，知有奇功似茯苓"。茯苓饼是清代宫廷名点，现在成为北京特产之一。茯苓饼白如雪，薄如绵纸，中夹芝麻、松子仁等，甜美可口。《红楼梦》第六十四回中，有这么一段描述：广东有官拜访贾家，送上茯苓霜一篓作进门礼，并交代了吃法，说这茯苓霜"怪俊，雪白的，拿人奶和了，每日早起吃一盅，最补人的"。慈禧太后曾令御膳房制作"茯苓饼"供膳，并以此赏赐王公大臣。茯苓的主要成分，目前已知的有茯苓聚糖、茯苓酸、麦角甾醇、胆碱、磷脂、蛋白质、酶等，是一种很有营养的有益健康的药品。

茯苓是一味古老的药物，《神农本草经》中被列为上品药。主"胸胁逆气，忧恚惊邪恐悸，心下结痛，寒热烦满，咳逆，口焦舌干，利小便"。张仲景也将茯苓作为重要药物用于临床。《伤寒论》入 15 方次，《金匮要略》入 30 方次。据传成吉思汗在中原作战，适逢阴雨，许多将士染病，有几个士兵偶食茯苓而得以痊愈，得此消息，成吉思汗大喜，急派人到湖北省罗田县弄来大批茯苓嘱将士服用，果然大效。现在，湖北罗田县的茯苓还是很有名的。

茯苓被中医作为安神药、利水药以及健脾药被广泛地应用。在《慈禧光绪医方选议》的长寿补益方中，茯苓的使用率高居榜首，占 78%。自汉唐以来的 200 多个传统中药精华方剂中，有茯苓的就占了 1/5，如五苓散、参苓白术散等，至今仍广用不衰。但是，它不同于西药的安眠药及利尿药。两者不能混称。

药证

茯苓主治眩悸、口渴而小便不利者。

眩悸：小半夏加茯苓汤主治"卒呕吐，心下痞，膈间有水，眩悸者"（十一）。小半夏汤为半夏、生姜，原治呕吐；加茯苓，则可治疗眩悸。

眩，或称目眩，其义有二，一为眩晕，指患者出现旋转感、上下或左右晃动感、倾斜感、地动感、如坐舟中感等，多伴有恶心呕吐，一为幻觉，因“眩”古时候通“幻”，所以目眩还有视物怪异感、恐怖感、恍惚感等，多伴有惊悸、多噩梦等。

悸，指跳动，如心慌、心悸、脐腹动悸、肌肉跳动等。张仲景用茯苓的最大量方有茯苓桂枝甘草大枣汤（茯苓、桂枝、大枣、甘草），茯苓用量为半斤，主治“发汗后，其人脐下悸者，欲作奔豚”（65 条）。脐下悸，即自觉腹主动脉搏动。方中的桂枝甘草本治“心下悸”（64 条），此脐下悸动，并有严重的上冲感，则需要大剂量的茯苓、大枣与之相配。另外，小柴胡汤条下（96 条）有“若心下悸，小便不利者，去黄芩，加茯苓四两”。理中丸条下（386 条）有“悸者，加茯苓二两”。“水停心下，甚者则悸，微者短气”（十二）。所以，后世称茯苓为利水药。

眩悸，虽分而述之，其实临床常常合而见之，很难分开。所以，张仲景常常眩悸并称。

口渴：猪苓散为茯苓、白术加猪苓，主治“呕吐而病在膈上……思水者”（十七）。思水，即口渴感。在经方医学中，口渴与口干不同。口干，多指口腔干燥、舌面干燥等而言，是客观症状。口渴是一种自觉症状。茯苓所主治的口渴，程度不一，有以下几种情况：第一，有的患者往往有较强烈的渴感，但是喝水不解渴；有的渴感并不严重，惟口内少津而思饮，所饮也不多，有的口渴而喜喝热水，共同的特点，虽口渴而不能大量饮水，多饮则觉得胸腹胀满而短气，或头昏目眩。第二，有的口渴与呕吐并见，如茯苓泽泻汤主治“胃反，吐而渴，欲饮水者”（十七）。小半夏加茯苓汤主治“先渴后呕”（十二）。第三，有的则与腹泻、大便溏薄并见。第四，有的伴有胸腹胀闷感。茯苓桂枝白术甘草汤主治的“心下逆满，气上冲胸，起则头眩，脉沉紧……身为振振摇者”（67 条）“胸胁支满，目眩”（十二）。第五，更多的，是伴有小便不利。

小便不利：茯苓的最大剂量方（半斤）茯苓戎盐汤主治"小便不利"（十三）。本方由茯苓、白术、戎盐组成，可见大剂量茯苓配白术主治小便不利。小青龙汤条下（40条）有"若小便不利，少腹满者，去麻黄，加茯苓四两"。四逆散条下（318条）有"小便不利者，加茯苓五分"。真武汤条下有"若小便利者，去茯苓"。最简方（2味）的葵子茯苓散主治"妊娠有水气，身重，小便不利，洒淅恶寒，起即头眩"（二十）水气，即浮肿之谓，故身重、小便不利，作为茯苓证的重要组成部分。所谓小便不利，即小便的量、排尿次数等发生异常，如小便量少，尿次减少或小便不畅，出现尿痛、尿急等症状，并可伴有浮肿。据报道，以茯苓制成含量为30%的饼子，治疗30例水肿患者，每人每次服8片（每片含生药3克），每日3次，儿童减半。1周为一疗程，停用一切利尿药。结果：显效23例，有效7例。30例患者中，服食本品前，大便溏薄者24人，服食后1周左右大便全部恢复正常，睡眠好转11人[1]。《诊余集》记载：孟河有一人，面黄，腹膨足肿，喜服药，每日服药一剂，方能安寐，无论寒热攻补之剂，服之皆宜。后孟河贾先生诊之，用茯苓八两，桂枝一两，煎汤十余碗，令其欲饮则饮，欲溲则溲，必一夜服尽。溲出如屋漏水，色兼红紫，而腹膨足肿俱消，再服异功散等健脾之剂，而病霍然。诸医不解，问之，贾先生曰：此药积也。问用苓桂何意？贾先生曰：病积在腑，药为无形之积，当洗其肠胃，涤而去之，并非奇法也。

配方

——以眩悸为特征的疾病，如眩晕症、心脏病、心律失常、神

〔1〕陈建南．茯苓饼干利水消肿[J]．上海中医药杂志，1986(8)：25．

经症、失眠、眼病等，茯苓常与桂枝、甘草、白术、大枣、半夏、酸枣仁、川芎等同用，方如苓桂术甘汤、茯苓桂枝甘草大枣汤[1]、小半夏加茯苓汤、酸枣仁汤等。

用于眩悸，常有桂苓剂和半苓剂两大类。前者有苓桂术甘汤与茯苓桂枝甘草大枣汤。

苓桂术甘汤（茯苓12～30克，桂枝10～15克，白术10～20克，甘草3～5克）适用于心悸、口渴为特征的眩晕，尤以眩悸、心下逆满而水声，小便不利，舌质淡，边有齿痕者为适用。有报道用茯苓30克，桂枝10克，白术30克，甘草6克，治疗耳源性眩晕10余例，症状平均在5～10剂内消失，其见效的指征，首见尿量增加，随即其他症状消失。本人经验，治疗内耳眩晕，尚可加泽泻30～50克。经方家赵锡武教授经验，内耳眩晕病（梅尼埃病）中不少属于痰饮所致，常投加味苓桂术甘汤，茯苓六钱，桂枝三钱，白术四钱，甘草三钱，泽泻八钱，半夏六钱，生姜四钱，陈皮五钱，生龙骨、生牡蛎各八钱，不用辨证，服之则效。刘渡舟先生擅用苓桂剂治疗风心病、肺心病、心肌炎、心律失常等疾病，其诊断要点是：一是水舌，即舌质淡嫩，舌苔水滑；二是水斑，即面色黧黑或面部有褐色斑点；三是脉沉弦。他曾用茯苓18克，桂枝10克，白术10克，泽泻10克，太子参15克，治愈一例病毒性心肌炎患者，其特点是心悸、短气、胸闷、眩晕等。《金匮要略教学参考资料》讲苓桂术甘汤可以治疗神经症、失眠等。《皇汉医学》

---

[1] 茯苓桂枝甘草大枣汤（《金匮要略》）：茯苓半斤，桂枝四两，甘草二两，大枣十五枚。上四味，以甘澜水一斗，先煮茯苓，减二升，纳诸药，煮取三升，去滓。温服一升，日三服。原书指征：发汗后，脐下悸者，欲作奔豚，茯苓桂枝甘草大枣汤主之。推荐剂量：大枣20～40克、茯苓20～40克、桂枝10～20克、甘草5～10克。

记载：一女子，患痿，诸治无效，吉益东洞先生诊之，体肉瞤动，上气殊甚，做苓桂术甘汤使饮之，须臾，坐尿二十四次，忽然起居如常。又一妇人，郁冒上逆，平常善惊，闻足音即惊悸怵惕，故不欲见人，常独处深闺。其家富有，家中咸敷毡以步，使其不闻席音，摄养修治，无微不至，但不见寸效。在床已数年。吉益东洞之子南涯先生投苓桂术甘汤，积年之病，渐愈。眼病多见眩晕等，如玻璃体混浊、青光眼、病毒性角膜炎、中心性浆液性视网膜病变等，也有用苓桂术甘汤的报道。

与苓桂术甘汤相似的是茯苓桂枝甘草大枣汤。胡希恕先生治疗一例失眠患者，心悸，脐左跳动，并感觉有气上冲，用茯苓24克，桂枝12克，大枣5枚，炙甘草6克，酸枣仁15克，远志6克。3剂后睡眠少安，诸症亦减。（《经方传真》）

苓桂术甘汤证与茯苓桂枝甘草大枣汤证均有发作无定时，时好时坏的特征，即发作时各种症状甚剧，来势颇猛，但去后则相安无事，精神刺激、身心疲惫常常是诱发本证的诱因。张仲景常常用奔豚气来描述。

半苓剂的代表方是小半夏加茯苓汤（半夏10～20克、茯苓15～30克、生姜10～20克）。也能用于治疗失眠、噩梦等。《金匮要略教学参考资料》介绍一梦游患者，每夜皆发，严重时一夜外出达四五次，屡服养心安神剂无效，后服用半夏加茯苓汤加味：半夏12克，茯苓24克，太子参30克，白蜜30克，姜汁少许，6剂好转。后改用小半夏加茯苓汤与甘麦大枣汤合方，服用30余剂痊愈。

茯苓可与酸枣仁、川芎、甘草、知母同用，治疗虚烦不得眠，方如酸枣仁汤，本人用于神经症、围绝经期综合征等的神情恍惚、多虑多愁、失眠心悸、头痛头晕等。

——以口渴而不能多饮，小便不利为特征的疾病，如胃肠功能失调所致的呕吐、腹泻、婴幼儿秋季腹泻，内分泌代谢疾病的尿崩症、痛风，体腔积液的肾积水、肝硬化腹水，眼病如青光眼、中心性浆液性视网膜炎、视神经乳头水肿等，常与猪苓、泽泻、白术等同用，方如五苓散[1]、猪苓汤[2]。

要发挥茯苓的利水功效，仲景多用茯苓、猪苓、泽泻的配伍，代表方有五苓散、猪苓汤。

五苓散由茯苓 10～30 克、猪苓 10～30 克、泽泻 10～30 克、白术 10～30 克、桂枝 10～15 克组成，主治口渴、眩悸、水样便、舌苔白润而有齿痕者，古代用于治疗水逆证和洞泄。

---

〔1〕五苓散(《伤寒论》)：猪苓十八铢，泽泻一两六铢，白术十八铢，茯苓十八铢，桂枝半两。上五味，捣为散，以白饮和服方寸匕，日三服。多饮暖水，汗出愈，如法将息。原书指征：《伤寒论》：太阳病，发汗后，大汗出，胃中干，烦躁不得眠，欲得饮水者，少少与饮之，令胃气和则愈。若脉浮，小便不利，微热消渴者，与五苓散主之。发汗已，脉浮数，烦渴者，五苓散主之。中风发热，六七日不解而烦，有表里证，渴欲饮水，水入则吐者，名曰水逆，五苓散主之。霍乱，头痛，发热，身疼痛，热多，欲饮水者，五苓散主之；寒多，不用水者，理中丸主之。《金匮要略》：假令瘦人脐下有悸，吐涎沫而癫眩，此水也，五苓散主之。推荐剂量：茯苓 10～30 克、白术 10～30 克、猪苓 10～30 克、泽泻 15～50 克、桂枝 10～20 克。

〔2〕猪苓汤(《伤寒论》)：猪苓、茯苓、泽泻、阿胶、滑石各一两。上五味，以水四升，先煮四味，取二升，去滓，纳阿胶烊消。温服七合，日三服。原书指征：少阴病，下利六七日，咳而呕渴，心烦，不得眠者，猪苓汤主之。若脉浮发热，渴欲饮水，小便不利者，猪苓汤主之。推荐剂量：猪苓 15～30 克、茯苓 15～30 克、泽泻 15～30 克、滑石 12～20 克、阿胶 6～15 克。

水逆证为中医病名，即口渴喜饮，但食入即吐。《名医类案》记载：明代名医江应宿治疗一仆人，19 岁，患伤寒发热，饮食下咽，少顷尽吐，喜饮凉水，入咽亦吐，号叫不定，脉洪大浮滑。此水逆证，投五苓散而愈。《金匮要略》说："瘦人，脐下有悸，吐涎沫而癫眩"。这种呕吐，多伴有动悸、头痛、眩晕等。

洞泄为水泄，多见泻下如水，小便黄短者。曹颖甫先生当年治疗水泄，用五苓散原方，治愈多人，其学生说属司空见惯，不足为奇（见《曹颖甫先生医案》）。

古代还用五苓散治疗痢疾，《普济方》记载：昔有医者，治痢用五苓散，每料添滴乳香半两，尤效。绍兴中（1131～1162）患疾多，往往而死，凡平时所治痢如罂粟之类，不可向口，惟服此等药。

现代报道五苓散可用于下列疾病：

婴幼儿秋季腹泻：孙建华等报道用五苓散治疗婴幼儿秋季腹泻，1 岁小儿每次 6 克，煎煮后频服，与西药常规治疗组对比，发现止泻效果明显好于西药常规组。罗谦用五苓散加味（茯苓 9 克，白术 5 克，桂枝 3 克，肉桂 1～2 克，泽泻 4 克，车前子 3 克，甘草 2 克，神曲 3 克，呕吐者加半夏 4 克）治疗小儿虚寒型秋季腹泻，平均泻止天数为 2.2 天，作用较抗生素明显[1]。

尿崩症：其特点是烦渴多饮，多尿，轻度脱水症状，日久可出现精神症状，如失眠、头痛、虚弱等，可用五苓散，也可用猪苓汤。但茯苓的用量宜大，30 克以上。

眼科疾病：如急性青光眼、中心性浆液性视网膜炎、视神经乳头水肿等，大多伴有眩晕、步态不稳、大便溏等，用五苓散或苓桂术甘汤。现代有用五苓散治疗青少年假性近视的报道。

其他：陕西张瑞霞擅长应用五苓散，治疗肾积水、胆囊积液、

---

[1] 罗谦. 苓桂术甘汤治疗虚寒型秋季腹泻 30 例[J]. 中国中西医结合杂志，1993，13(6)：380.

肝硬化腹水等。本人也试用五苓散加牛膝治疗库欣病的肥胖、月经不调、多毛，用五苓散加生石膏、滑石治疗脑垂体瘤患者的头晕、手抖、下肢浮肿和腹泻，有一些效果。五苓散加茵陈、芍药治疗慢性肝炎、肝硬化腹水，加牛膝等治疗痛风，效果也有。

五苓散的服法比较特殊，“上五味，捣为散，以白饮(米汤)和服方寸匕，日三服，多饮暖水，汗出愈”。可以多喝热开水，使全身出汗，特别要提倡每天有体力活动或体育运动，让每天都能出汗，可以增强体质，提高疗效。同时，多饮暖水，汗出愈的服法，也提示服药期间不宜食用生冷不消化的食品，以及戒酒及少吃多脂肪食物。

——茯苓治疗脱发。

茯苓还可用于脱发。有报道茯苓 50 克烘干，研为细末，每服 6 克，每日 2 次，或者于睡前服 10 克，同时用酊剂(补骨脂 25 克，旱莲草 25 克，用 200 毫升 75%酒精浸泡 1 周后即可)，1 日数次涂患处。治疗斑秃 8 例，男 7 例，女 1 例，年龄均在 20～30 岁之间，病程 1 个月者 4 例，2 个月者 2 例，2 年者 1 例，5 年者 1 例。用药后，8 例均在 2 个月内治愈，未出现副作用[1]。近代名中医岳美中曾用单味茯苓研末，治疗一小孩的脱发，3 个月后愈。后来该小孩长大成人，结婚生子，其子 21 岁时，也患脱发，头顶上如胡桃大圆圈，连接成片，渐成光头。治疗用茯苓粉每日用白开水冲服 12 克，两个月而愈，其人无所苦，惟心情忧郁而已。(《岳美中医案集》)

---

〔1〕肖洪义. 治愈斑秃 8 例介绍[J]. 中华皮肤科杂志，1982(2)：110.

参考

——茯苓虽有利水作用，但与西药的利尿剂不同。茯苓证为伴有神经系统症状的小便不利，如肝硬化腹水等，用茯苓未必能起到迅速利尿的效果。

——治眩悸之药颇多，茯苓所主者，必眩悸而口渴且小便不利。小便次数不多且量少，同时大便多溏薄或如水样，或虽便秘而先干后溏。患者常见浮肿，或面目虚浮貌。

——使用茯苓，可不问体型胖瘦，但须察舌。其人舌体多胖大，边有齿痕，舌面较湿润，笔者称之为“茯苓舌”，胖人舌体大，固然多茯苓证，瘦人见舌体胖大者，茯苓证更多见。其舌有齿痕，舌体胖大伴有浮肿、腹泻者多为五苓散证、苓桂术甘汤证；舌体瘦小而有齿痕，伴有腹胀、失眠、咽喉异物感者，多为半夏厚朴汤证。

——关于茯苓的用量：茯苓用于宁心安神时，剂量宜大，可用至30～100克；利水渗湿之用时，剂量宜中，一般为15～30克；用作健脾补中时，剂量宜小，以6～12克为好；至于散剂，则当别论。

方名汉语拼音索引

病症名汉语拼音索引

E

F

G

M

N

O

P

Q

R

S

T

W

X

Y